Le Charnier de la République

DU MÊME AUTEUR

Anne Jouan et Pr Christian Riché, *La Santé en bande organisée*, Robert Laffont, 2022.

Anne Jouan
Pr. Richard Douard
Dominique Hordé

Le Charnier de la République

Robert Laffont

ISBN : 978-2-221-26974-9
Dépôt légal : septembre 2023
Éditions Robert Laffont – 92, avenue de France 75013 Paris

Ce livre est dédié à toutes celles et ceux qui ont donné leur corps à la science.

Les droits d'auteur de Dominique Hordé seront reversés à la Maison des lanceurs d'alerte.

Les droits d'auteur de Richard Douard seront reversés au Souvenir français, association qui garde la mémoire des soldats morts pour la France en entretenant les tombes et les monuments commémoratifs.

Préface
par Baudouin Auffret et David Artur, président et vice-président de l'association CDJD (Charnier Paris-Descartes, justice et dignité pour les donneurs)

Trois ans après la révélation du scandale du centre du don des corps de Paris-Descartes, au-delà de l'horreur que certaines familles vivent au quotidien (tentatives de suicide, dépressions, internements, maladies chroniques, insomnies...) en imaginant ou pensant reconnaître leur parent défunt au milieu des photos de ce charnier de la honte, deux chiffres sont à retenir : 40 ans d'existence et 60 000 donneurs, dont la dignité humaine a été bafouée.

60 000 corps abandonnés dans des pièces non réfrigérées, entassés comme des hamburgers, putréfiés, rongés par les souris, attaqués par les vers, trop souvent décapités et vendus par morceaux, ayant connu de la part de certains préparateurs en anatomie des actes d'une barbarie défiant toute

imagination et des jeux macabres, avec notamment des têtes coupées.

Ces 60 000 hommes et femmes portaient l'un des 12 632 prénoms du calendrier. Ils s'appelaient Georges, Lucie, Léopold, Marcelle, Victor, Jâne, Jacques, Edmée, Maurice, Marie-France, Lilianne, Guy, Andrée, Claude, Micheline, Michel, Élise, José…

Ils furent capitaine au long cours dans la marine marchande, couturière, chef de gare, femme au foyer, directeur d'exportation, secrétaire, réalisateur, comptable, conducteur de travaux, comédienne, résistant titulaire de la croix de guerre avec palmes, scientifique, compagnon de la Libération, kinésithérapeute, animateur radio…

Ils étaient surtout nos grands-parents, nos pères, nos mères, nos oncles, nos tantes, nos enfants, nos petits-enfants, des cousins, des amis, des voisins, et en aucun cas ils ne méritaient d'être traités comme de simples morceaux de barbaque ou comme des denrées servant à enrichir des gens sans scrupules.

Si donner son corps pour permettre à la science de progresser et aider ainsi son prochain ne mérite pas la Légion d'honneur, cela mérite sans nul doute le respect !

Le corps d'un donneur est un Graal qui permettra, peut-être, à une jeune femme ou un jeune homme de devenir un jour un grand chirurgien. Rien ne remplace, au moment de la formation et par la suite, quand on cherche à inventer ou perfectionner une technique, la chair humaine. Si l'on incise de la même manière dans un mannequin, il n'en est pas de même dans un vrai corps. Chaque individu, chaque peau possède ses propres singularités. C'est à cette réalité que doit pouvoir se confronter tout étudiant en médecine ou chirurgie.

Ce charnier de la honte – unique dans l'histoire de la médecine moderne française – met en exergue le plus important scandale médical, universitaire et politique de la deuxième moitié du XXe et du début du XXIe siècle. Il est le reflet de deux fléaux : l'avidité et le laisser-aller des classes dirigeantes. Un modèle du genre qui a fait des émules chez les préparateurs du centre du don des corps de l'université Paris-Descartes (CDC).

Puisse cet ouvrage apporter un nouvel éclairage sur ce qu'il s'est passé au sein même de l'université Paris-Descartes afin de comprendre :

Comment des dirigeants – des hommes et des femmes qui ont les moyens de prendre des décisions – ont laissé prospérer pendant plus de quarante années un charnier en plein cœur de Paris ?

Comment, dans le même laps de temps, les corps de nos parents ont pu alimenter un marché noir international de pièces anatomiques ?

Comment un prestigieux établissement parisien, spécialisé dans la vente d'objets d'anatomie et médicaux, a pu vendre dans ses boutiques des ossements, voire des squelettes entiers de nos parents ?

Comment une société privée, ayant ses locaux au sein de l'université Paris-Descartes, a pu vendre, pour mener des expériences, les corps de nos parents à de grands groupes industriels, et réaliser ainsi pendant plus de quinze ans, chaque année, plus d'1,5 million d'euros de chiffre d'affaires ?

La sombre partie « business » de ces trafics de corps aurait-elle permis à certains de s'offrir des appartements et à d'autres des villas avec piscine ?

Nous espérons obtenir des réponses à ces interrogations, et à d'autres encore, grâce au travail des juges d'instruction et lors du procès qui se tiendra.

Présidents successifs, doyens, directeurs généraux des services, directeurs, secrétaires généraux et employés : nous espérons qu'avec le procès, ils prendront enfin conscience de n'avoir rien fait, si ce n'est s'essuyer les pieds sur la dignité d'hommes et de femmes devenus cadavres.

Nos parents étaient des hommes et des femmes, tous altruistes, venant d'horizons différents, qui voyaient dans le centre du don des corps de l'université Paris-Descartes (CDC) – bateau amiral de l'anatomie européenne – le meilleur moyen d'aider leur prochain après leur mort.

Au nom de quoi, en vertu de quelle pensée ou de quelle indifférence, des employés de la plus prestigieuse université de médecine française ont-ils laissé maltraiter, pourrir, disparaître ou vendre les corps d'hommes et de femmes qui étaient des grands-parents, des parents, des enfants aimants, et pour certains des héros de guerre ou du quotidien ?

Et même, s'ils avaient été des anonymes ou des laissés-pour-compte, ils n'auraient pas mérité de vivre l'expérience de ce charnier.

*

40 années de gestion de l'université, 60 000 corps passés par le centre du don des corps de Paris-Descartes (CDC) et plus de 200 familles de plaignants... Drôle d'équation !

Une équation à plusieurs inconnues qui nous interpelle et pose tant de questions qui trouveront leurs réponses seulement au moment du procès.

À ce jour, aucun président de la République passé ou en place, ministre en exercice, ex ou actuel dirigeant de l'université Paris-Descartes n'a présenté l'once d'une excuse ou ouvert ses bras aux familles des victimes. Pire, face aux premières photos de la honte, qui ont circulé de bureau officiel en bureau officieux, l'évocation d'une cellule d'aide psychologique pour les familles des victimes du charnier de la honte n'a jamais enfanté la moindre action concrète. Plus de 200 familles laissées pour compte face à l'horreur du travail acharné des bourreaux de nos parents, et face aux faux-semblants des responsables politiques, universitaires et médicaux qui, tels trois petits singes, n'ont rien vu, rien entendu et rien trouvé à dire.

Pour faire face à cette barbarie et surtout à cette absence totale de scrupules, un grand nombre de familles des victimes se sont réunies pour fonder l'association CDJD : Charnier Paris-Descartes, justice et dignité pour les donneurs. Depuis plus de trois ans, l'association s'attache à ce qu'un procès ait lieu pour faire toute la lumière sur les différentes dérives humaines qui ont mené à cette monstruosité, pour obtenir des autorités de tutelle que le don du corps soit rigoureusement encadré, pour que les familles de victimes soient systématiquement consultées lors des débats relatifs à cette question, pour qu'elles participent aux comités d'éthique dont chaque centre de dons va devoir se doter, pour aboutir prochainement à la définition d'un statut juridique du corps défunt, et enfin pour libérer la parole des étudiants en médecine face au joug corporatiste qui règne.

Pour qu'une telle dérive ne se reproduise plus jamais, il est important de mettre en lumière l'omerta du milieu chirurgical et des anatomistes qui connaissaient les conditions de travail et de fonctionnement du CDC mais s'en lavaient les mains. Les étudiants ont même pu à l'occasion disséquer des corps atteints du virus du VIH ou de l'hépatite C sans être informés et donc sans aucune protection adéquate. Ce fait ayant été publié dans la presse par Anne Jouan, comment se fait-il qu'aucun ancien étudiant, devenu médecin ou chirurgien, n'ait porté plainte contre les dirigeants responsables de sa sécurité ?

Le combat que mène l'association CDJD est celui de la réparation de l'affront fait à la dignité de nos parents : c'est le combat pour la vérité, le combat de David contre Goliath !

Dorénavant, chaque famille de victimes attend impatiemment que l'enquête des juges en charge de l'instruction avance, que la presse poursuive son travail d'enquête. Sans la ténacité d'une journaliste d'investigation comme Anne Jouan, les milieux universitaire, politique et les anatomistes français auraient réussi à définitivement enterrer cette affaire. Ce qu'ils ont très bien réussi pendant quarante ans.

Comment, après un rendez-vous avec la juge d'instruction, ne pas se dire que la liste des « responsables » qui sont entrés dans les frigos ou ont eu entre leurs mains les différents rapports et les photos est bien longue et nauséabonde ?

Comment, après la lecture d'une multitude de rapports accablants, les familles des victimes ne seraient pas en droit d'attendre des réponses précises aux questions qu'elles se posent ?

Tous ces rapports, de même que toutes les alertes en interne, ont systématiquement relevé de graves dysfonctionnements au sein du CDC, soit en matière de prévention, de sécurité, d'hygiène, de droit public du travail, de maltraitance des corps, soit relatifs à la vétusté, aux problèmes de conservation des corps, à l'encadrement défectueux en salle d'anatomie. Tous, absolument tous, soulignent d'importantes carences ou manquements managériaux notoires. Les faits révélés – et jamais démentis – ont montré ces manquements managériaux dans leur globalité et à tous les niveaux de la chaîne hiérarchique. C'est tout l'environnement administratif, scientifique et médical du centre de dons de Paris-Descartes qui est en cause.

Chaque famille de victime attend impatiemment des réponses.

Chaque famille de victime attend impatiemment des signes d'avancée de l'instruction.

Chaque famille de victime attend impatiemment de voir entrer dans l'équation judiciaire d'autres acteurs de premier plan qui ont permis l'entretien de cette fosse commune puante en plein cœur de Saint-Germain-des-Prés.

Dans cette monstrueuse affaire, il est à espérer que le « Responsable mais pas coupable » prononcé par Georgina Dufoix en 1991, ne donnera pas naissance, à « Responsable, coupable, mais jamais entendu ».

www.association-cdjd.com

Avant-propos

« La majorité des corps est à 4 degrés. Je ne veux pas faire de comparaison, mais, permettez-moi. Vous savez, quand vous mettez un morceau, pardon d'être aussi trivial, de viande à - 18 degrés, il peut être conservé pendant des années. Mais un morceau de viande, à 4 degrés, dans un frigidaire, au bout de quinze jours, trois semaines, il n'est plus valable.

Or pourquoi avions-nous cette spécificité de corps gardés à 4 degrés ? Parce que la dissection est bien meilleure. Quand vous avez des corps qui sont congelés, on a beau les décongeler, on ne retrouve pas la laxité des tissus anatomiques comme on a avec un corps à 4 degrés. Or dans un corps à 4 degrés, effectivement, il peut y avoir des petites bêtes au bout de trois semaines. »

Voilà ce qu'a déclaré le Pr Guy Vallancien, le 23 janvier 2023, devant le conseil départemental de l'Ordre des médecins. Le directeur du centre du don des corps (CDC) de Paris-Descartes[1], situé rue des Saints-Pères, était entendu devant l'organisme professionnel à Paris. Cette audition faisait suite à la plainte de 166 familles d'hommes et de femmes qui avaient légué leur dépouille à la science contre l'ancien urologue de François Mitterrand, ex-conseiller des ministres de la Santé Jean-François Mattei, Xavier Bertrand et Roselyne Bachelot. Elles reprochaient au Pr Vallancien[2] un « manquement flagrant aux règles déontologiques » régissant la charge de médecin. Elles déploraient qu'outre ses fonctions de directeur, il ait parallèlement fondé une structure privée, l'École européenne de chirurgie (EEC), installée au sein de l'université. Enfin, elles pointaient son peu de compassion dans ses différentes déclarations publiques sur le sujet. L'Ordre des médecins a renvoyé Guy Vallancien devant la chambre disciplinaire régionale. Le jugement n'est pas attendu avant un an.

Après l'intervention du praticien, par ailleurs membre de l'Académie nationale de médecine, une femme a pris la parole : « Professeur Vallancien, je suis la fille de deux morceaux de viande maintenus à 4 degrés. Qu'est-ce qu'on a fait à nos morts ? Mes parents sont morts à quinze jours de distance. C'étaient des héros de la Résistance. Mon père était commandeur de la Légion d'honneur, ma mère était chevalier. Mon père a été déporté à Buchenwald,

1. De 2004 à 2014.
2. Contacté par l'auteure, le Pr Guy Vallancien n'a pas répondu à nos sollicitations.

il a été déporté à Dachau. Il est passé par ces charniers. Il a échappé à la Shoah. Il a échappé au charnier de Buchenwald, il a échappé au charnier de Dachau et vous l'avez jeté dans le charnier de Descartes. Mais qu'est-ce que vous leur avez fait ? »

Quelques repères

Les dates

– 1936-1948 : début du chantier de la faculté de médecine de Paris, près de la Seine, rue des Saints-Pères, au cœur du Quartier latin. Interrompu par la guerre, il ne reprend qu'en 1948.

– 3 décembre 1953 : inauguration du CDC par le président de la République Vincent Auriol, en présence du ministre de l'Éducation, André Marie, du recteur de l'université, Jean Sarrailh, et du doyen de la faculté de médecine, Léon Binet. Il deviendra le plus grand centre d'anatomie d'Europe, en raison du nombre important de corps qu'il accueille chaque année.

– Janvier 1955 : selon Louis Madeline, l'architecte en chef de la faculté Descartes, « l'installation des services d'anatomie a constitué un problème important, entre autres pour les réserves de sujets anatomiques à prévoir et pour le mode de conservation[1] ».

1. « Construction », *La Technique moderne*, revue mensuelle du bâtiment et des travaux publics, n° 1, janvier 1955.

À cette époque, le CDC accueille 800 corps par an, une équipe d'une douzaine de personnes lui est dévolue et 12 pavillons de dissection lui sont réservés. Quant à la salle de conservation, elle est gigantesque : 800 m^2. Avant sa fermeture en 2019, le centre n'accueillera plus que 600 donneurs par an pour seulement quatre préparateurs et la zone de conservation ne fera plus que 263 m^2.

– 30 décembre 1980 : un préparateur en anatomie découvre, dans une poubelle située près des salles de dissection du 5e étage du CDC, les restes d'un corps de femme sans tête. La brigade criminelle établit qu'il s'agit d'une étudiante de 19 ans. Parmi les témoins interrogés figure un ancien embaumeur des Saints-Pères. L'affaire sera classée sans suite, faute de preuves.

– 26 novembre 2019 : le site Internet de *L'Express* publie l'enquête « Don de corps à la science : un charnier au cœur de Paris ». Quelques heures plus tard, l'université Paris-Descartes présente ses « excuses » aux familles des donneurs pour les conditions de conservation indignes.

– 27 novembre 2019 : parution de l'article dans *L'Express*, journal papier. Dans la journée, la ministre de la Recherche et de l'Enseignement supérieur, Frédérique Vidal, ordonne la fermeture administrative du CDC et diligente une enquête de l'Inspection générale des affaires sociales (Igas).

– 29 novembre 2019 : le parquet de Paris ouvre une enquête préliminaire pour atteinte à l'intégrité d'un cadavre.

– Février 2020 : 24 familles de donneurs portent plainte contre X pour atteinte à l'intégrité d'un cadavre.

– Juin 2020 : création de l'association Charnier Paris-Descartes, justice et dignité pour les donneurs, qui regroupe les proches des donneurs.

– 8 juillet 2020 : ouverture d'une information judiciaire pour atteinte à l'intégrité d'un cadavre.

– 4 décembre 2020 : mise en examen d'un préparateur en anatomie de Descartes pour atteinte à l'intégrité d'un cadavre, il est placé sous contrôle judiciaire. Lors de perquisitions à son domicile, les enquêteurs découvrent des ossements, des crânes, des colonnes vertébrales, des bijoux de donneurs, près de 30 000 euros en liquide, des dents, 89 mandibules et 440 tickets de métro (ils soupçonnent un blanchiment d'argent).

– 14 avril 2021 : mise en examen d'un autre préparateur en anatomie pour avoir porté atteinte au respect et à l'intégrité du corps de personnes ayant fait don de leur corps à la science. Il est accusé d'avoir donné des coups de couteau à des cadavres et de les avoir volontairement laissés à la merci de rongeurs.

– 15 avril 2021 : mise en examen de l'université Paris-Descartes pour atteinte à l'intégrité d'un cadavre.

– 4 juin 2021 : mise en examen de Frédéric Dardel, l'ancien président de l'université, pour atteinte à l'intégrité physique de cadavres.

En attente d'être jugés, tous sont présumés innocents.

Les dirigeants

Le CDC est géré bénévolement par un directeur dont les pouvoirs réels sont limités et dont la fonction est essentiellement politique. C'est un service de l'université.

– 2001 : création, au sein de l'établissement, d'une structure privée, l'École européenne de chirurgie, par le Pr Guy Vallancien. Elle organise des formations pour des chirurgiens et des industriels.

– 9 février 2004 : le Pr Olivier Gagey, chirurgien orthopédiste et sommité de l'anatomie, écrit au secrétaire perpétuel de l'Académie de médecine, le Pr Jacques-Louis Binet, et au président du Conseil national de l'Ordre des médecins, le Pr Michel Ducloux. Il relève les « conflits d'intérêts » que représente une nomination de Guy Vallancien à la tête du CDC, Vallancien étant « par ailleurs fondateur et directeur d'une société anonyme », l'EEC, au sein de Descartes. Olivier Gagey ajoute : « Il y a une incompatibilité absolue entre les fonctions de dirigeant d'une société qui commercialise les enseignements et celles de directeur d'un service d'université dont l'objet est de gérer la générosité jamais démentie des donateurs. »

– De 2004 à 2014 : le CDC est dirigé par le Pr Guy Vallancien.

– De mars 2014 à 2017 : le CDC est dirigé par le Pr Richard Douard jusqu'à sa démission en octobre 2017, une décision prise à cause de l'immobilisme de l'université devant la situation catastrophique du centre.

– Mars 2016 : l'université recrute une secrétaire générale, Dominique Hordé, chargée de gérer le CDC au quotidien. Elle y reste jusqu'en juin 2018.

– De 2018 à fin 2019 : la direction du CDC est assurée par le Pr Bertrand Ludes.

De nombreuses personnalités académiques ou publiques sont passées par Descartes. Ces dernières années, l'université a été présidée par :

– Pierre Daumard (1999-2004) ;
– Jean-François Dhainaut (2004-2007) ;
– Axel Kahn (2007-2011) ;
– Frédéric Dardel (2011-2019).

Les doyens, au sein de l'université Paris-Descartes, ont pour fonction de diriger la faculté et sont donc responsables de la santé des étudiants, y compris quand ceux-ci vont travailler au CDC. Se sont succédé :

– Philippe Even (1988-2000) ;
– Patrick Berche (2000-2014) ;
– Gérard Friedlander (2014-2020).

La différence entre l'université et la faculté de médecine ? La faculté fait partie de l'université, c'est l'une de ses composantes, l'université accueille d'autres étudiants qui ne font pas médecine.

Un lexique et des précisions

Don du corps à la science, don d'organes

Le don d'organes signifie que l'on prélève entre autres les reins, le cœur, le foie, les poumons, les rétines après un décès pour les greffer sur un malade. Dans ce cas, il faut que le cœur du donneur puisse continuer à battre après une mort cérébrale. Son corps est rendu, après prélèvements, à la famille pour l'enterrement. En France ce don est gratuit, le malade ne paie pas pour recevoir un organe.

Donner son corps à la science ne sert pas pour greffer des organes à des vivants. Ce legs permet aux étudiants, aux chirurgiens de s'entraîner sur cadavre, à des industriels de développer des prothèses par exemple, ou à des entreprises de former des médecins à l'utilisation de robots chirurgicaux. Il n'y a pas de funérailles car le défunt part rapidement au CDC proche de son domicile (il y en a 27 en France).

Étudiants

À Descartes, 52 000 étudiantes et étudiants se côtoient, que ce soit dans les cursus de médecine mais aussi de mathématiques, biologie, ou sciences humaines. Comme le CDC était ouvert à tous vents, des élèves de statistiques, par exemple, pouvaient croiser des cadavres sur des chariots au détour d'un couloir.

Ancre

Acronyme d'anatomie numérique chirurgicale radiologique expérimentale. Ce département pédagogique et de recherche créé en 2015 à Paris-Descartes regroupait le département d'anatomie des Saints-Pères (avec ses enseignants) et l'unité de recherche EA4465.

Elle visait à devenir une structure organisée et unique, agglomérant toutes les activités éparses (diplômes universitaires, enseignements aux premières années, formations aux troisièmes cycles, recherche, thésards) d'anatomie. Mais Ancre est restée une coquille vide, elle a été dissoute en 2018.

Ilumens

Structure cofondée par les professeurs Alexandre Mignon et Antoine Tesnière, entité pédagogique et de recherche autour de la simulation, c'est-à-dire des scénarios et jeux de rôles en santé pour se mettre en situation, éventuellement à l'aide de mannequins. Le Pr Antoine Tesniere en reprend la direction à Alexandre Mignon. Ilumens existe toujours, dans l'ancien pavillon de dissection Rouvière, aux Saints-Pères.

Da Vinci

Nom du robot chirurgical (sorte de télémanipulateur) vendu par la société américaine Intuitive Surgical. Son coût peut atteindre 2 millions d'euros. Intuitive formait des chirurgiens à l'utilisation de ses machines au CDC et payait une convention à l'université.

1

Anne Jouan

Des cadavres dans le métro

Tout commence dans le métro parisien.

Un matin de 2014, sur le chemin du journal, dans une rame de la ligne 10, près de la station Duroc, mon portable sonne. Le nom d'un professeur de chirurgie s'affiche. Je décroche. Il est très en colère, parle à toute vitesse, lui d'ordinaire si calme, si posé. Là, il avale ses mots. Habitué à bien les choisir, à s'exprimer sans froisser, il est, à cet instant précis, littéralement hors de lui : « À l'université Paris-Descartes, ils revendent les corps ! À des industriels ! Mais sans en avoir informé les donneurs ! Les gens pensent servir la science, ils ne savent pas qu'ils sont utilisés par des boîtes privées ! C'est pourquoi j'ai décidé d'arrêter la dissection, je ne veux pas être accusé de recel de cadavres. » Éberluée, je répète à voix haute : « Du recel de cadavres ? »

Je dois lui répondre un peu trop fort. Autour de moi, les passagers s'écartent et je mets quelques secondes à le comprendre : ma conversation macabre leur fait froid dans le dos. Alors, je descends la poursuivre depuis le quai. Le chirurgien et moi convenons d'en parler ensemble dans un endroit plus approprié, il promet de me fournir tous les documents, toutes les preuves. Nous en restons là. Et je monte dans une nouvelle rame de métro.

En arrivant au *Figaro*, où je suis journaliste au service Société, je fais un crochet par le service Science-médecine pour demander à mes camarades s'ils ont déjà entendu des histoires de revente de défunts au centre de la rue des Saints-Pères. Inauguré en 1953 par le président de la République, Vincent Auriol, il est le plus grand centre d'anatomie d'Europe. Chaque année, des centaines de généreux esprits font le choix d'y léguer leur corps pour faire progresser la science, former les futurs chirurgiens. Mais au journal, personne n'en a eu vent. Je retourne à mes affaires, les sujets de « la voirie », comme le dit avec mépris un grand reporter de l'Étranger – dont le rêve était de devenir ambassadeur – pour nous signifier notre petitesse à nous, les modestes sentinelles de la rubrique « chiens écrasés ».

En dépit de mes nombreuses relances, le chirurgien ne donnera plus jamais signe de vie. Il devait avoir besoin d'une oreille, ce matin-là, avant de se ressaisir. Plus un mot, motus. C'était entièrement ma faute, j'aurais dû lui fixer rendez-vous le jour même de son appel, mieux, aller le voir juste après sa confidence. Il ne faut jamais attendre sinon les gens parlent à leur entourage, réfléchissent et changent d'avis. Il y a des moments où l'autre s'épanche et que nous devons savoir saisir. Surtout, avouons-le, je n'étais pas prête à entendre ces horreurs. Écouter, oui, entendre, non. Ce matin-là, dans le brouhaha du métro, il m'était inconcevable d'imaginer l'existence d'un tel trafic au sein du temple de l'anatomie française. Le professeur de chirurgie était un homme éminemment fiable et j'avais pu le vérifier à plusieurs reprises, ses informations étaient toujours exactes, mais il m'avait soufflé quelque chose que je n'étais pas encore capable d'appréhender. Sa révolte téléphonique était néanmoins restée dans un coin de ma mémoire. Une petite lumière ne demandant qu'à être rallumée.

Plusieurs années plus tard, été 2019.

Alors que je suis en vacances en Bretagne, un autre médecin m'appelle, nous ne nous connaissons pas, il a eu mes coordonnées par l'une de mes sources. Nous discutons deux longues heures, il me confie beaucoup de choses, notamment des problèmes à l'Assistance publique-hôpitaux de Paris. Puis, au milieu de cette conversation foutraque, il glisse : « À Paris-Descartes, ils maltraitent autant les vivants que les défunts. » La phrase ravive le souvenir des échanges du métro, cinq ans auparavant. Je lui demande s'il peut en savoir plus. Nous décidons de nous voir à mon retour à Paris puis, le lendemain, il se manifeste à nouveau. Je fais les courses dans un supermarché, le téléphone sonne. Mon interlocuteur l'a compris, j'ai tiqué sur son allusion aux morts.

Alors il s'est renseigné : il y a bien des soucis. Comme à l'époque, station Duroc, mais cette fois-ci au rayon fromage, les gens s'éloignent et je sors terminer l'échange sur le parking. Mon correspondant n'en sait pas plus. Il faudra démêler la pelote, remonter tout le fil, maille après maille.

Ainsi, à quelques années d'intervalle, deux professeurs ne se connaissant pas, ne travaillant pas dans les mêmes hôpitaux ni dans les mêmes villes, avec des spécialités très différentes en viennent à me confier de graves dysfonctionnements aux Saints-Pères. Ils concernent le CDC hébergé dans la faculté de médecine la plus prestigieuse de France, en plein cœur du très chic Quartier latin parisien, rue des Saints-Pères. Cette fois, hors de question de laisser filer mon informateur. La mésaventure ne se reproduira pas.

Alors le Cluedo commence. Je lui demande de trouver des noms de personnes au courant, de dresser une liste, d'essayer de les sonder. Cette nouvelle source, un praticien juif, très croyant, est motivée. Il mène sa petite enquête et se prend au jeu. Il se débrouille bien, fait parler du monde à l'université. Un jour, il m'appelle, passablement énervé : « Vous vous rendez compte ? Les cadavres deviennent des "sujets" ! C'est le terme employé. Ils leur attribuent des numéros et ils les écrivent sur leur front ! Ces pauvres gens sont des choses, c'est horrible. Vous savez, c'était comme ça dans les camps. Ça me révulse ! Vous devez aller au bout de cette histoire. »

Les informations s'agrègent. Nous sommes en septembre 2019, mais, ma foi, je n'ai pas encore récolté grand-chose de tangible. Juste des bribes. Oui, il y a un problème à Descartes, mais quoi précisément ? Le médecin intello finit par trouver la personne qui va tout débloquer. Au début, cette dernière refuse de me voir. Mais ma source est du genre rageusement déterminé, alors elle insiste, ne se décourage pas, revient à la charge et, à force de persuasion, parvient à la convaincre. Un rendez-vous est pris dans un café du boulevard Saint-Michel à Paris, avec ce nouvel interlocuteur. Nous discutons, et, dans ce dédale compliqué, j'avance, mais il travaille assez loin des frigos – les salles où sont conservées les dépouilles – et n'a, malheureusement, jamais pénétré à l'intérieur des fameuses chambres froides. À chaque rencontre, je fais un pas dans cette enquête, mais il manque toujours la pièce maîtresse. Je n'ai que les coins du puzzle et aucune idée du centre du tableau. De fait, je suis même à dix mille lieues de l'horreur.

Comme souvent, le risque est alors de frapper à une mauvaise porte et de solliciter celui ou celle qui, au lieu de nous aider, verrouillera tout. Ma grosse erreur est de vouloir entrer en contact avec Dominique Hordé, l'ancienne secrétaire générale. « Elle sait tout, m'assure-t-on. Et elle est outrée. » Par malchance, elle est prévenue de mon appel et, avant même de recevoir mon coup de fil, très certainement par peur, le 6 septembre 2019, elle envoie un mail au directeur général des services de l'université :

« X m'a alertée sur le fait qu'une journaliste, Anne Jouan (téléphone 06...), enquête depuis plusieurs mois sur le CDC et a l'intention de sortir un dossier sur ce qui se passait (et ce qui se passe ?) dans les chambres froides [...]. Elle s'appuierait sur des témoignages de médecins et de personnes qui ont fréquenté le CDC. Je précise que de mon côté, je n'ai jamais eu aucun contact avec elle. Dans la mesure où c'est une journaliste qui a du poids et de l'écoute dans le milieu des médias, cela risque de porter atteinte à l'image de l'université, voire plus.

Bien à vous. »

Conséquence, les portes si difficiles à ouvrir de Descartes se referment lourdement, les unes après les autres. Mon médecin du rayon fromage est dépité. Moi aussi. Pourquoi l'ancienne secrétaire générale a-t-elle écrit ce mail ? Je gaspille plusieurs semaines. Plus personne ne me parle. Je suis bloquée, l'enquête piétine. Je rumine. Comment faire ? L'impression d'être prise dans un labyrinthe dont on a soudé les issues. Alors, comme je n'ai plus rien à perdre, je fais de la pêche au gros, c'est-à-dire pas vraiment précise. J'essaie tous ceux qui, à mon sens, pourraient être au fait, et je finis par contacter un autre chirurgien. Il dissèque souvent, après tout, si lui était au courant ? Bonne pioche, enfin un peu de chance ! Il me livre des informations importantes, m'apprend que les corps sont « loués » pour des formations ou à des entreprises privées testant des prothèses par exemple,

900 euros entiers, 450 euros pour un membre, utilisés par des firmes automobiles pour des crash tests de voitures mais aussi par l'armée, et il promet de m'aider. Puis, un soir, il m'appelle avec cette annonce tonitruante : « Vous savez, il existe des photos. »

C'est l'instant de bascule, car avec des images, tout change. Ni le président de l'université, ni le doyen de la faculté, ni le ministre de l'Enseignement supérieur ou celui de la Santé, personne ne pourra dire : oh, tout ceci est très exagéré, les journalistes en rajoutent toujours, la réalité était beaucoup moins dure. Les clichés constituent l'arme absolue, la preuve irréfutable : depuis des semaines, tous mes contacts disent vrai. Désormais, mon objectif est évidemment de les récupérer. Je conserve volontairement l'anonymat des personnes m'ayant permis de mettre la main dessus, et peux simplement dire qu'elles sont toutes des médecins.

Dix jours plus tard, un soir, nouveau coup de fil du même chirurgien : « Venez me voir dans mon bureau, j'ai quelque chose pour vous. » Nous sommes mi-novembre 2019, j'enfile un manteau et pars en quatrième vitesse dans la nuit.

Je dois attendre un peu, il est occupé à sa consultation. Je ne tiens pas en place, fais les cent pas dans le couloir en patientant. Enfin, il s'avance vers moi : « Entrez, asseyez-vous. » Devant lui, une chemise en carton jaune fermée par des élastiques. Il l'ouvre, y saisit des feuilles de papier. Les photos datent de fin septembre 2016, elles sont imprimées sur des pages de format A4. En couleur.

Il me les tend.
Et je les regarde.

*

La nausée.

D'emblée certaines m'évoquent des toiles de Géricault. On se réfugie souvent dans l'art ou la fiction pour esquiver une trop laide réalité. Mon Dieu, comment est-ce possible ? Je pense à ma source, le médecin séfarade, outré de savoir les donneurs affublés de numéros. S'il voyait ces images...

Des personnes âgées entièrement nues, par dizaines, empilées les unes sur les autres. Dépecées. Jetées, sans égard, sur des vieux chariots en fer. Le désordre est indescriptible, certaines dépouilles sont à moitié enfournées dans des sacs plastique. Le sol et les murs sont recouverts d'une crasse dont on devine l'entêtante présence depuis des années. Les défunts gisent au milieu de poubelles et de cartons, comme un syndrome de Diogène morbide.

Ici, sur un corps noirci, car décomposé, une poutre en bois. Dans des bacs à la saleté patente, des membres abîmés, impossibles à identifier. Têtes, bras, jambes ? Certains ont les yeux et la bouche ouverts, d'autres ont été disséqués et, les lambeaux n'étant pas refermés, ils pendent à l'air libre.

Le comble de la répugnance, c'est cette minuscule chambre froide de 9 m^2, immonde amoncellement sanguinolent de sacs orange, jaunes et bleus, de caisses en plastique. Mon cerveau bloque. Ai-je réellement vu ce que je crois avoir compris ? Seraient-ce des membres découpés et entassés là, sans vergogne, dans une souillure défiant l'imagination ? Une toute petite tête au crâne dégarni et à la bouche grande ouverte le confirme : oui, des « morceaux » d'êtres humains sont bien entreposés ici. Comme dans une décharge. Je le saurai plus tard, le cloaque est tel que les préparateurs piétinent ces membres pour atteindre le fond de la pièce. Dans ce fourbi, on distingue des étagères en fer avec des pieds. Des corps superposés ? Impossible de le voir clairement.

Sur cette autre photographie, c'est un bras noir, comme recouvert de suie, et troué par les souris. Je l'apprends alors, les rongeurs grignotent les dépouilles posées tête-bêche, les unes sur les autres. Les canalisations sont bouchées ; au sol, le sang s'écoule dans une rigole.

Pas besoin d'avoir fait vingt ans d'études en anatomie pour constater l'état de décomposition avancée. Je regarde mon interlocuteur, un habitué des dissections. Nous sommes tous les deux abasourdis. Comme il n'existe pas de mots pour qualifier ce que nous voyons, nous nous taisons et ce silence est pesant, mais il a le mérite de la dignité face à de telles atrocités. Nous le comprenons alors, la déflagration engendrée par la révélation de ce scandale va être terrible.

Ces photos proviennent d'un document de 37 pages décrivant par le menu la situation dramatique du centre de la rue des Saints-Pères. Toutes sont légendées : « Porte de la chambre froide qui ne ferme plus et qui n'est pas réparable », « Rupture de l'alimentation en gaz de la chambre froide 3, le 28 juillet 2016 », « Chambre froide contenant des sujets embaumés et servant aussi de pièce de stockage », « Corps mangé par les souris », « Corps les uns sur les autres, faute de place », « Sol de la chambre froide 1 (côté embaumement) : canalisations bouchées. Impossibilité de nettoyer. Sol souillé. Évacuation d'eau bouchée », « Couloir servant d'espace de travail aux préparateurs », « Espace sérologie non confiné, dans un couloir ».

Même l'acide chlorhydrique ne parvient pas à avoir raison de la crasse. Indélébile. Ancrée. Comme si elle voulait une chose : être vue. Depuis combien de dizaines d'années cette situation perdure-t-elle ?

Ce soir de novembre 2019, dans ce bureau, le silence se fait aussi épais que la couche d'immondices sous nos yeux. Je finis par lancer : « Vous disséquez souvent, à Descartes ou ailleurs, vous les trouvez comment ? » Après tout, je suis peut-être trop sensible. Il m'interrompt : « Tellement abîmés que beaucoup sont inutilisables. Ils devraient tous partir à la crémation. » Comme la grande majorité des réguliers des lieux, il n'a jamais mis les pieds dans les chambres froides et travaille uniquement sur les cadavres qu'on lui présente. « Souvent ils sont en mauvais état, c'est sûr, mais je n'ai jamais fait d'anatomie sur des dépouilles comme celles-ci, dit-il en montrant les photos du menton. Pour en avoir des correctes, on donnait une bouteille ou un billet aux préparateurs. Ils buvaient beaucoup. »

*

Le médecin me confie les tirages. Il n'en a pas de double. À moi d'en faire bon usage. Nous nous saluons et je repars, la chemise en carton sous le bras. Dehors, il fait désormais franchement nuit. Je marche dans la rue et les images défilent. Elles mettront des années à me quitter. Peuvent-elles laisser un jour en paix ceux dont le regard s'est posé dessus ? Il va me falloir un petit sas de décompression avant de rentrer à la maison. J'appelle alors une amie, elle est médecin et au courant de mon enquête. Je passe lui montrer le contenu de ma pochette. Récemment, elle m'a avoué n'avoir jamais oublié ces photographies.

Le lendemain matin, je téléphone à Bruno Cot, le rédacteur en chef des pages science-médecine de *L'Express* (depuis l'appel du chirurgien du métro, j'ai quitté *Le Figaro*). Voilà plusieurs semaines que nous parlons ensemble de ce sujet et il doit impérativement être tenu au courant de mes dernières avancées, comme cela se fait en pareilles circonstances. Dans un café de la place Balard, face aux profanés, il a ces mots : « Mais, c'est un charnier ! » Après un rapide calcul, nous établissons qu'entre 1953, année de l'inauguration du centre, et 2019, environ 60 000 personnes ont donné leur corps aux Saints-Pères.

Désormais nous sommes face à plusieurs difficultés : comment écrire cet article ? Comment ne pas trop « choquer » tout en révélant une histoire aussi atroce ? D'ordinaire, le lecteur ne se découvre pas victime en ouvrant le journal, il le sait déjà avant. Là, des familles entières vont apprendre l'état calamiteux de l'endroit auquel leurs proches ont légué leur dépouille. Puis se pose LA question : doit-on publier ces photos ?

Pendant les deux semaines précédant la parution, je ne cesse de changer d'avis : elles sont abjectes, indécentes, il est impensable de les divulguer ; mais l'une des raisons de cette si longue ignominie, c'est le silence, le refus de voir, donc nous devons les montrer. Les familles ne doivent pas pouvoir reconnaître l'un de leurs proches, il ne faut pas. Soit, mais la réalité dépassant l'imagination, si on ne la présente pas à l'opinion, elle ne prendra pas la mesure du scandale.

Dilemme. Insomnies.

Me reviennent alors les vifs débats d'après les attentats parisiens de 1995 : le RER B à la station Saint-Michel et la bonbonne de gaz remplie d'écrous, la place Charles-de-Gaulle, l'école juive de Villeurbanne, le RER C, jusqu'à la mort de Khaled Kelkal. Les victimes du RER déchiquetées. Finalement, sans images, ces crimes n'ont pas existé. Sans celles du front, une guerre n'a pas eu lieu.

Je repense à cette photo emblématique, à la fois effroyable et magnifique, de cette femme au sol, bras en croix, jambes recroquevillées, visage ensanglanté devant le magasin Tati en 1986, entourée de pompiers casqués. Après les attaques de novembre 2015 à Paris, j'avais écrit un article dans *Le Figaro* sur les blessés, « victimes oubliées du terrorisme », et j'avais retrouvé la madone de la rue de Rennes, « Kol ». Ce cliché devenu historique reste comme un témoin du carnage. À chaque fois que je passe dans le quartier, je ne peux m'empêcher de chercher des yeux la poubelle dans laquelle avait été placé l'explosif, ce 17 septembre 1986. Et, à chaque fois, je vois Kol. La photo en guise de monument aux morts. Donc oui, bien sûr, nous devons les publier.

Je finis par demander ce qu'il en pense à un copain, reporter de guerre. Récemment, il a couvert la bataille de Mossoul, en Irak. « À ton avis, il faut les sortir ? » Il me répond : « Tu aimerais reconnaître la tête de ta grand-mère dans le journal ? » Ping-pong de questions-réponses : « Mais les photos abominables de Mossoul, ça ne te choquait pas ? » « Anne, un conflit a fauché ces gens. Toi, tes cadavres abîmés, ils étaient déjà morts en arrivant. » Exact. « Et puis, c'est tout proche, ton truc, en plein Paris, pas à quelques heures de vol. » Donc non, il ne faut pas les montrer.

Pourtant je ne suis guère convaincue. En ne les présentant pas aux lecteurs, j'ai le sentiment de bafouer ces morts une seconde fois. Ils ont choisi de faire progresser la médecine et ils ont été maltraités. Nous avons la preuve en images de cette infamie et si on ne la dévoile pas, elle n'aura finalement pas existé, sera comme niée.

Mi-novembre 2019, mon ami le journaliste Lionel Lévy revient de Corse d'où il a rapporté des fromages et il veut passer à la maison m'en offrir un. Nous parlons de Descartes, je sors la chemise en carton et, dans ma cuisine où nous discutons, il l'ouvre : « Ton histoire était assez abstraite puis, en voyant ces photos, d'un coup, elle devient très concrète, ce sont des gens démembrés, décomposés. Elles me font évidemment penser aux camps. Tu dois impérativement les montrer pour que tout le monde s'en rende compte. C'est l'horreur absolue. » Il a l'estomac retourné et notre déjeuner tourne court.

Quelques jours avant la parution de l'article dans *L'Express*, une réunion est organisée avec le directeur de la rédaction, une directrice, Bruno Cot et moi. Ils doivent voir, connaître et mesurer l'ampleur du désastre. Mais, à l'heure du rendez-vous, nous ne sommes que trois. Le patron ouvre la fameuse pochette, se penche sur son contenu, grimace, fait quelques commentaires affligés. La décision est prise : le journal ne publiera pas l'intérieur des chambres froides. Un dessinateur, Stéphane Humbert-Basset, est chargé des illustrations.

À la sortie de l'entrevue, Bruno et moi, nous tombons nez à nez avec la directrice absente. Nous lui proposons de jeter un coup d'œil aux photographies. Elle a un geste de dégoût de la main, et refuse. Elle ne les verra jamais, mais trouvera le moyen de reprocher à Bruno son choix du mot « charnier », exagéré à son goût. Elle essayera également, à chaque avancée journalistique, de plomber le sujet, comme on dit dans notre jargon. Pas d'appel en « couverture », selon le mot désignant la première page d'un magazine, moues réprobatrices et cris d'orfraie en conférence de rédaction : « Quoi ? Encore ce sujet ? Oh non... » Je le découvrirai un peu plus tard, sa famille est très proche d'un responsable impliqué dans l'affaire. Souvent, le journalisme s'arrête là où l'amitié commence.

Pour faire ce que l'on nomme dans la presse le contradictoire, soit solliciter tous les mis en cause dans un papier afin de leur donner un droit de réponse, je commence par joindre Axel Kahn, l'ancien président de Paris-Descartes. En contactant son successeur à la tête de l'université, Frédéric Dardel, j'apprends que Kahn l'a immédiatement averti, ainsi que d'autres dirigeants, avec ces mots : « Un article va sortir et il va faire mal. » Concernant le charnier, les deux m'ont répondu la même chose : que la conservation n'y était pas optimale.

Le mardi 26 novembre 2019, à 14 heures, le site Internet de *L'Express* publie l'enquête. Elle est titrée : « Don de corps à la science, un charnier au cœur de Paris. »

À 20 h 06, le Pr Marc Braun, doyen de la faculté de médecine de Nancy, prend la plume et envoie ce mail au collège des anatomistes :

« Chers amis,

Je prends la liberté de vous alerter, en l'absence de notre secrétaire général en mission à l'étranger et avec une connectivité Internet aléatoire.

J'ai été alerté aujourd'hui, par le cabinet de la ministre de l'Enseignement supérieur, de la parution demain dans *L'Express* d'un article très critique sur les conditions de recueil et de respect des corps au centre du don des corps des Saints-Pères (ci-dessous).

Le ministère s'attend à une réaction forte des autres médias, et la conseillère, IR, nous propose une assistance du ministère si nous le souhaitons. Elle m'a autorisé, cet après-midi, à vous transmettre son numéro de téléphone portable en cas de besoin : 06 27...

Il est important que vous ayez connaissance de cet article et que vous sachiez expliquer à la presse locale ou nationale les conditions de votre propre centre du don des corps. Je sais pour les avoir presque tous visités que vous faites honneur à la déontologie et au respect dû aux donateurs. Il sera important que le collège se positionne par des actions ponctuelles et locales pour ne pas subir la défiance inévitable qui succédera à la parution de cet article. Dans ce domaine sensible, comme dans d'autres, c'est la collectivité qui trinque de la défaillance de l'un d'entre nous.

Avec toutes mes pensées à vous et vos équipes, et avec tout mon soutien dans ces moments difficiles pour tous.

Amitiés à tous,

Marc Braun[1]. »

---

1. Contacté par l'auteure, le Pr Marc Braun n'a pas répondu à nos sollicitations.

Pourquoi le ministère met-il à disposition des anatomistes sa conseillère presse ? À cette date, l'ancien président de l'université, Frédéric Dardel, est conseiller de la ministre de l'Enseignement supérieur et de la Recherche, Frédérique Vidal, il le restera encore sept mois.

Dans la même soirée du 26 novembre 2019, Paris-Descartes présente ses « excuses » aux familles des donneurs.

Le lendemain, jour de la parution en kiosque, Frédérique Vidal écrit : « J'ai ordonné la fermeture administrative de l'établissement et lancé, en accord avec Agnès Buzyn[1], une inspection afin d'établir la réalité des faits et de proposer les moyens d'action les plus efficaces. »

Dans la foulée, le pôle santé publique du parquet de Paris ouvre une enquête préliminaire pour atteinte à l'intégrité d'un cadavre.

Fin novembre 2019, je reçois ce courrier :

« Chère Madame,

Geneviève, ma grand-mère, avait choisi depuis 1988, par conviction et altruisme, de faire don de son corps à la science. [Elle est] décédée en mars 2015, son corps a donc été transféré au CDC Descartes conformément à sa volonté. Nous sommes disposés à en justifier avec sa carte de donneur et la facture du transport du lieu du décès au CDC.

1. Alors ministre de la Santé.

Vous comprendrez donc sans doute l'effroi, la sidération et la tristesse qui emplit toute notre famille à la lecture de votre enquête sur le CDC Descartes parue dans *L'Express* dont nous tenons toutefois à vous remercier.

Compte tenu de l'ampleur et de la gravité de ces révélations, nous envisageons de créer ou de rejoindre un collectif de familles et de porter plainte afin d'obtenir des explications et faire juger les responsables sur les dysfonctionnements, le mot est faible, ayant conduit à cette situation sanitaire effroyable et sur une éventuelle mercantilisation illégale des corps des donneurs... »

Finalement, huit mois après l'article, une information judiciaire est ouverte avec la nomination d'un juge d'instruction. L'association Charnier Paris-Descartes, justice et dignité pour les donneurs voit le jour, puis les premières mises en examen tombent : celles de deux préparateurs en anatomie et celle de Frédéric Dardel, l'ancien président de l'université. Quant à cette dernière, elle a également été mise en cause en tant que personne morale, pour atteinte à l'intégrité d'un cadavre.

*

Toutes les parties prenantes dans cette affaire m'ont parlé, à un moment ou à un autre. Toutes. À l'époque, ensuite, et pour ce livre. « S'il s'était agi d'un abattoir, L 214 serait intervenu et l'aurait fait fermer. Là, c'étaient des humains », m'a dit l'une d'elles. « Déjà l'équarrissage d'animaux, c'est pas beau ; mais ici, c'était pas de la bidoche », m'a également soufflé un grand professeur d'anatomie. Pour *Paris Match*, j'ai interrogé, le 2 juin 2021, l'ex-doyen Philippe Even à propos de l'état de conservation des corps à Descartes. Il m'a confié ceci :

« Un jour, peu après avoir été élu doyen de Necker en 1988, j'ai demandé au directeur du centre, Jean-Pierre Lassau[1], de visiter les Saints-Pères. Ce bâtiment était indépendant, je n'avais aucun pouvoir sur ce qui s'y passait car Necker n'enseignait qu'aux étudiants de deuxième année. Je voulais néanmoins savoir comment étaient accueillis ceux de première année car j'étais très critique envers les programmes d'enseignement. Ce jour-là, je suis seul avec Lassau pour découvrir les salles de dissection et la réserve de corps dans les chambres froides. C'est lui qui me fait la visite. Et, là, je vois des cadavres qui flottent à la surface d'un bassin qui contenait ce qui m'a semblé être du formol, qui évoluaient au gré des mouvements de l'eau verdâtre. Et des hommes qui utilisaient des harpons pour les attraper. C'était épouvantable. J'ai dit à Lassau : “Comment peux-tu accepter de telles choses ?” Il a ri et m'a répondu que c'était le programme d'anatomie et que les choses avaient toujours été ainsi. Ensuite, nous sommes entrés dans les

1. Décédé en 2014.

chambres froides. Ici un bras, une jambe, un abdomen... Inutilisables tellement ils partaient en lambeaux. Je me souviens avoir été estomaqué. C'était un vrai désordre. J'ai été content de quitter le bâtiment une fois la visite terminée et n'y suis jamais revenu. »

Grâce à un autre témoignage, celui de la Dr Annick Zaleski, gastro-proctologue, ex-attachée à l'hôpital d'Avicenne, ancienne de la clinique du Louvre, il est possible de comprendre que le délabrement des Saints-Pères remonte à fort loin. La docteure, qui, en 1973-1974, venait y disséquer une fois par semaine, raconte : « La salle était immense avec une trentaine de sujets, ça sentait extrêmement mauvais, j'étais écœurée et ça me dérangeait énormément. Souvent, des étudiants avaient déjà travaillé sur les corps. Il y avait une rigole au milieu de la pièce avec de la graisse s'écoulant des cadavres. Chacun d'entre nous avalait sa salive mais personne n'en parlait. Il fallait y aller, alors motus et bouche cousue. C'était rebutant mais il fallait le faire, nous étions obéissants[1]. »

Ainsi cette situation ignominieuse a-t-elle duré, au moins, quarante-cinq ans.

Si de nombreux médecins m'ont avoué leur effarement après la parution de l'article et pour cet ouvrage, l'informateur initial, lui, a disparu de mes sources. Je me suis

1. Entretien du 5 juin 2023.

brouillée avec le chirurgien du métro très en colère devant le sort réservé aux dépouilles, le tout premier à m'avoir parlé, pour une raison sans lien avec le dossier ; je n'ai donc jamais su ce qu'il avait pensé de la révélation de cette affaire, nos échanges réguliers ayant pris fin le 7 janvier 2018[1].

*

Pour pimenter un peu ce dossier sordide, j'ai découvert à cette époque un entrelacs de connexions politiques. Chacun des acteurs était au courant de la situation ignoble des corps faisandés. Et si, parmi les protagonistes, beaucoup ignoraient l'existence de l'article 40 du code de procédure pénale (« Toute autorité constituée qui, dans l'exercice de ses fonctions, acquiert la connaissance d'un crime ou d'un délit est tenue d'en donner avis sans délai au procureur de la République »), ce pouvait plus difficilement être le cas de ces habitués des ministères ou de la haute administration publique.

1. Ce catholique très pratiquant m'appela, pile trois ans après l'attentat islamiste à *Charlie Hebdo*. Ce mercredi-là, le journal commémorait à sa façon ce funeste anniversaire avec une une signée Riss représentant une porte de bunker, le siège de la rédaction. Une petite ouverture laissait entrevoir un visage légèrement énervé : « Le calendrier de Daech ? On a déjà donné. » Je ne sais plus comment nous en étions venus à parler de *Charlie Hebdo* et de ce dessin, mais je me souviens parfaitement de ses mots : « De toute façon, ils l'avaient bien cherché à *Charlie*. » J'avais trouvé une excuse pour écourter notre échange, et je ne lui ai plus jamais adressé la parole.

Au premier rang de ces personnalités, il y a le président de l'université, Frédéric Dardel[1] – à qui le Pr Richard Douard, alors directeur du centre, avait montré les photos des chambres froides, le 17 novembre 2016. Après la publication du rapport de l'Inspection générale des affaires sociales (Igas) sur le charnier de Descartes, en mars 2020, Dardel quittera le ministère et sera recasé comme conseiller du président de l'Institut national de la santé et de la recherche médicale (Inserm). Actuellement directeur de l'Institut de génétique et de biologie moléculaire et cellulaire, en juin 2021, il a été mis en examen pour « atteinte à l'intégrité d'un cadavre ».

Il y a aussi le Pr Gérard Friedlander[2], l'ex-doyen de la faculté de médecine Paris-Descartes, dont l'épouse, Anne-Marie Armanteras de Saxcé, fut la conseillère santé d'Emmanuel Macron à l'Élysée.

Parmi les personnes informées des conditions de conservation est apparu le nom du Pr Antoine Tesnière[3], anesthésiste, cofondateur d'un département de simulation à l'université avant de rejoindre le cabinet d'Olivier Véran à la Santé, puis d'être nommé, au ministère de l'Intérieur, pour la gestion de

1. Contacté par l'auteure, Frédéric Dardel n'a pas répondu à nos sollicitations.

2. Contacté par l'auteure, le Pr Gérard Friedlander n'a pas répondu à nos sollicitations.

3. Contacté par l'auteure, le Pr Antoine Tesnière nous a répondu le 7 juin 2023 : « Une instruction judiciaire est toujours en cours, dans ce cadre, je ne souhaite pas m'exprimer. Je tiens à rappeler que je n'ai jamais eu aucune responsabilité ni dans les décisions ni dans les opérations ou le fonctionnement du CDC de l'université Paris-Descartes. »

la crise Covid, et aujourd'hui directeur de PariSanté campus, centre de développement de la santé numérique.

Sans oublier Marie-Hélène Wehr-Coulhon[1], secrétaire générale par intérim du centre en 2018 et, à la ville, femme de Thierry Coulhon, le conseiller éducation, enseignement supérieur et recherche d'Emmanuel Macron à l'Élysée, de 2017 à octobre 2020.

Tout ce petit monde avait reçu des mails d'alerte désespérés et particulièrement détaillés sur la situation très dégradée du centre, messages rédigés par Dominique Hordé, alors secrétaire générale de l'établissement. Mais aucun n'avait cru bon de saisir le procureur de la République.

*

Quelque temps après l'article de *L'Express*, Dominique Hordé et Richard Douard ont finalement accepté de me rencontrer. Au départ, c'était juste pour échanger du *off*, comme on dit. J'ai compris petit à petit que sans ces deux figures aux personnalités et aux parcours très différents, un peu comme l'huile et le vinaigre, la situation calamiteuse des

1. Contactée par l'auteure, Marie-Hélène Wehr-Coulhon nous a répondu le 8 juin 2023 : « Vos questions portent sur une période pendant laquelle j'occupais la fonction de coordinatrice exécutive auprès du directeur général des services. C'est à ce titre que j'ai été placée dans un rôle d'interface entre la présidence direction générale et le CDC consistant d'un côté à transmettre les informations et alertes de Mme Hordé, d'un autre à transmettre les décisions prises. J'ai conservé les échanges mails et les tiens à la disposition de la justice si celle-ci me les demandait dans le cadre des mises en examen. »

Saints-Pères – qu'ils ont eu à gérer le moins mal possible face à l'inertie de tant de décennies – aurait perduré des années encore.

Richard a été directeur du centre de 2014 à 2017, fonction bénévole essentiellement stratégique (il n'avait, par exemple, aucun pouvoir de voter des crédits ou de fermer le centre) qui s'ajoutait à son emploi du temps bien rempli de praticien hospitalier. Occupé entre ses consultations, les interventions chirurgicales et son rôle de professeur des universités dispensant les cours d'anatomie à la faculté, il ne venait aux Saints-Pères qu'une fois par semaine. Richard est viscéralement médecin et d'une pudeur extrême, au point, pour qui reste à la surface des choses, de pouvoir apparaître froid. Après une journée de dix heures au bloc, il s'écroule « comme un vieux slip qui ne ressemble à rien » – selon son expression – devant une émission de téléréalité qui vole haut, son chat sur les genoux, et peut dire à sa compagne, pince-sans-rire : « J'ai fait que du BCBG[1], ce soir je suis plus Stone que Charden. » Traduction : « C'était dur, j'en ai bavé ; certains malades n'en ont plus pour longtemps, affronter leur regard est très triste ; si j'étais un être humain normal je pleurerais avec eux en les serrant dans mes bras mais on n'est pas là pour chialer, on est chirurgiens, on a été formés pour serrer les dents, se plaindre est indécent alors j'avance

1. Bon cancer bien grave.

et j'essaie de les soigner le mieux possible ; ils ne le savent pas et n'ont pas à le savoir mais je fais littéralement tout pour eux. » Et quand certains de ses patients subissent une complication ou que leur pathologie s'aggrave, le praticien à l'humour carabin somatise. Il a même, littéralement, mal au ventre. La médecine aux tripes.

Pour un professeur d'anatomie, avoir l'idée de prendre des photos de l'intérieur des chambres froides avait un côté subversif. Cela signifiait en effet couper net avec des années de silence, briser une chaîne, prendre le risque d'être vu comme un délateur, un pisse-froid, l'empêcheur de continuer en rond. Dans son milieu, cela ne se fait pas. D'ailleurs, après l'éclatement du scandale, il perdra sa chefferie de service, quittera l'Assistance publique, cessera d'être professeur alors que l'enseignement est sa passion et qu'il s'est battu comme un forcené pour en arriver là. Il sera mis au ban des anatomistes, accusé d'être « le jaune ». Résultat, en 2020, il demandera à devenir professeur de chirurgie pour quitter un milieu qui le rejette. Clairement, il y a, dans sa carrière, sa vie, un avant et un après. Mais pour lui, voir l'université incapable de mettre en place des travaux de rénovation pour en finir avec les conditions abominables de conservation des corps n'était plus défendable. « *Non possumus* », comme il dit.

Dominique, elle, ne regarde pas la petite lucarne pour se changer les idées, elle préfère peindre et jardiner. Elle a eu un parcours original. Entre la fréquentation des hauts fonctionnaires du ministère de la Santé et les coulisses de l'Opéra de Paris, on peut dire qu'elle a toujours été guidée par sa soif d'apprendre et une grande rigueur morale. Cette femme qui n'est pas médecin n'a jamais vu de morts avant de prendre ses fonctions de secrétaire générale du CDC, poste qu'elle occupe de 2016 à 2018, mandat essentiellement administratif... sur le papier du moins.

Quand elle arrive au CDC, elle a le regard du profane questionnant des années de pratique, ce que personne ou presque n'a osé faire auparavant. Tel le Candide de Voltaire, elle se retrouve plongée dans un univers qui n'est pas le sien ; et n'a de cesse, au cours de ce parcours initiatique inhumain et particulièrement douloureux, de défendre une idée essentielle : l'homme est capable d'améliorer sa situation et celle des autres.

Dominique passe sa vie à Descartes, hantée par ce qu'elle y voit et par cette obsession : comment changer les choses ? Comment redonner leur dignité aux donneurs ?

Chez cette hypersensible, ce qui se révèle une folle expérience a pour conséquences l'apparition d'un syndrome post-traumatique reconnu maladie professionnelle en 2020 avec impossibilité de continuer à travailler. Aujourd'hui, elle est toujours salariée de l'université, en tant que contractuelle de l'État.

Dominique et moi, nous nous rencontrons pour la première fois place de La Motte-Picquet, à Paris. Nous discutons des cadavres putréfiés dans un café de l'avenue et, comme le sujet dérange visiblement nos voisins de table, nous partons pour un endroit plus calme, un glacier sans l'ombre d'un client. En franchissant la porte, je me souviens lui avoir glissé : « Au moins ici, les chambres froides fonctionnent. »

À cette date, l'hiver 2019, je ne le sais pas encore, mais je ne suis qu'au tout début de mes découvertes nauséabondes. Un médecin qui a visité les lieux en 2001 me livrera, près de vingt ans plus tard : « J'ai été surpris par les têtes découpées, les corps desséchés. J'avais l'impression d'être chez Tintin au pays des Jivaros. » S'il savait, lui aussi, que le pire est à venir...

*

Après avoir gagné, demi-pas à demi-pas leur confiance, j'ai finalement convaincu Dominique, puis Richard de parler. Avec courage, ils ont accepté de m'emmener dans les abysses de la noirceur humaine. De me raconter et montrer des choses impensables. Inimaginables.

Car, dans cette histoire, tout est fou, mais tout est vrai. Et le gouffre, toujours plus profond que ce que l'on croit.

2

Richard Douard

Les chrysanthèmes, les parachutistes et la mémoire

Septembre 2016 au Père-Lachaise, cérémonie en hommage aux donneurs.

Je suis frappé par le regard triste et noir que me lancent certains, opposés au choix de leurs parents et confrontés à un deuil sans corps. J'ai l'impression d'être accusé d'avoir volé la dépouille, d'être vu comme un monstre, un salaud pris la main dans le cercueil. Or, opter pour ce legs appartient à une seule personne, et parfois, dans le cadre d'une situation conflictuelle, ce peut être en vue de régler des comptes. Chez d'autres, on trouve la motivation de servir la recherche, le pays même, dans un engagement fort pour la médecine. Je me souviens de familles venues me parler : toutes avaient fait ce choix. Pour moi, l'évocation des donneurs a toujours été la plus importante. Nous n'avons pas à juger s'ils ont pris cette décision pour de bonnes et nobles raisons ou pour de mauvaises. Leur générosité est irremplaçable pour la science, point. Il faut se souvenir d'eux, un peu comme de soldats partis au front. Ils nous obligent et nous nous devons d'entretenir dignement leur mémoire.

Au cours de la célébration, ces deux visions se mêlent dans un moment très émouvant. Les proches des défunts se relaient pour égrener les noms des absents, allument une bougie. De mon côté, je prononce un discours et j'insiste sur l'importance du don en terminant par la phrase épitaphe des Saints-Pères : « La mort est au service de la vie. »

J'en étais profondément convaincu et je le suis toujours. Mais, en septembre 2016, je ne suis pas à l'aise face à ces familles, le CDC de Descartes est en péril, et beaucoup des corps ne sont pas utilisés. Ils partent directement à la crémation, car ils ne sont pas conservables. À cette date, au cinquième étage, c'est plutôt, « la mort au service de la mort » ou *Vol au-dessus d'un nid de coucou* à Timisoara, tant la folie règne en maître. Un contraste flagrant entre la grandeur d'un geste si généreux et l'indigence crasse de l'établissement.

*

Lorsque j'arrive en 2014 pour en prendre la direction, je sais, comme tout le monde, que rien ne va puisque le but de mon recrutement est, justement, de redonner au lieu des normes éthiques.

Depuis les années 2010, les rapports se succèdent pour faire part de dysfonctionnements importants, et ma mission consiste à les corriger. Carabins, préparateurs et enseignants travaillent dans des conditions parfaitement inadaptées. Les lieux ont été pensés avant la Seconde Guerre mondiale et il n'a jamais été envisagé de séparer l'espace des morts de celui des vivants. Ainsi, dès le départ, en 1953, le CDC ne pouvait pas être dans les clous. Un ancien dirigeant de la faculté m'avait avoué n'avoir jamais songé à la possibilité de ce double circuit ; il n'était absolument pas choqué par l'absence de vestiaire pour les étudiants devant pratiquer des dissections, tout comme il n'était pas ému que les matheux de l'université puissent voir passer des cadavres servant à d'autres disciplines que la leur. Au sortir d'une salle de cours, on peut croiser des chariots en métal poussés par des hommes en tablier de boucher et en bottes. Sur ces chariots, recouverts sommairement d'un drap en papier bleu, un ou deux corps sont transportés du frigo vers un pavillon de dissection. La vue, l'odeur, rien n'est épargné à celui qui est venu assister à un enseignement de maths, par exemple, sans penser séjourner au milieu d'un CDC dont les frontières ne sont pas fermées ni même définies.

Dans cette ambiance d'acceptation totale, pire, de banalisation de l'intolérable, alerter la justice ne m'est pas venu à l'esprit. Plus jeunes, nous avions été habitués à ces circonstances difficiles de travail sur les corps, et, finalement, nous reproduisions, sans nous en rendre compte, ce que nos aînés avaient vécu.

La découverte « en vrai » des conditions indignes de conservation que je soupçonnais, et que j'ai ensuite côtoyées de près à partir de 2014 n'a rien changé : j'étais obnubilé par l'importance de l'anatomie pour le progrès et la connaissance, par l'obligation de parfaire les techniques chirurgicales afin de soigner les malades ; le reste m'importait moins. D'autant qu'alerter la justice signifiait, à coup sûr, la fermeture définitive des lieux : or je ne voulais pas tuer la discipline ; je pensais plutôt, très naïvement, la sauver en faisant évoluer les choses. Mes collègues m'avaient d'ailleurs prévenu : « Si tu l'ouvres, non seulement tu n'auras pas de rénovations, mais, en plus, ils fermeront le centre. »

Alors je l'avoue : je n'ai pas ouvert ma gueule auprès de la justice. Il n'y a pas eu de travaux et le CDC a quand même dû tirer le rideau, mais après la révélation du scandale. Raté sur tous les tableaux, alors que la fin des Saints-Pères constitue un événement majeur dans l'histoire de l'anatomie et de la médecine française.

*

La question de la fermeture du centre se pose en fait dès mon arrivée. Et je mets, à ma manière et à celle qui prévaut en nos lieux sous peine de tout bloquer, peu à peu les pieds dans le plat.

Le 19 janvier 2015, à la collégiale des chirurgiens de l'AP-HP[1], j'explique qu'il y a « un grand risque de *statu quo* aux Saints-Pères ». Le 26 septembre de la même année, devant la collégiale

1. Réunion des chirurgiens titulaires d'une même spécialité qui examinent les candidatures des futurs collègues et les problèmes de leur profession au sein de l'institution. L'adhésion est gratuite.

des anatomistes[1] français cette fois, je récidive en annonçant que c'est la rénovation ou la fermeture. Une alerte lancée, un signal envoyé. Rien ne bouge. Le 8 mars 2016, au conseil d'administration de l'université Paris-Descartes, devant Frédéric Dardel et Nicolas Mignan, je vais plus loin et indique qu'une restructuration complète est nécessaire, qu'il faut une date de début de réfection pour éviter la fermeture immédiate... que les conditions justifiaient pourtant dès mon arrivée. Pas de réaction.

Mentir n'est jamais un bon investissement, c'est pourquoi je vivais mal les « inaugurations de chrysanthèmes » au Père-Lachaise, comme j'avais rebaptisé les cérémonies accueillant les familles. Des moments instaurés par les pompes funèbres de la Ville de Paris avec une association chargée des deuils, au cours desquels, à mes yeux, certains se complaisaient dans un voyeurisme psychologique et une théâtralisation dégoulinante de sentiments. Des rendez-vous assez dérangeants, marqués par une empathie excessive, outrée et déplacée vis-à-vis des familles, qui me gênait. Bien sûr, elles souffraient, mais était-ce une raison pour les infantiliser et leur manquer de respect ? D'autant que je n'aimais pas non plus la mainmise de cette entreprise funéraire, aussi bien sur le transport des corps jusqu'à l'université que sur l'organisation de ces palabres sirupeuses. N'avait-elle pas, une fois,

1. Association des enseignants d'anatomie MCU-PH et PU-PH qui examinent les questions de leur profession en France (Collège médical français des professeurs d'anatomie, CMFPA). L'adhésion est payante.

passé une chanson de Françoise Hardy alors qu'à mon sens, un morceau solennel aurait été plus adapté ?

*

Le bruit, la foule, les vide-greniers, le désordre, l'art urbain, très peu pour moi. Pareil pour la débauche de pathos. Autant le dire maintenant, je cause comme un chirurgien. Un peu frontal, sans fioritures, et il ne faut surtout pas s'en offusquer. Respecter l'autre, c'est s'adresser à lui normalement. Voilà pourquoi j'ai toujours honni parler aux malades de la même manière qu'à des enfants. Je ne supporte pas non plus que l'on marche sur les morts, autrement dit sur leurs combats, leurs victoires, leurs défaites. Je déteste voir fouler du pied leurs sacrifices, notre histoire, nos valeurs. Mémoire et respect pour nos prédécesseurs.

Pour autant, je suis plus sauvage que timide. Souvent, dans ma vie sociale, l'enfer, c'est les autres. Une maison bien fermée, entre quatre murs hauts et une soirée à lire plutôt qu'une sortie en boîte. Alors oui, j'aime les gens, mais il ne m'est pas toujours facile de communiquer. Trouver le ton juste, ne pas aller trop vite, ne pas sauter des éléments d'explication, finir ses phrases sans jamais rien présupposer de la compréhension de son interlocuteur, voilà ce qui me caractérise. Un jour, un de mes patients est arrivé pour une intervention de chirurgie digestive. Et j'ai découvert, au dernier moment, qu'il n'avait pas fait la consultation d'anesthésie. « Mais je vous avais donné une liste avec des noms ! » lui ai-je dit. « Vous ne m'avez pas dit de les appeler », a été sa réponse. Et il avait raison : il faut toujours expliciter. Si bien que je n'aime pas les « situations de handicap », « non-voyants », « techniciens de surface », et autres euphémismes utilisés pour masquer des réalités laides. Changer les mots ne corrige pas les difficultés. C'est hypocrite, et seules les consciences sont soulagées. Pour autant, balancer des vérités trop crûment, dans le milieu de la médecine, et plus encore de l'anatomie, n'est pas réellement apprécié, donc contre-productif. Je vois bien que j'apparais comme un excité, trop jeune pour occuper le poste de directeur du CDC que l'on m'a confié.

Depuis l'adolescence, je veux être chirurgien pour guérir des malades. Aussi, jamais je n'avais imaginé devenir professeur d'anatomie. Mon père était anesthésiste dans une clinique de La Rochelle dirigée par ma mère, autodidacte. Très jeune, j'apprends une chose importante : un tel établissement soigne des gens et permet d'en faire vivre d'autres, c'est une entreprise avec salariés, infirmières, médecins. Une multiplicité de praticiens aux disciplines variées. Je côtoie des orthopédistes et des digestifs. Le goût d'agir monte en moi. Je me souviens de la chute de ma grand-mère se cassant le col du fémur à la maison : tout le monde panique, je viens à son aide, mais comme on peut le faire à 6-7 ans : je suis là le premier, je reste avec elle, essaie de la soulager en attendant les secours. Je me souviens aussi de la luxation de l'épaule de mon cousin : je reste avec lui pour son réveil après son intervention. Mon baptême du feu, je le fais au bloc avec mon père, vers 13 ans, quand je le regarde endormir des malades. Durant toute mon enfance, lui me parle de la guerre d'Algérie, de son expérience de médecin sur le site des essais nucléaires de Reggane, dans le sud du Sahara. Une vision de l'aide aux autres qui se transmet entre générations, en somme. Nous avons même opéré ensemble, une fois, vers 2006, un vieux monsieur décédé dans sa maison de retraite. Il allait être incinéré, mais comme il avait un pacemaker, la famille devait payer pour le retirer car ce type d'appareil fait sauter le four. Coût de la petite affaire : plusieurs centaines d'euros. Mon père, alors maire, a reçu un appel des proches, des gens modestes qui n'avaient pas les moyens de régler cette somme. Il a eu une idée : on allait ouvrir le mort ensemble, gratos, pour leur éviter une dépense importante. Pour leur rendre service. En tout, nous en avons eu pour dix minutes, le temps d'une incision et d'enlever la boîte. En remerciement, on nous a offert des chocolats.

Chez nous, les études ont toujours été du sérieux. Je vis mes dix-sept premières années à La Rochelle et je pars pour la capitale faire médecine avec l'espoir de devenir interne de Paris. À l'époque, la faculté de Necker est la plus huppée. Si, habitant la Charente-Maritime, je n'ai pas le droit de m'y inscrire, mes parents connaissent la secrétaire d'un grand professeur d'hématologie et, grâce à elle, j'obtiens un dossier de candidature. Je débarque de province en ayant sauté une classe et la condescendance des petits Parisiens me foudroie : je ne suis pas du sérail. Moi, j'aime manger des tourteaux, c'est marrant, des os autour de la chair, d'habitude, c'est l'inverse ! À Paris, on m'explique comment se comporter. J'apprends la bienséance, découvre les rallyes du XVIe arrondissement et une certaine forme de mondanités sans comprendre ce monde de réseaux, d'amitiés utiles alors que, dans ma famille, on s'entraide, on s'occupe de ses vieux par pure générosité, sans rien attendre en retour. Du reste, alors que ma mère s'est cassé le col du fémur en glissant sur les pavés de La Rochelle, en février 1988 elle fait le trajet, en fauteuil, pour soutenir son rejeton. À la fin de la première année, le provincial aligne ses petits camarades et décroche la quatrième place. À l'internat, il finit soixante-huitième sur toute la France. Clairement, je ne suis pas venu pour beurrer les sandwiches.

Peu à peu, mes relations avec les autres s'améliorent. La découverte des malades, des étudiants, puis, plus tard, des électeurs, me façonne. Enseignant, je tiens ma salle et ne me laisse pas démonter ; je raconte notamment l'importance de la liberté, celle de disséquer, le danger des religions qui ont longtemps interdit l'anatomie et poussé les médecins à voler les cadavres dans les cimetières pour apprendre le corps humain. En Seine-Saint-Denis, à Avicenne où je travaille alors, face à une population de toutes origines et religions, j'explique un point de vue qui crispe parfois : la minijupe et le foulard islamique sont, pour le personnel, deux manifestations de la « féminité » inadaptées à l'hôpital ; quand on fait de la médecine, on n'est pas en short sous sa blouse, car il faut être neutre et ne pas prendre le risque de choquer le patient. Bien sûr, à l'extérieur, on s'habille comme on veut, mais une fois la porte d'entrée franchie, on est soignant avant tout. Qui plus est dans un département où, davantage qu'ailleurs, la laïcité est fragile. Pour le fond d'écran de mon ordinateur, je choisis même un dessin de Cabu : « Mahomet débordé par les intégristes, c'est dur d'être aimé par des cons. » J'ai aussi placé dans l'angle du bureau un drapeau français, à côté de l'appel du 18 juin. Dans la même veine, j'adore le rappeler, la valve mitrale porte ce nom parce qu'elle ressemble à une mitre d'évêque ; toujours savoir l'origine et le sens des expressions, des mots, des choses.

Jeune, j'en étais convaincu : en étant le meilleur, on finit par s'imposer. Quelle confiance ! Depuis, j'ai vieilli, et appris que c'est plus compliqué même si, au fond, je garde toujours cette idée, bien qu'avoir raison ne soit ni nécessaire ni suffisant pour faire carrière... tout comme savoir bien opérer n'est pas indispensable pour devenir professeur de chirurgie. Je m'oppose par exemple à la réforme de l'internat par refus de voir disparaître la grandeur de la médecine française. Pourquoi modifier au point de la fragiliser cette institution créée en 1802 par Bonaparte, qui, dans l'esprit de l'Empire, permettait à des capitaines d'une vingtaine d'années d'apprendre tôt, au plus près des malades, ces racines essentielles à l'humanité ? Moi, je suis et reste pour le contact, les doigts dans le cambouis. Le meilleur exemple n'est-il pas Larrey, le chirurgien de Napoléon, qui commence sa carrière en 1787 et qui, en allant à Brest prendre son premier poste, croise un homme souffrant d'une hernie étranglée, l'opère, remet l'intestin à sa place, retire la couille pour fermer la région inguinale, lui sauve la vie, alors qu'il a 21 ans ? Sans anesthésie ni suture digestive, qui n'existaient pas[1] ! Puis qui, à 30 ans, fait le coup de main pour protéger ses malades des mamelouks en Égypte, demande d'abattre ses chevaux pour nourrir ses blessés, invente l'ambulance et la fermeture des plaies thoraciques laissées jusque-là ouvertes afin d'éviter l'asphyxie, met au point l'amputation prophylactique consistant à trancher le membre abîmé avant l'apparition de la gangrène ? Une technique qui, malgré le progrès, est toujours utilisée, comme ce fut le cas lors de la guerre en Afghanistan par les médecins américains. À la fin du XVIIIe siècle, Larrey invente, combat les dogmes. Alors que, de nos jours, le contact avec les malades se fait tardivement et le sens clinique est moins présent. Ce qui me choque.

L'engagement est, chez moi, constant. Au plus proche des malades. Ainsi, dans ma consultation à l'hôpital comme maintenant dans le privé, tout le monde se côtoie dans la salle d'attente. Grands bourgeois dont certains me considèrent comme leur « chirurgien de famille », immigrés en situation plus ou moins régulière, qui se sont fait refuser ailleurs et, souvent, gens du voyage. Soigner des Gitans est, d'ailleurs, toujours particulier. En marge de la société, ils consultent tard pour des maladies avancées car ils ne se font

1. Enlever le testicule est la technique ultime pour pouvoir renforcer ce point de faiblesse de l'abdomen créé par la descente dans les bourses. De nos jours, traiter une hernie, c'est solidifier la paroi sans couper la vascularisation.

pas dépister. Et quand ils viennent, c'est nombreux, avec le plus gradé, le chef, qui explique toute l'attention que porte la communauté au malade. Gare au médecin qui se rate, il sera clairement tenu pour responsable. Soigner, à leurs yeux, c'est du sérieux. Œil pour œil, dent, pour dent, pas de place pour la responsabilité collective de l'hôpital ni pour les procès : la justice, ils s'en occupent directement, et, quelque part, en tant que soignants, nous devons répondre de nos actions devant eux. Aussi, ils savent parfaitement repérer la condescendance, le mépris, et finalement l'incompétence, ou du moins le manque d'investissement à prendre en charge l'un des leurs. Peu instruits, ils sont tout sauf des imbéciles. D'autant que s'ils se méfient, c'est rarement à tort.

Cette relation exigeante me plaît, ils me touchent et leur confiance se mérite. Une fois celle-ci acquise, ils sont respectueux et d'une extrême fidélité, à la différence des malades aisés de la capitale ou de la banlieue ouest pour lesquels la chirurgie est souvent un bien de consommation courante délivrée par des praticiens devant leur ressembler. Ceux qui s'offusquent de ce mélange en salle d'attente ne peuvent pas être mes malades. Pour les honoraires, ma vision du « tact et mesure » est celle de Robin des bois (même s'il était anglais) : les plus riches payent pour que je puisse soigner les plus pauvres. C'est cela, une profession libérale.

Mais revenons au passé. Un temps, je fais aussi de la politique, atteint du virus familial qui a piqué mon père, élu de sa commune pendant plus de quarante ans et conseiller général deux décennies durant. Le voir s'occuper des autres, les écouter, m'a façonné. Je me lance. Mal m'en prend. Après dix-huit mois à l'UMP, je suis viré pour dissidence. Directeur de la publication de *La Tribune rochelaise*, je suis poursuivi en diffamation par un proche de Ségolène Royal mais refuse de donner le nom de l'auteur de l'article incriminé. Droit dans mes bottes, la liberté d'expression ne se galvaude pas. Aux législatives de 2007, candidat divers droite, je récolte haut la main... 2,98 % des voix. Qu'importe.

J'organise des conférences où je fais venir Nicolas Baverez et Jacques Marseille. Un jour, un ancien des Bombardiers lourds, Jean Billaud, grand-croix de la Légion d'honneur à titre militaire, se trouve dans l'assistance. À la fin de l'intervention, il souffle à mon père : « Il faut porter notre mémoire des Français libres, car bientôt nous ne serons plus là. » J'adhère à l'idée et deviens délégué de la Charente-Maritime pour la fondation de la France libre. Quelque temps plus tard, dans le carré des morts pour la France à La Rochelle, on me demande aussi de m'occuper du Souvenir français. Avec cette association créée en 1887, je découvre – effaré – l'entretien des tombes. Parce qu'il n'y a ni argent ni vision pour ce devoir pourtant essentiel, nous laissons s'installer la déshérence quand nous devrions porter la mémoire et l'histoire de tous ces héros. Quel genre d'État traite ainsi ceux à qui il doit la liberté ?

Écouter ce que les survivants pensaient de ce (mauvais) traitement infligé aux sauveurs du pays m'a fait réfléchir.

Car ils parlaient, une fois la pudeur évanouie. Je n'oublierai jamais les apéros des parachutistes à La Rochelle, entre 10 heures et midi. Ils débarquaient toujours à plusieurs, mais André Gayot était mon préféré. Grand, mince, extrêmement digne, très drôle, il se moquait de tout le monde. De suite, ce vrai anar de droite m'a tutoyé, me demandant même d'enfiler leur béret dans les hommages. « Ce n'est pas possible, ce n'est pas autorisé », ai-je objecté. Un jour, il m'a dit : « Tu viendras à mon barbecue ? » Il parlait de son incinération. « Bien sûr », ai-je rétorqué. Hors normes. Une autre fois, alors que nous nous étions donné rendez-vous dans un bistrot, j'ai découvert, à mon arrivée, un verre de bière sur le zinc. J'ai fait : « C'est pour qui ? » Réponse, comme une évidence : « Pour toi, tu nous avais dit que tu venais. » Ils m'avaient adopté, eux qui ne discutaient pas avec tout le monde. Au bar de la Drop Zone, j'avais donc rencontré trois Français libres (dont un ancien de la Deuxième Division blindée), au sens propre du terme. Ils m'ont raconté l'absence de reconnaissance de la France, le courage qu'il faut pour quitter son pays très jeune, les conflits, parfois, avec leurs familles collaborationnistes. Comme l'armée ne reconnaissait pas les combats de la France libre, Gayot n'avait que des breloques britanniques sur le poitrail. Billaud, lui, expliquait que pour les demandes de décoration, occulter le passé français libre aidait à faire avancer les dossiers. Avoir dit « non » à Pétain pour rejoindre de Gaulle est longtemps resté subversif dans l'armée d'après-guerre.

Avec ces personnages qui m'émeuvent, je touche du doigt le milieu de la mémoire. La tombe étant le lieu où les choses se terminent, gérer les stèles des Français héroïques m'apparaît dès lors comme une évidence. Une nécessité, même.

*

Pour rester à l'hôpital au sein du service où j'officiais, l'anatomie était le passage obligé. Ma carrière universitaire étant bloquée en chirurgie en raison de recrutements précédents de confrères, seule subsistait cette voie. Elle m'allait bien puisque, discipline scientifique essentielle pour connaître et expliquer le corps humain, elle correspondait à mon goût de transmettre, moi qui aime expliquer aux autres.

Mon premier cours a lieu en 1998. Alors que je suis en fin d'internat, l'année de mes 28 ans, je me mets à enseigner le duodénum et le pancréas à des étudiants plus âgés que moi, ainsi qu'à diriger les dissections pour leur apprendre à opérer. Une pratique fondamentale pour qui veut exercer en bloc opératoire, tant, pour réparer les vivants, il faut d'abord s'entraîner sur des morts, puisqu'on ne peut – évidemment – réaliser les opérations très complexes directement sur des malades.

C'est en 2014 que l'on me propose la succession de Guy Vallancien à la tête des Saints-Pères. Passionné par cette branche, conscient de son rôle indispensable, fier aussi de prendre les rênes de ce qui est une institution de l'anatomie, je dis oui. Je comprendrai bien plus tard qu'aucun être humain bien introduit ou doté de réseau n'aurait accepté ce poste. Par prudence et pour ne pas ramasser des coups. Mais, au fond de moi, je prends aussi le job parce qu'il m'apparaît comme une cause désespérée. Et parce que ma propre carrière n'emprunte pas le chemin dont je rêvais. À l'hôpital, mon patron est mort, je ne réussis pas à être nommé à Cochin et me vois rapatrié en anatomie à Avicenne, qui est, selon les résultats à l'internat, l'une des pires facultés de médecine de France. Aussi, quand le président de Descartes m'offre cette mission au CDC, je pense : « C'est prestigieux et très important, mais aussi infaisable... » Ma naïveté due à la volonté affichée du président qui a lu mon projet m'incite à penser que j'arriverai à bouger cette institution renommée mais ankylosée. Un état que je découvrirai pire encore que ce que j'imagine.

Me croit-on alors si affamé de pouvoir et de titres que jamais je n'oserais ruer dans les brancards, trop reconnaissant d'avoir obtenu une telle nomination, agrémentée qui plus est d'un statut de chef de service de l'université, alors que je suis encore simple professeur à Avicenne ? Imaginent-ils, eux qui me proposent ce poste qu'aucun de mes congénères de Paris n'est parvenu à décrocher, que j'accepterai, moi, d'avaler des couleuvres au nom de cette désignation prestigieuse ? Attend-on de moi que je devienne le bras armé d'une autorité souhaitant en finir avec ce centre pourtant essentiel, celui qui va fermer les Saints-Pères, rompre les liens avec l'histoire de l'anatomie, priver ses disciples de leurs recherches, les étudiants de l'accès aux corps ? Celui qui flinguera une grande part de cette discipline et, *in fine*, portera le chapeau ?

*

Retour en 2016 quand, au Père-Lachaise, je suis face aux familles des « donneurs » en compagnie de l'autre établissement parisien, l'école du Fer à Moulin, dépendant de l'Assistance publique-hôpitaux de Paris tenu par les chirurgiens, créé en 1832. Un lieu dont le personnel des frigos est constitué d'aides-soignants et où n'est pratiqué aucun démembrement alors qu'aux Saints-Pères œuvrent les anatomistes.

Or, depuis toujours, les relations entre les deux institutions sont parfaitement exécrables. Un conflit quasi historique qui repose sur le fait que les premiers sont convaincus d'enseigner la chirurgie quand nous, aux Saints-Pères, ne ferions *que* de la dissection. L'impossibilité que rencontrent les deux entités à se parler est au cœur de l'incapacité de créer une nouvelle structure qui soit aux normes et puisse dispenser les deux enseignements, chirurgie et anatomie, dans un seul et même endroit.

Un peu d'introspection médicale s'impose. Traditionnellement – et surtout à Paris –, il existe une vraie ségrégation entre les agrégations délivrées aux anatomistes (souvent chirurgiens, mais aussi radiologues, psychiatres) et celles données aux chirurgiens, ceux-ci dénigrant allègrement les premiers. « Quand je vois une artère, je la nomme », dit l'anatomiste ; « Quand je vois une artère, je la coupe », répond le chirurgien. Quasiment la différence entre un bibliothécaire et un agent des forces spéciales. Si un chirurgien est nécessairement un bon anatomiste, le contraire n'est pas toujours vrai. Un chirurgien tire de la nécessité de savoir parler au malade une surestimation de l'*ego*, à vrai dire normale puisqu'il lui faut être capable de dire au patient : « Bonjour, je vais vous découper. » Sacré challenge. Sans compter que quand on va au bloc, on s'expose, on monte en ligne, on met une vie en jeu, on prend un risque. Alors que l'anatomie, elle, est uniquement centrée sur la pédagogie. Comme il n'est pas vraiment naturel d'introduire ses mains dans les gens, en salle d'opération, le chirurgien est toujours dans un état de conscience altérée. Lorsqu'un pilote pose un Boeing sur une piste, il n'est pas le même que quand il boit une bière devant un film et ne peut pas être décontracté aux commandes de son avion ; il en va de même pour un chirurgien. Moi qui le suis, je peux vous dire que nous sommes hyper-concentrés, entendons tous les bruits, voyons toutes les variations de lumière ; juste en regardant les mains de mon aide opératoire, je sais ce qu'elle pense. Qui plus est, le monde des chirurgiens est très différent du reste de la médecine. Hors hôpital et blocs, mes confrères font des fêtes – avec leurs maîtresses –, terminent ivres morts et nus comme des vers quand les anatomistes – en compagnie de leurs épouses légitimes – dégustent, eux, un vieux whisky en fumant un bon cigare, le petit doigt relevé, ambiance chic, mais un peu provinciale quand même, plus *farmers* que *gentlemen*. Je caricature ? À peine. L'ennui, c'est que comme je n'étais ni tout à fait des uns ni tout à fait des autres, je me suis retrouvé détesté par les deux univers... Ce qui n'était pas pour me déplaire !

En anatomie, il est très difficile d'opérer des morts puisqu'ils ne saignent pas, faute de circulation sanguine. On doit se focaliser sur ce que l'on est venu apprendre – mieux soigner les vivants – pour oublier l'environnement morbide. Particulièrement aux Saints-Pères, où les conditions de travail ont toujours été très pénibles, avec les tables fixes qui obligent à se pencher, l'éclairage anémique non orientable, les instruments indigents, les cadavres de fraîcheur variable. Pour les dépersonnaliser et se permettre de les utiliser, cette discipline impose de les chosifier : alors nous parlons de « sujets ». Dès leur arrivée, les donneurs perdent leur identité ; dans certains centres, on leur rase même la tête. La psychologie médicale se voit très sectorisée. Au bloc, la même distance, indispensable, se manifeste autrement : on installe des champs opératoires pour l'hygiène, mais aussi pour prendre du recul et ne pas penser au patient avec lequel on a échangé le matin sous peine de se faire rattraper par ses émotions alors que, justement, il faut garder l'esprit clair, la tête froide.

Les moments de dissection, eux, ne sont pas spontanés, on en ressort rarement épanoui, on quitte les lieux avec l'envie de retrouver les vivants, de respirer au grand air, de voir des gens. Après une séance particulièrement putride, je m'offre d'ailleurs un bain en rentrant chez moi et, plus je vieillis, plus ces travaux sur les dépouilles me semblent durs. Au début, on a le challenge de se tenir, de dominer sa peur, son angoisse ; ensuite, on prend conscience de disséquer son futur, ce que l'on va devenir tant, finalement, on se dissèque toujours un peu soi-même. Devant les corps inertes, je me trouvais face à ma propre finitude. De fait, si je peux opérer un proche – même si ce n'est pas forcément une bonne idée car est-on vraiment objectif dans ce cas-là ? –, il me serait impossible de faire de l'anatomie sur un membre de ma famille ou l'un de mes amis : je le vivrais comme une sorte de profanation, comme si j'enseignais ou mettais les mains dans les miens.

*

Au Père-Lachaise, ce jour de septembre 2016, je fais attention à ne pas croiser le regard de la secrétaire générale du centre, Dominique Hordé. Émus par ces familles, nous avons en effet tous les deux la larme à l'œil.

3

Dominique Hordé

La bonne sœur rouge à l'oreille en coin

Mon parcours au CDC est ponctué de plusieurs dates, impossibles à oublier. Le samedi 17 septembre 2016 en fait partie. C'est le jour où j'ai formalisé, pour la première fois, le sentiment de trahir en même temps les donneurs et leurs familles.

Au crématorium du Père-Lachaise, j'assiste à ma première cérémonie laïque et collective organisée par les services funéraires de la Ville de Paris, l'entreprise qui a remporté le marché public de la crémation et de la livraison des cercueils. Ces rendez-vous ont joué un rôle majeur dans ma bataille pour le respect des corps et pour obtenir la rénovation du CDC. La veille, Richard Douard, son directeur, m'a proposé de l'accompagner, le Pr Vincent Delmas, président du comité scientifique du centre et ancien directeur du laboratoire d'anatomie de Paris-Descartes, n'étant pas disponible.

Je fréquente depuis peu ce cimetière, plus exactement son jardin du souvenir où nous avons choisi de nous recueillir en 2015 à la suite du décès de mon beau-père, anticlérical bon teint qui avait décidé, avec son épouse, de léguer son corps à la science. À sa mort, il n'y avait pas eu de discussion, ni d'enterrement, ni de tombe à fleurir. Il avait été directement transporté au Fer à Moulin, l'école de chirurgie de l'Assistance publique-hôpitaux de Paris. Mon mari et moi, nous avions trouvé cette décision très généreuse, courageuse même, sans pour autant, de notre côté, franchir le pas et prendre nos propres cartes. Ses cendres avaient été dispersées dans la division du cimetière de Thiais dédiée aux donneurs, où se trouvent aussi toutes les personnes non identifiées ou sans ressources ; celles d'aujourd'hui mais aussi celles d'autrefois dont les corps servaient de « matière première » aux anatomistes d'antan puisque les dissections se faisaient sur les indigents, les prisonniers et les condamnés. Jusque dans les années 1970, des sans domicile fixe étaient aussi disséqués sans qu'ait été recueillie leur autorisation au préalable. Et avant 1996, les malades décédés dans les hôpitaux de l'Assistance publique non réclamés par leur famille partaient directement au Fer à Moulin. Cet historique explique que, récemment encore, des enseignants à Descartes étaient persuadés de faire de l'anatomie sur des morts de la rue, assertions formulées avec une certaine forme de mépris. J'ai même entendu, venant du personnel de l'université, des remarques du style : « Les gens font ce choix pour ne pas payer l'enterrement » ou : « Ils ne sont plus vivants, peu importe comment on les traite. » Alors que ces dépouilles qui aident la science à progresser sont celles de donneurs généreux, qui le font au nom des avancées de la médecine.

Ce matin de septembre 2016, la cérémonie commence à 10 h 30. Le ciel est couvert, triste, de circonstance. La salle, comble, rassemble 200 personnes et il reste du monde debout. Richard Douard et moi sommes assis côte à côte, au premier rang, près du pupitre. Derrière nous, les murmures sourds résonnent. Les familles ne sont plus des simples noms sur des fiches cartonnées, des courriers envoyés ou des appels téléphoniques souvent inquiets sur le devenir de proches. Elles sont là, avec nous, vivantes, incarnées. Le moment est solennel. L'association Empreintes prend la parole, mais son discours sur le deuil m'apparaît culpabilisant et moralisateur. La sensibilité et la culture d'un professeur s'exprimant au nom du Fer à Moulin apportent en revanche de l'humanité et de la chaleur alors qu'il fait vraiment froid. Puis Richard intervient et évoque sa foi dans la science, son respect des donneurs. Les différentes allocutions sont ponctuées de musique. Je suis émue à l'écoute d'une chanson de Françoise Hardy : « L'amour est plus fort que le chagrin. »

Les familles déposent une bougie sur les marches de la coupole. Avec émotion, elles citent le ou les noms de leurs parents. Ce défilé provoque chez moi, mais aussi chez Richard, une montée de larmes.

Pour la première fois, la distance entre nous s'estompe. Jusqu'à ce jour, nous nous sommes peu parlé. Je le comprends alors : il est très affecté par la situation des Saints-Pères. En tant qu'enseignant-chercheur, anatomiste et chirurgien viscéral, Richard a une activité professionnelle particulièrement dense et prenante entre l'hôpital européen Georges-Pompidou et ses cours à l'université ; il n'est donc pas très présent au CDC. Bien souvent, il doit rejoindre en urgence le bloc opératoire et se voit contraint de décommander nos rendez-vous. Après mon arrivée, j'ai ainsi attendu trois semaines avant de parvenir à le rencontrer. Je communique régulièrement avec lui par mail pour les questions concernant le fonctionnement de l'établissement, pour obtenir son accord en faveur de dépenses, pour lui soumettre des projets ou, plus simplement, le tenir informé de la vie aux Saints-Pères. Il nous a fallu plusieurs mois avant d'arriver à mettre en place une confiance réciproque ; peu à peu, elle s'est transformée en une véritable connivence. Car nous avons tous les deux des objectifs communs, reposant sur des valeurs partagées, lesquelles n'ont pas changé malgré des différends liés à nos personnalités : lui est spontané et réagit à chaud de manière très directe, moi, je me montre plus réservée sans rien cacher de la réalité. Peu à peu j'ai eu le sentiment de devenir ses yeux, ses oreilles et ses jambes au centre. Puis, nous nous sommes vus plus souvent, en général le vendredi soir, et avons pris le temps nécessaire pour évoquer l'avenir des lieux et de l'anatomie.

Pour moi aussi, la défense de cette discipline, à mes yeux majeure en médecine, se transforme en véritable engagement ; j'en suis convaincue, les formations en anatomie sont précieuses et ne doivent pas disparaître.

*

Rien ne me prédestine à travailler dans un tel endroit. Enfant, je vis dans une cité de Seine-Saint-Denis, les murs de notre immeuble sont si fins que nous partageons la vie de nos voisins. Je me sens à l'étroit et j'étouffe. Mon frère et moi dormons dans la même chambre. Il a pour passion de reconstituer des batailles de soldats or je déteste l'idée de ces guerres destructrices. Lui est un garçon à bande, moi, une fille solitaire. Même si je suis extrêmement timide, je me montre intrépide et n'ai peur de rien : un côté Fifi Brindacier, l'héroïne suédoise dans laquelle je me reconnais. Après notre déménagement en Touraine, je passe des heures dans les bois, et la beauté de la nature soulage mes chagrins. Je lis beaucoup, les livres me permettent d'oublier qui je suis et de m'ouvrir au monde. Si la littérature m'accompagne au quotidien, les mensonges, l'enjolivement des situations me mettent très mal à l'aise. Les mots me paraissent souvent utilisés de manière trompeuse. Je peux être jugée impertinente à cause de mes interventions pour « replacer la vérité au bon endroit ». Je dessine aussi beaucoup, suis habile de mes mains, et ne rêve à rien professionnellement. Je ne souhaite pas suivre la voie de mes parents, tous les deux issus d'un milieu très modeste, entrés à l'école normale pour devenir instituteurs, puis ayant repris, chacun à son tour, leurs études. En dehors de l'évasion par les livres et la nature, je vis donc dans un monde fermé. Durant mes années lycéennes à Tours je participe à des débats politiques passionnés. Les trotskistes de la Ligue communiste révolutionnaire sont très présents, les royalistes aussi, tout comme les anarchistes. Je découvre Proudhon et l'utopie libertaire, les soirées guitares, les concerts en plein air. Pourtant, malgré cet environnement engagé, je n'appartiens à aucun parti, et, d'ailleurs, aucun ne m'aurait acceptée en raison de mon esprit très critique. Dans ces années 1970 libres, je suis vite surnommée « la bonne sœur rouge », pas du style à faire des « bêtises », mais passionnée et toujours prête à défendre la veuve et l'orphelin. Je n'ai jamais fumé, ni pris de drogue, alors que c'était monnaie courante. Je veux comprendre sans jamais être péremptoire. Un événement fort me marque alors, le suicide du père, psychiatre, d'un camarade. Je me souviens d'un 31 décembre où nous étions réunis dans sa maison et où il avait dû partir de toute urgence pour intervenir auprès d'un malade, en pleine nuit. Sa vocation était d'aider les autres, mais son existence lui était devenue insupportable. Il avait préféré en finir.

En terminale, j'étudie *Le Prince* de Machiavel. Son analyse par mon professeur de philosophie provoque un déclic : je ferai du droit. Des études qui, bientôt, me nourrissent intellectuellement et au cours desquelles je prends un réel plaisir à décortiquer les textes juridiques. J'apprécie l'ancrage de cette matière dans le quotidien, son côté carré, organisé, cette possibilité de créer de la jurisprudence en s'appuyant sur l'histoire et l'évolution de la société ; j'aime les joutes verbales, la quête du moindre détail, y compris celle d'une virgule. Je suis convaincue qu'il ne peut y avoir de liberté sans règles ayant du sens et respectant la justice, le droit permettant le consensus et le vivre ensemble. Des leçons de vie. Malgré mes très bons résultats, je ne poursuis toutefois pas mes études après ma licence pour des raisons familiales.

Grâce à la radio, je décroche mon premier poste en 1981. France Inter a alors un programme le week-end, *L'Oreille en coin*, qui lance une nouvelle émission baptisée *Avance, n'aie pas peur*. Le concept : « Vous êtes jeune, vous cherchez un premier travail et vous êtes prêt à vous déplacer : écrivez-nous. » Mon texte doit plaire aux deux animateurs, car ils me choisissent pour inaugurer leur émission. Cette aventure (surprenante) me donne des ailes et, paradoxalement, je me révèle très à l'aise. Grâce à France Inter, je signe un emploi « Barre », du nom de l'ancien Premier ministre, payé 70 % du Smic, à Paris, dans une chambre syndicale. Toujours grâce à cette émission, dans laquelle je suis invitée deux fois, je rencontre mon futur mari, un auditeur, la veille de mon départ pour rejoindre la Maif comme juriste en contentieux dans les assurances à Niort. C'est une superbe cage dorée, des conditions de travail idéales, un bon salaire, un grand bureau ensoleillé, des horaires variables, une secrétaire dédiée, la stabilité professionnelle. Ma vie se met donc sur les rails.

Mais je ne cherche pas une voie toute tracée, j'apprécie les chemins inconnus. Je pars quelque temps après, non par lassitude du droit, puisque je rejoins le groupe GMF, mais pour continuer à me découvrir et à apprendre... Et pour retrouver mon amoureux, resté à Paris.

Le respect de l'éthique, le dialogue et la compréhension de l'ensemble des enjeux sociétaux et sociologiques sont un fil conducteur de mon parcours professionnel. Le chemin est sinueux, avec de nombreuses embûches, mais j'avance même si j'ai toujours beaucoup de mal à me situer socialement. Je suis en concurrence pour des postes avec des candidats ayant suivi de plus longues études que moi. Je ne fais partie d'aucun réseau, mais des rencontres m'apportent des soutiens précieux. Il me faut me débrouiller, oser, et, à chaque fois, m'engager totalement, avec un appétit d'apprendre et de partager qui ne m'a jamais quittée.

Je me construis à travers mon travail et, avec mon mari, dans notre lutte pour soigner notre fils handicapé. Pour ce dernier, je choisis de rejoindre le secteur de la santé. Être au plus proche des innovations me devient une nécessité. Je décortique les fiches d'autorisation de mise sur le marché des médicaments, je passe mon temps à observer et décrire des symptômes, à trouver le spécialiste pouvant apporter des réponses. Je fréquente beaucoup les hôpitaux. Et me mets à côtoyer le monde des mandarins dont certains oublient, parfois, d'être dans l'écoute.

Bientôt, je deviens directrice commerciale d'une société de relations publiques dans le domaine de la santé, puis je travaille, au moment de sa création, auprès du président du GIP, le groupement d'intérêt public (qui regroupe alors le ministère de la Santé, la Sécurité sociale et la Caisse des dépôts) en charge de la mise en place du dossier médical personnel, le fameux DMP, en tant que responsable de la communication. C'est là que je découvre, de l'intérieur, les jeux politiques, leur mécanique, et les fausses informations transmises au ministre de la Santé. Comme le discours selon lequel les échéances prévues dans la loi vont pouvoir être respectées alors que c'est faux, ce que, au GIP, tout le monde sait. Au directeur de cette structure qui ne veut pas lui communiquer l'information, je réponds : « Mais, on ne peut pas mentir au ministre ! » Le différend me fait perdre mon poste. Et constater que, sans appartenance à des réseaux, il m'est impossible de poursuivre l'aventure.

Alors, à plus de 50 ans, je prends une décision radicale : me former à un métier manuel. J'obtiens l'équivalent d'un bac professionnel de peintre en décor, avec comme premier chantier l'atelier décor de l'Opéra de Paris, dont je fais connaissance des coulisses et prends conscience de tout ce qui permet à un spectacle d'exister. Je partage ce que vivent les ouvriers du bâtiment, y compris les gestes répétitifs provoquant des douleurs qui ne disparaissent pas avec le temps. Le soir, ma tête est vide, épuisée. J'apprends aussi que, face à une difficulté technique, je dois toujours trouver une solution.

Rapidement, il me faut renoncer à ce métier pour des raisons financières et des problèmes de santé, car je suis affaiblie physiquement par un cancer.

*

Le 1er mars 2016, j'intègre l'université Paris-Descartes au poste de secrétaire générale du CDC. Travailler au sein d'une université fait partie de mes rêves. On me propose de gérer, sur le plan administratif, financier et des ressources humaines, une petite structure de huit personnes pour laquelle des travaux de rénovation sont prévus. Même si cette offre m'apparaît improbable et déconcertante, à mon âge (je vais bientôt fêter mes 57 ans), c'est une chance à saisir.

Avant cette date, je n'ai jamais vu de morts. Je ne sais donc rien de l'expression de leur visage, ni de leur évolution au fil des jours. Et si, lors du processus de recrutement, je visite le CDC (à ma demande) pour vérifier que j'arriverai à supporter leur vue, je ne suis pas effrayée par ce qu'on me montre. De ces premiers pas faits en une fin d'après-midi, je me souviens juste de grands couloirs froids et déserts, de portes fermées, de trois corps nus posés chacun sur des chariots mais recouverts d'un champ chirurgical, que je regarde sans gêne. Les morts ne font pas peur.

Assidue des églises et autres chapelles de village bien que n'étant pas croyante, j'ai toujours regardé les noms sur les plaques commémoratives pour ne pas oublier les défunts.

Ce qui se passe à l'intérieur de mon corps, en revanche, je m'en désintéresse. Il se doit de fonctionner, d'être un outil jamais malade et beaucoup sollicité, c'est tout. Après le cancer, la précarité de ma vie est néanmoins devenue une évidence. Difficile de ne pas penser à sa propre mort mais j'aspire à vivre le plus longtemps possible pour protéger mon fils. Je découvre ce qu'implique ce don si particulier à la science. Dans mes nouvelles fonctions, je côtoie et, à ma façon, accompagne des centaines de défunts. Quand ils arrivent, je vois, à ma grande surprise, des visages détendus, apaisés. Qui, paradoxalement, me rassurent, tous égaux dans leur abandon et leur nudité. La majorité des corps reçus à Paris-Descartes a plus de quatre-vingts ans. Et ils sont là, de leur propre volonté, pour servir les vivants, être utiles au-delà de leur mort, dans une forme de prolongement de leur vie. Je ne peux qu'avoir du respect pour eux.

Parfois, je croise des futurs donneurs dans le bureau d'accueil. Je lis leurs courriers, leur réponds au téléphone ou les reçois. Je me souviens de deux vieilles dames habitant dans le quartier et venant régulièrement rendre visite à leur prochain lieu de sépulture provisoire, puisque c'est aussi le statut qu'a le CDC. Ou encore de cet homme me demandant une faveur : être disséqué par une jeune femme.

Ma fonction recouvre de nombreuses tâches : organisation, gestion des équipes, du budget, contact avec les donneurs ou les familles, vérification de toutes les conventions passées avec les différents organismes de formation, commandes, devis et factures de mise à disposition des sujets et des pièces anatomiques ainsi que des locaux, problèmes juridiques, marchés publics, communication, etc.

De mon point de vue, seule une parfaite connaissance du fonctionnement du centre peut me permettre d'assumer ces fonctions. Pour cela, je dois comprendre comment travaillent les équipes, identifier leurs difficultés, confronter les préconisations du comité d'hygiène et de sécurité, assister à des cours, et appréhender leur contenu puis m'assurer que tout se déroule conformément à l'éthique, c'est-à-dire dans le respect des préparateurs et des corps confiés. Deux missions spécifiques m'ont aussi été déléguées lors de mon recrutement. Nicolas Mignan, le directeur général des services, rêve de mettre en place un pôle ayant vocation à être au cœur de l'innovation médicale. En plus du CDC, il réunirait Ancre[1], nouvelle structure créée à l'initiative de Richard Douard dont l'objectif principal est de délivrer l'enseignement en

1. Ancre devait réunir le laboratoire d'anatomie et l'unité de recherche en anatomie qui existaient dans une ou deux pièces au cinquième étage, entre les pavillons de dissection et le frigo, appartenant au CDC. Les locaux étaient intriqués et les délimitations tenaient du cadastre grec.

formation initiale et continue en anatomie, et Ilumens, le département de l'université spécialisé en simulation en santé, particulièrement sur des mannequins. Or sans rénovation du CDC – que j'ai découvert honteusement dégradé –, ce pôle ne peut exister et, sans financement de l'université programmé, il faut lever des fonds.

Dès mars 2016, je participe aux réunions des études, dites de faisabilité, sur les futurs travaux, tout en gérant les dysfonctionnements du centre, notamment ses pannes de moteurs dans la chambre froide. Je suis ainsi confrontée, au quotidien, en raison de cette vétusté chronique, à la lente transformation des cadavres, visages creusés, yeux enfoncés, ventres gonflés, peau bleuie, cheveux et ongles continuant de pousser, chair se flétrissant jusqu'à la momification ou mangée par les vers voire les souris.

Mais mi-septembre 2016, au moment du départ précipité de Nicolas Mignan à la demande du président, Frédéric Dardel, le projet de rénovation s'arrête net et nous sombrons dans le flou le plus total. Le 21 septembre 2016, dans un mail à l'attention de Richard Douard, je dresse un état des lieux complet :

« Ma fonction ne consiste pas seulement à conduire le changement (chaque jour, j'ai quelques mauvaises surprises...), mais à faire respecter des règles d'éthique. Je suis confrontée à un dilemme, car la vétusté de nos installations et le déni de notre activité ont de lourdes répercussions. Quelques exemples :

– des chambres froides qui à tout moment peuvent tomber en panne, avec les conséquences dramatiques que j'ai déjà connues (décomposition des corps, vers...). Depuis mon arrivée, il y a déjà eu deux ruptures de tuyaux et de nombreuses prises en glace des moteurs, augmentant la chaleur des frigos ;

– souris qui mangent les corps (il y a des trous partout dans les murs, et nos chambres froides sont devenues des garde-mangers. C'est une lutte incessante...) ;

– chariots sur lesquels sont posés plusieurs corps. L'université s'est débarrassée des cercueils trop voyants et les a installés dans les frigos. Les racks ont été supprimés, et les corps sont posés sur des chariots, entreposés en enfilade. Faute de place, il peut donc y avoir plusieurs corps sur des chariots. À noter que dans le dernier plan que j'ai vu de l'espace de conservation, l'emplacement pour entreposer les cercueils n'existait plus ;

– pas d'espace de travail dédié pour les préparateurs qui travaillent dans les frigos ;

– aucune ventilation dans les espaces de conservation (couloir devant les frigos), pavillons et salle de dissection ;

– congélateur inadapté, où s'empilent les pièces anatomiques... ;

– chambres froides qui servent à cacher ce qu'on ne veut pas voir, y compris des ossements ;

– Sols et murs encrassés et certaines parties devenues impossibles à nettoyer. »

Je conclus que cette situation n'est pas acceptable. Richard Douard transmet immédiatement ce message au président avant de me charger d'illustrer mes propos avec des photos. Son objectif est de lui mettre sous les yeux notre réalité quotidienne. Pour prendre ces clichés, je réclame l'aide d'un préparateur, car les administratifs ne pénètrent pas dans la chambre froide de 263 m^2, les espaces de conservation étant alors le territoire des préparateurs, leur chasse gardée, toute présence extérieure (même hiérarchique) se voyant refusée. Je lui demande d'ouvrir également le grand congélateur de 9 m^2 et j'y découvre l'horreur. Des centaines de pièces anatomiques entassées les unes sur les autres. Des têtes enfermées dans des sacs en plastique de couleurs différentes, jetées au sol. Pour atteindre le haut de ce congélateur, les préparateurs doivent même marcher dessus. C'est insupportable, inconcevable, et je n'aurai de cesse de le répéter à mes différents interlocuteurs de l'université[1]. Je passe des soirées chez moi à légender chaque image, le ventre noué, puis à écrire un rapport pour être la plus exhaustive possible. C'est à ce moment-là que j'en viens à utiliser le terme « charnier ». Ces images resteront imprimées en moi pendant de longs mois, au point de ne plus pouvoir dormir sans les voir et être hantée par la mort.

J'espère que ce rapport va enfin faire bouger l'université. Richard Douard et Brigitte Mauroy, la présidente du comité

1. Dans de multiples mails notamment.

d'éthique, anatomiste à Lille, doivent attendre plusieurs semaines pour obtenir un rendez-vous avec Frédéric Dardel et lui présenter ces documents. La rencontre a finalement lieu le 17 novembre 2016. Le président les voit mais les a-t-il regardés ?

Comme je vais de plus en plus mal, je lance un cri d'alerte au médecin de prévention, le Dr Isabelle Roque[1] :

« Depuis un mois, je commence à faire des cauchemars. Je n'ai aucun problème avec les morts, et mes cauchemars portent sur la manière dont on les traite. Mon poste implique que je fasse respecter les engagements que nous avons vis-à-vis des donateurs et les règles d'éthique. Je dois m'assurer que les morts sont bien traités. J'ai le sentiment de trahir ces morts et leur famille. J'ai par ailleurs le sentiment qu'on m'a confié une mission sans me donner le mode d'emploi. Mettre en place des procédures comptables, c'est une chose, mais évaluer l'ensemble des risques professionnels et sanitaires du centre, dans l'état de vétusté dans lequel nous sommes, et sans aucun accompagnement, c'est autre chose. Il n'y a pas de finances pour faire les réparations, je ne sais toujours pas si et quand les travaux vont commencer. Ma responsabilité est engagée, et je dois trouver des solutions. Il ne m'est pas possible de faire comme si je ne voyais rien, et de m'enfermer dans mon bureau [...]. Je ne pourrai pas tout résoudre. Ce qui est difficile, c'est d'avoir le sentiment que cela est un

1. Contactée par l'auteure, Isabelle Roque n'a pas répondu à nos sollicitations.

non-sujet pour la présidence de l'université. Il faut une énergie folle pour faire avancer chaque dossier[1]. »

Quand je la rencontre, elle me raconte qu'un jour, un médecin l'a appelée. Il avait face à lui un ancien salarié du CDC dont les propos lui semblaient délirants et il la contactait pour vérifier ses propos. Elle lui avait répondu que tout ce qu'il décrivait était vrai.

*

Après des mois d'incertitudes et de questionnements, en octobre 2017, Richard Douard donne sa démission du CDC. Moi, j'y reste jusqu'au 15 juin 2018. Quand je pars, de mon plein gré, je ne suis, physiquement et psychiquement, plus capable de gérer l'innommable. La médecine de prévention a établi, fin mai 2018, un certificat médical préconisant que je quitte ma fonction de secrétaire générale. Mon départ se fait quasiment du jour au lendemain, dans la douleur. Car je me sens coupable d'abandonner « mes » morts alors que, tant de fois, j'ai déjà eu envie de fuir. Si quelqu'un m'avait questionnée sur mon métier, j'aurais répondu : « Je gère un charnier et j'ai peur de finir coupée en morceaux. » Mais personne ne m'a jamais rien demandé.

Je n'ai pas connaissance de l'article 40, cependant je suis tout à fait au courant des infractions pénales qui pourraient

1. Mail du 17 octobre 2016.

être reprochées à l'université. La hiérarchie a été très régulièrement informée de ce qui se passait au CDC, y compris du risque judiciaire. Il y a eu la promesse d'une rénovation, des réfections votées en novembre 2017, dépassant les 8 millions d'euros. Les devis d'achat de matériels et de travaux d'urgence que j'ai proposés ont été signés, finalement engagés et complétés. Je suis rassurée : les retours de l'équipe qui m'a succédé sont très positifs et elle aurait réussi à transformer – enfin – le CDC. « Maintenant, on pourrait manger par terre », n'hésite pas à déclarer une responsable. Mais pourquoi aura-t-il fallu tant d'années ? Et de dépouilles humiliées ?

Au printemps 2018, j'ai la tentation de tout dire aux deux inspecteurs chargés de l'audit décidé par notre ministère de tutelle, celui de l'Enseignement supérieur, de la Recherche et de l'Innovation, qui réalisent une étude sur le fonctionnement administratif et financier de l'ensemble des centres du don des corps. Mais ils rencontrent Frédéric Dardel et Nicolas Jeanjean, le directeur général des services. Ce dernier a reçu un rapport daté du 2 mars 2018 d'Anne-Valérie Cornillet[1], l'administratrice du site des Saints-Pères – préconisant la fermeture du CDC –, illustré de 69 photos qu'elle a prises.

Et c'est moi qui réponds à la cinquantaine de questions de cette étude très détaillée qui offre la possibilité d'émettre des

1. Contactée par l'auteure, Anne-Valérie Cornillet n'a pas répondu à nos sollicitations.

suggestions. J'exprime mon avis sur un certain nombre de thématiques, en espérant que mes interlocuteurs sauront lire entre les lignes. Mais ce ne sera pas le cas.

En septembre 2019, un de mes contacts m'informe que la journaliste Anne Jouan enquête sur le CDC. Immédiatement, j'avertis Anne-Valérie Cornillet avec laquelle je travaille désormais en tant qu'adjointe (j'ai quitté le CDC et ma fonction de secrétaire générale, mais pas Descartes même). Je préviens également par mail le directeur général des services. Pour, solidarité professionnelle et intérêt de la structure obligent (du moins le crois-je), annoncer que le scandale risque d'éclater. Pourtant, ce lourd secret me ronge de l'intérieur. C'est même un véritable dilemme pour moi : s'il ne peut être éternellement gardé, je suis paniquée à l'idée que les familles apprennent ce qui s'est passé au CDC. D'avance, j'imagine leur chagrin, leur colère, leur désarroi, le mal qui va leur être fait. Au-delà du sentiment de culpabilité d'avoir abandonné « mes morts », j'ai également celui de ne pas avoir réussi à les sauver. C'est un sentiment irrationnel, puisque j'ai mis des mots et des photos sur ce que je voyais, sans relâche, mais il me hante.

Anne Jouan me contacte en novembre 2019, juste avant la parution de l'article. Elle ne demande pas que je lui communique des informations, elle les a déjà, mais souhaite vérifier certains points. Elle veut une énième confirmation, elle qui détient nombre de mes mails adressés à l'université ainsi que les photos des chambres froides. Je suis le moins loquace possible. Le stress grimpe encore. J'appréhende terriblement la sortie du journal.

De fait, sa parution provoque une véritable déflagration qui entraîne immédiatement la fermeture du CDC.

*

J'ai longtemps espéré que l'institution mène une réflexion pour comprendre comment elle en était arrivée là. Car peut-on bâtir le futur quand on ne se pose pas de questions sur les dérives du passé ? Mais rien n'est venu. J'ai ressenti du déni et de l'inertie, associés au silence et à ma solitude face à un tel scandale. Bientôt m'est apparue une évidence : je devais réaliser un travail sur cette histoire reniée. Mais comment ? Il a fallu de nombreux mois pour que je fasse confiance à Anne.

Atteinte d'un syndrome post-traumatique à la suite de ce que j'ai vu à Paris-Descartes, j'ai perdu une partie de mes émotions, au point d'avoir encore une grande difficulté à m'exprimer et d'être hantée par des images atroces. Ces trois dernières années, pour lutter contre ce phénomène, je suis suivie au sein de la cellule d'urgence médico-psychologique de l'Hôtel-Dieu – où j'ai aussi pu faire des séances d'EMDR (désensibilisation et retraitement par les mouvements oculaires), une méthode pour traiter les troubles traumatiques – et par une psychologue. Elles m'ont permis de me reconstruire peu à peu, tout comme m'a aidée la rédaction de ce livre. Même si je ne me sens pas encore guérie, j'ai compris qu'il me faudrait vivre avec cette histoire.

Certes, ce récit – le mien comme celui de Richard – est infiniment violent, mais si tous ces événements ont eu cours, c'est parce que l'on a refusé de regarder en face cette réalité ; et ils pourront encore se produire si on le refuse de nouveau.

Après la première cérémonie de 2016 et jusqu'à mon départ du centre en juin 2018, je suis régulièrement intervenue aux moments de recueillement du Père-Lachaise. Seule. Chaque fois, j'ai dû affronter un déchirement moral d'une grande brutalité. Mais sachez que tous les donneurs, toutes les familles ont joué un rôle majeur dans ma détermination à mener la bataille pour le respect des corps et pour obtenir la rénovation du CDC. En recevant ce mail après un premier échange avec des participants, je n'ai pu retenir mes larmes :

« Madame,

Nous vous remercions infiniment de votre courrier, apaisant et plein de sérénité.

La dernière volonté de notre mère est valorisée, et je prends conscience de l'importance de son geste pour une mort utile.

Le jardin du souvenir deviendra donc notre lieu d'attache, pour lui dire au plus près que son âme nous enveloppe, pour lui rappeler que son souvenir baigne toute la famille qu'elle a construite, pour lui dédier les plus beaux sourires de ses petites-filles et arrière-petites-filles chéries, pour lui raconter les aléas de la vie, les voir grandir, et nous, vieillir.

Nous prenons note de la première cérémonie organisée par le crématorium du Père-Lachaise, et nous félicitons toute cette organisation tournée vers l'hommage des donateurs.

Vous aussi, l'université René-Descartes, pour les études accomplies dans le respect de l'individu. Nous restons dans l'attente de la date de dépôt des cendres.

La vie continue et si notre premier Noël sans maman sera quelque peu noyé de larmes, que les fêtes de fin d'année soient, pour vous, heureuses et festives.

Je prends conscience de l'importance de la famille, de ceux qui sont entourés d'amour et d'autres, de solitude. Tous les Noël devraient être une trêve à la tristesse...

Bien à vous et avec tous nos remerciements pour votre réponse que nous attendions. »

C'est pour de telles personnes, pour leur honneur, leur mémoire, leur générosité, que j'ai voulu éveiller les consciences et faire en sorte que le scandale de Paris-Descartes soit connu de tous et le charnier qu'il a indignement créé se voie fermé à jamais.

4

Richard Douard

L'anatomie, discipline maudite

J'aime les vivants. Et, si je dissèque, ce n'est pas par affection pour les morts, mais pour apprendre, enseigner, parfaire mes pratiques chirurgicales et, au final, mieux soigner les malades.

Je ne conserve pas en mémoire les traits des personnes que j'ai découpées (si le terme peut choquer, il décrit la réalité d'un geste). Je ne connais pas leur âge, leur nom, leur histoire même si, parfois, je les devine un peu. Entre eux et moi, une grande distance s'installe, y compris pour ceux sur lesquels nous, les anatomistes, travaillons plusieurs semaines. Ils sont cireux, figés, n'ont pas d'expression et c'est tant mieux, sinon ce serait difficilement envisageable.

Sur les 200 dissections faites dans ma vie, je ne me souviens que d'un visage. C'était en 1990 à Necker, du temps où cet exercice se pratiquait encore là-bas, des cadavres des Saints-Pères étaient alors emmenés sur place. Devant nous, une femme chauve avait la peau lisse et les muscles toniques, à la différence des personnes âgées. Elle avait une chambre implantable, une capsule sous la peau, reliée à une veine du bras pour délivrer facilement les chimiothérapies, devait avoir une quarantaine d'années et était décédée d'un cancer. Un destin très choquant, tant les sujets si jeunes nous renvoient à notre propre précarité. En société, on ne parle pas de la mort, on ne se rend pas souvent au cimetière, et elle fait moins partie de la vie qu'il y a cinquante ans. Or, nous, en dissection, prenons cette finitude en pleine poire. Moi le premier.

En anatomie, la conservation des défunts varie selon la technique utilisée. S'ils ont été embaumés avec du chlorure de zinc, la peau est très sombre, gris foncé, le produit noircissant les tissus. Sur les cadavres « frais » (un décès ne doit pas remonter à plus de trois semaines), la spécificité du CDC, elle est plutôt blanc-jaune en l'absence de circulation sanguine, ce qui, pour l'abdomen, est parfait, car cela nous offre un modèle d'étude très proche du vivant. De manière générale, après la mort, les organes n'ont plus le même aspect. Ainsi, comme il n'y a plus d'air dans les poumons, ces derniers se rétractent, s'aplatissent ; très vite, la vésicule biliaire, elle, s'altère, attaquée et infiltrée par la bile ; pareil pour l'intestin grêle : d'habitude très rose, il devient translucide et l'on peut voir le contenu digestif à travers. Si les corps embaumés semblent cartonnés, les cadavres frais conservent leur souplesse. À tel point que, pour s'entraîner aux prélèvements d'organes, au centre de Poitiers par exemple, on les ventile en soufflant artificiellement de l'air dans leurs poumons, puis l'on fait circuler un liquide coloré dans leurs vaisseaux.

Aux Saints-Pères, dès mon arrivée j'ai constaté un état des sujets parfois déplorable avec, notamment, des moisissures. Ce n'est donc jamais de gaîté de cœur que nous y pratiquons notre discipline. Seule la soif de la connaissance nous porte dans des moments aussi difficiles.

L'idée d'affronter la mort est finalement pire que l'odeur. Au risque d'apparaître un peu gore, il me semble important d'expliquer le processus de dissection.

Pour les travaux s'étalant sur plusieurs semaines, on commence par ouvrir les membres et le cou, puis on retourne le donneur afin de se pencher sur les zones postérieures (fesses et région poplitée). Enfin on le remet sur le dos pour terminer par l'abdomen, celui-ci répandant de tels effluves qu'il est préférable de le voir sonner la fin des séances. Ces manipulations sont l'apanage des enseignants, aidés des préparateurs. Comme il faut s'y prendre à plusieurs, l'un d'entre nous fait bras de levier en tournant les jambes, tandis que l'autre se charge du bassin et du thorax.

Pour un sujet frais (réservé aux internes, et aux diplômes universitaires), un corps peut être conservé à 4 degrés pendant un peu moins d'un mois. Il sent juste la viande froide. Sinon, en cas de non-respect de ces conditions de conservation, la putréfaction rappelle vite la chair très avariée, faisandée, la crevette pourrie. C'est une évolution normale, la cadavérine et la putrescine étant les deux substances issues de la décomposition protéique qui expliquent pourquoi les émanations s'attaquent aux narines. En vérité, dès que l'on est concentré sur sa tâche, on s'habitue, car on est là pour comprendre, avoir une vision en 3D, mémoriser les gestes. Grâce à l'anatomie, j'ai appris à couper et à passer le troisième duodénum derrière les vaisseaux mésentériques supérieurs, branches de l'aorte abdominale, pour retirer la tête du pancréas, ce qu'on appelle une duodénopancréatectomie céphalique. J'ai acquis ces gestes en les voyant faire au bloc opératoire, certes, mais aussi et surtout en les reproduisant moi-même sur cadavres et, enfin, en les enseignant aux plus jeunes. Ces derniers éprouvent souvent des difficultés à réussir cette opération technique, or s'exercer sur des donneurs décédés permet cet entraînement. S'il est compliqué d'enlever la tête du pancréas lors d'une intervention pour un cancer, savoir exactement où couper est essentiel en matière de pronostic vital pour le patient. Les défunts nous permettent donc de nous entraîner pour sauver des vivants.

De manière générale, évidemment, ce ne sont pas des instants comme les autres. Comment oublier que nous sommes face à un être humain ? L'une des différences entre les animaux et nous réside dans l'existence de rites funéraires, dans la déférence que nous portons aux défunts. Pour les croyants, bien sûr, mais pour tout le monde, un cadavre n'est pas un objet inanimé ; il a contenu la vie, il symbolise la permanence de notre espèce, une certaine forme de transcendance. Pourquoi les athées respectent-ils les dépouilles s'ils ne croient pas à l'immortalité de l'âme ou à la résurrection ? Si le terme « profanation » est un peu excessif pour évoquer la dissection, celle-ci revient tout de même à déranger le repos de l'un de nos congénères. Dans le processus de dissection, on n'a pas complètement désacralisé les restes de l'autre, donc on ne peut pas procéder avec un être humain comme si l'on démontait une voiture, et tant mieux.

Aux Saints-Pères, les tables en graphite accueillant les corps dataient du début des années 1950 et étaient fixes. Les outils étaient parfaitement inadaptés. L'éclairage, inexistant. Et les fenêtres, maintenues ouvertes pour ralentir la décomposition. C'est simple, rien ne correspondait à des conditions de travail acceptables. Alors, il fallait se concentrer sur une seule chose : apprendre. Et la dissection pouvait commencer.

Comme un pneu dans sa jante, le duodénum colle au pancréas ; il est enroulé autour des vaisseaux mésentériques supérieurs. Un jour de 2011, Momo, le chef des préparateurs me dit : « Je vous ai mis des fins de série. Pour la recherche, je prends des fins de série », allusion à la fraîcheur des cadavres conservés dans des frigos, pas vraiment au top de leur forme, les plus présentables étant dévolus aux industriels (pour des implantations de prothèses, des crash tests, etc.) ou à l'École européenne de chirurgie. De fait, Momo nous a donné des corps dont les membres avaient déjà été disséqués par d'autres. Comme c'était l'abdomen qui nous intéressait, pas de souci.

À cette date, j'étais à Cochin, et Stéphane Bonnet, un autre chirurgien digestif, officiait avec moi pour un travail de recherche commun. Nos dissections ont duré plusieurs mois. En tout, nous avons travaillé sur 30 sujets dans le but de jauger la différence d'allongement colique dans la colectomie gauche, selon que l'on garde ou non l'artère colique gauche. On ne savait pas vraiment où il fallait couper : une cravate longue ou plutôt courte ? Péremptoires, certains chirurgiens disaient : « C'est 10 centimètres », mais la mesure n'avait jamais été étudiée anatomiquement. Alors, avec mon collègue, nous enchaînions, au rythme de trois ou quatre cadavres par jour, chaque après-midi, de 14 à 19 heures. Penchés sur notre ouvrage, nous faisions des plaisanteries, parlions de la vie en général, de notre spécialité médicale, babillages indispensables pour arriver à poursuivre notre délicate besogne. Bilan des courses, c'était bien 10 centimètres. Autrement dit, les chirurgiens avaient, à vue de nez, et grâce à leur expérience, raison. C'était à la fois beau et triste, car ils le savaient sans l'avoir jamais démontré. Mais les cadavres avaient été utiles !

Tous ne sont pas égaux devant la putréfaction. Ventre ouvert, les enrobés sentent fort puisque, étant plus humides, ils pourrissent plus vite. Résultat, en rentrant à la maison après avoir pratiqué et enduré des moments si difficiles, nous étions fatigués, mais l'idée de travailler pour mener à bien des recherches nous portait. Si, le soir, j'avais l'impression de puer le cadavre, pour me laver la tête, pour évacuer, oublier les morts et revenir chez les vivants, je prenais un bain en écoutant la radio, un verre de cognac-Coca en main, version Charente libre toute personnelle du Cuba libre.

*

Pour comprendre les rapports compliqués qu'entretient cette discipline avec l'ordre établi, il faut visiter l'amphithéâtre de Padoue, en Italie. Construit en 1594 par Girolamo Fabrizi d'Acquapendente, il abrite une table de dissection... à bascule. Celle-ci accueillait d'un côté un cadavre humain, de l'autre, celui d'un chien. Ainsi, lorsque les autorités débarquaient, la planche, en pivotant, montrait l'animal tandis que la dépouille humaine, elle, tombait dans la rivière située juste en contrebas car, à l'époque, il était interdit d'entailler un défunt, c'était un sacrilège. Les anatomistes étaient des précurseurs – considérés comme des déviants –, des rebelles, aussi. Et puisqu'il fallait apprendre à le faire pour soigner, les étudiants en médecine volaient des cadavres dans les cimetières.

Étymologiquement, le mot « anatomie » signifie « couper de bas en haut ». Cette discipline fort ancienne nous a permis de prendre connaissance de notre corps. Son histoire officielle commence avec Aristote mais, à l'époque, on se contente de transposer à l'homme des observations faites sur des animaux, avec toutes les limites que cela implique. Le foie du cochon n'a pas la même morphologie que le nôtre. Et le pancréas de chien ou de chat non plus. Si opérer une chèvre, avec tous ses estomacs et ses mètres de tube digestif, constitue le paradis pour un chirurgien de ma spécialité, son anatomie réelle n'a rien à voir avec celle de nos congénères !

Nous devons à Galien, au IIe siècle après Jésus-Christ, la première nomenclature des organes, même si l'interdit de la dissection cadavérique n'est pas encore franchi. Il ne le sera pas pendant plus de mille ans, au nom des dieux et de croyances évolutives. Dépasser le tabou de la mort et de la connaissance de soi-même est alors impossible. À l'époque, les structures anatomiques de l'humain sont comparées à ce que celui-ci côtoie : une poulie, une patte d'oie, une dent. Et les chirurgiens apprennent seulement en voyant les blessures des vivants. Le premier traité de la discipline est dû au génial Bruxellois André Vésale, qui publie en 1543, en pleine Renaissance, *De humani corporis fabrica*. Dans ce texte, les dogmes du Moyen Âge sont remis en cause et on invite à aller à l'intérieur de l'être humain, à voir comment il est fait et fonctionne. En ce qui concerne les planches, elles relèvent alors plus de l'œuvre picturale que du tableau clinique. Les défunts sont quant à eux mis en scène. Léonard de Vinci les dessine même pour perfectionner son trait. Longtemps, la visite des morgues a d'ailleurs été une façon d'apprendre à dessiner l'être humain.

Au XVIe et, surtout, au XIXe siècle, les traités se développent. Les grands chirurgiens, eux, ont fait des études d'anatomie, tel Ambroise Paré en France, ou Scarpa en Italie. La discipline, profitant des combats menés pour l'autorisation de la dissection, arrive peu à peu à établir une nomenclature scientifique du corps. Quant aux ouvrages de référence et quasiment fiables, c'est seulement à la fin du XIXe siècle puis au début du XXe qu'ils paraissent. Même si le célèbre Rouvière[1] ne compte que trois volumes, il donnerait mal au crâne aux étudiants d'aujourd'hui, toujours en quête d'un résumé de quelques lignes.

La médecine française, elle, se structure au XIXe siècle avec la création du concours de l'internat de Paris – on parle d'internes, car ils dorment à l'hôpital – par Napoléon Bonaparte en 1802. À l'instar des autres disciplines médicales, la thérapeutique est alors balbutiante, et à l'origine de querelles interminables. On n'a pas encore découvert les bactéries, encore moins les antibiotiques, tout juste a-t-on recours à quelques plantes, aux lavements et aux saignées. L'anatomie est la base sur laquelle reposent les études. Le dessin pédagogique à la craie se développe au XXe siècle,

1. Grand anatomiste français du début du XXe siècle, auteur du premier ouvrage « compact d'anatomie » en trois volumes, longtemps considéré comme le livre de référence transmis de génération en génération au sein des familles de médecins.

codifié avec rigueur – pour ne pas dire rigidité : artères en rouge, veines en bleu. En France, un professeur de la discipline exerce aussi la médecine, c'est ce qu'on appelle la valence clinique (ce n'est pas le cas dans les autres pays d'Europe où les enseignants sont seulement anatomistes et ne soignent pas nécessairement de malades), il sait donc disséquer, dessiner au tableau dans les règles de l'art et, souvent, il écrit des livres.

Pendant que ces règles pédagogiques s'établissent peu à peu, la recherche met au jour les bactéries, les sciences biologiques, la pharmacologie. La somme de connaissances pour devenir médecin augmente, réduisant au fil des décennies la place de l'anatomie comme peau de chagrin. Pour preuve, les Saints-Pères sont inaugurés en 1953 avec quatre étages dévolus à la cause, tandis que leur créateur, le Pr André Delmas, maître absolu de la discipline peut, en voyage à l'étranger, demander à rencontrer l'ambassadeur de France, parce qu'il « représente l'anatomie française ». En novembre 2019, lors de leur fermeture, ils n'occupaient plus qu'une partie des cinquième et sixième étages. Alors qu'ils étaient le plus grand centre d'Europe !

La première nomenclature internationale[1] est créée à Paris en 1955. Les noms propres disparaissent, les organes sont

1. Il s'agit du premier recueil des termes officiels pour désigner les structures anatomiques.

nommés en latin. Dans chaque langue, on peut en adopter une issue du latin, mais en France subsiste l'ancienne, différente de l'internationale latine francisée. Les chirurgiens perpétuent les gallicismes quand les anatomistes préfèrent les nouveaux termes. Des exemples ? En France, la grande artère de l'estomac s'appelle « coronaire stomachique » alors que, dans le monde entier, son nom est « gastrique gauche ». De même, pour celle vascularisant le colon droit, elle est « iléo-cæco-colo-appendiculaire » pour les chirurgiens quand, partout ailleurs, on dit « iléocolique »...

Pour le reste, les anatomistes s'adaptent mal à la modernité parce que leurs pratiques sont d'un autre temps. Si les étudiants plébiscitent leurs cours, c'est parce que, véritables shows avec effets de manche et notes d'humour à l'ancienne, ils sont des caricatures de ce que leurs parents, souvent médecins, leur ont raconté, avec recours aux bâtons gras autorisant les superpositions de traits et péroraison sans micro. Une performance. De fait, dessiner, c'est construire et présenter logiquement les couches de muscles. Le croquis doit tomber juste, car effacer est interdit pour ne pas nuire à la clarté de l'exposé pédagogique. Si bien qu'un cours à la craie, même à 60 ans, doit être révisé sans cesse, performance quasi artistique, l'éloquence en plus, avec officiants portant parfois cravate et gants blancs pour ne pas se salir les mains. Tradition, tradition. Et, d'une certaine manière, tant mieux. L'ordinateur, les vidéoprojecteurs ? À d'autres. Certains utilisent des bâtons noirs pour accentuer les contrastes. Longtemps refuge de ceux n'ayant pu percer dans leur discipline clinique, l'anatomie – souvent affaire de passionnés, donc – a néanmoins toujours exigé une réelle persévérance. D'ailleurs, des années durant, nous avons été dispensés d'un diplôme de pédagogie tant ce cursus apprend à transmettre.

Au tableau, traditionnellement, l'enseignant commence par dessiner les os puis habiller les membres avec les muscles, les vaisseaux et les nerfs. La vision en trois dimensions de l'étudiant se met en place grâce à cette construction plan par plan, puis par régions, sans oublier les coupes permettant ensuite de comprendre scanners et IRM. Grande révolution, depuis 2018, une épreuve sur tablette ou avec un PowerPoint est autorisée au Conseil national des universités d'anatomie pour ceux qui le souhaitent ! La leçon à la craie a vécu... mais résiste. L'ancien n'avait pas que des défauts.

Bien souvent, on fait médecine pour apprendre cette discipline, découvrir le corps humain et, ensuite, soigner. Mais bien des enseignants se contentent de déverser les reliques d'un savoir supposé figé et ancien. Jalousés à cause de leur aura et, en même temps, moqués pour leur côté encyclopédiste, les anatomistes ont vu progressivement leurs outils pédagogiques discutés puis supprimés, leurs cours, considérés trop encyclopédiques, trop poussiéreux, si bien que vers 2010, à Paris-Descartes, les tableaux noirs ont été démontés au prétexte que la craie fait tousser, et remplacés par des

Weleda et des PowerPoint. Mais comment, avec ce matériel, dessiner et superposer les couches ? La magie du trait à main levée, désuète mais formatrice, est cassée. L'anatomie doit rentrer dans le moule, devenir aussi barbante et commune que les autres matières fondamentales, comme la biochimie ou les statistiques.

Bien sûr, dans le but de reproduire informatiquement cette construction, on a recours à la tablette graphique, mais le charme n'y est pas. Finie la construction éphémère ; apparaît une simple animation que l'on peut parfaitement enregistrer et reproduire indéfiniment, tel un dessin animé. Pire, dans certaines facultés, les travaux sur cadavres destinés à l'ensemble des étudiants de premier ou deuxième cycle (tous dissèquent de façon obligatoire en travaux pratiques) sont supprimés. En 2015, à Paris-Descartes même, ils deviennent optionnels ! Pourquoi ? Parce qu'on aurait recours à ces pratiques pour de « mauvaises raisons », selon l'expression, à mon sens désobligeante et méprisante, de l'ex-doyen le Pr Gérard Friedlander, allusion au bizutage et aux rites initiatiques. Ces petits messieurs oublient cependant une chose essentielle : la médecine est, viscéralement, profondément, fondamentalement, si j'ose dire, transgressive. Beaucoup ont voulu s'asseoir sur l'histoire humaine pour faire de cette discipline une matière comme les autres. Or, elle ne l'est pas.

*

Globalement, chaque être humain est fait pareil, mais une somme de petites variantes le caractérise. Sans que l'on sache pourquoi, certains n'ont pas, par exemple, de muscle long palmaire servant à fléchir le poignet et s'en portent très bien. D'autres ont des particularités plus étonnantes encore. Je me souviens ainsi d'une vieille dame de 85 ans, arrivée au début des années 2000 aux Saints-Pères. Elle était complètement inversée, cœur à droite, foie à gauche. Une image en miroir très perturbante. Comme le phénomène est rare, nous avions pris des photos et fait une publication dans une revue scientifique. Bref, l'ensemble de ces différences constitue un vaste champ d'étude. Quelles sont les fréquences de ces variations, leurs conséquences ? Voilà à quoi répond, entre autres, cette discipline essentielle.

Apprendre l'anatomie est difficile, certes, car il faut apprivoiser le vocabulaire, les formes, retenir et surtout, comprendre[1]. Mais au XXIe siècle, partout, des laboratoires de simulation se créent et prennent de plus en plus de poids dans la pédagogie (parfois même au sein des CDC). Pour les huiles des universités, cette science, quand elle est pratiquée sur le terrain, semble trop dure, trop sélective, trop ancrée dans le passé. Nombre d'entre eux ayant été de piètres anatomistes, ils gardent des souvenirs douloureux de cette matière

1. Ce n'est donc en rien l'exercice bête de mémoire décrit par ses détracteurs. Dans cette matière, les notes ayant un coefficient réduit, l'investissement pour les étudiants est nécessairement perdant. Nombre de mes collègues choisissaient d'ailleurs de ne pas ouvrir ce cours et de viser le 6/20, note éliminatoire, en raison d'un rapport temps-bénéfice trop défavorable.

exigeante, austère, la considèrent volontiers comme obscure, réservée à des initiés, non plus comme un moyen en vue d'une fin mais comme une fin en soi. Or, si elle consistait seulement à réciter un résumé de quelques livres, n'importe qui pourrait s'y atteler. La voir et la décrire ainsi, l'ostraciser de cette manière, c'est ne pas comprendre qu'elle est indissociable des techniques pédagogiques qu'elle utilise. Un grand professeur amiénois dit souvent : « Si nous perdons la craie et la dissection, nous aurons tout perdu. »

*

En devenant maître de conférences[1], j'ai appris tous les codes, tacites ou non, régissant le monde très étrange de l'anatomie avec respect des anciens, politesse et règles de savoir-vivre dans les congrès, soit tout l'inverse de ce que l'on constate chez les chirurgiens. Ici, on attend son tour pour parler et d'avoir fait ses preuves. Les anatomistes constituent une société de gens bien élevés, posés, dotés d'un grand sens de la hiérarchie, de l'étiquette. Et de l'ordre établi. Dans le fiasco du charnier de Descartes, cela explique beaucoup de choses.

1. C'est le premier grade universitaire titulaire. Il suppose une thèse d'université et le passage d'un concours devant le Conseil national des universités de la discipline universitaire, en l'occurrence l'anatomie. Le maître de conférences universitaire (MCU) exerce une discipline clinique à l'hôpital, qui peut être différente de sa discipline universitaire, pour moi, la chirurgie viscérale et digestive. On parle de poste de MCU-PH, MCU à l'université et PH à l'hôpital pour praticien hospitalier.

Un exemple l'illustre.

Lors de l'épreuve du Conseil national des universités pour devenir maître de conférences des universités-praticien hospitalier, j'ai tiré mon sujet dans une urne d'époque, celle de Rouvière, pour y piocher un morceau de papier. À la fin de la préparation, le président du jury et le premier assesseur sont venus me chercher et nous avons tous marché sagement en file indienne, en cadence, comme des soldats, jusqu'au tableau. Les douze jurés ont écouté la leçon ; elle a duré trente minutes et, attention, il ne fallait ni dépasser le temps imparti, ni le sous-évaluer, sous peine d'entendre un réveil sonner et de se voir interrompu si l'on n'avait pas terminé, ce qui faisait mauvais genre. J'ai dû dessiner de gauche à droite, à la craie bien sûr, tout en m'expliquant. La partie du corps humain soumise à la réflexion du candidat se situait volontairement hors de sa zone de confort ; ainsi m'a-t-on interrogé, pour devenir PU-PH, sur les « artères du cerveau » !

Quant aux moments de découverte anatomique, ces travaux pratiques (TP) qui rebutent les étudiants actuels – du moins certains, alors qu'il s'agit, selon moi, d'un grand privilège –, que j'ai vus, pétrifiés, se tartiner de baume du tigre sous le nez pour masquer les odeurs, ils me semblent essentiels. De fait, une part d'entre eux comprennent qu'ils retrouvent là ce qu'ils ont appris en cours, voient dans la réalité ce qu'un dessin leur a déjà présenté de manière bien abstraite. Eux se prennent au jeu, conscients qu'à rester un spectateur peu engagé, on est plus victime qu'acteur.

Les règles des dissections sont expliquées en début de cours, mais il est difficile de discipliner tout ce petit monde. Ainsi, il nous faut courir après les instruments tranchants laissés dans les sujets et qui pourraient blesser un autre étudiant ou un préparateur. Certains procèdent avec minutie ; pour d'autres, c'est plutôt de l'équarrissage.

À la fin du TP, on replie les lambeaux cutanés par respect pour les défunts autant que pour éviter le dessèchement. On nous a proposé de les refermer avec du fil quand le centre est passé sous tutelle de la médecine légale en 2018 car, dans cette discipline, les morts sont rendus aux familles après les autopsies. Mais, pour recoudre, il faut du fil, et à Descartes, faute d'approvisionnement stable, les enseignants ont longtemps dû en apporter ; bien souvent, ils le volaient dans les hôpitaux. Quant aux étudiants, ils ne savaient pas suturer et risquaient de se blesser – une piqûre anatomique est très sceptique. Je refusais donc qu'on recouse pour éviter les accidents.

S'il n'y avait eu, aux Saints-Pères, qu'un problème de fil ! Comme les instruments d'anatomie étaient anciens, parfois rouillés, je devais apporter les miens, achetés rue de l'École-de-Médecine. Dans ma discipline, certains travaillent au bistouri parce que, comme cet instrument est à usage unique, on peut le changer souvent. Mais, normalement, on opère plutôt aux ciseaux, plus facile pour montrer la subtilité des gestes, à la différence du bistouri, compliqué à manier, dont la lame ne s'arrête qu'à l'os. Combien de mauvais étudiants ai-je entendu dire : « Oh m'sieur, j'ai abîmé le tendon »... parce qu'ils coupent tout !

Une vérité m'est très vite apparue à Paris-Descartes : dans ses locaux jamais refaits à neuf, le CDC était resté bloqué en 1953. Les esprits aussi.

5

Dominique Hordé
Les souris

Dès lors qu'un numéro est attribué à un donneur et reporté au feutre sur son corps, il devient un sujet anatomique ; quant à ses membres – on dit les pièces –, ils portent tous la même référence. Ces matricules peuvent rappeler ceux gravés sur les bras des déportés dans les camps de concentration durant la Seconde Guerre mondiale, mais il ne faut pas s'y méprendre, les intentions sont évidemment très différentes. Il s'agit d'anonymiser et de protéger les donneurs, car on ne dissèque pas madame ou monsieur untel qui a tel âge, ou telle pathologie, mais un corps. Cette façon de procéder entraîne une forme de déshumanisation et de distance bien souvent nécessaire. Pour certains chirurgiens, il est impossible de voir les dépouilles, aussi demandent-ils aux préparateurs de poser un champ médical en plastique sur elles, comme cela se fait au bloc, ouvert uniquement sur l'endroit où ils travaillent. D'autres ne supportent pas l'idée de toucher un mort, ou évoquent le dégoût de tout contact avec des défunts et les mauvais souvenirs des cours de dissection durant leurs études. Les préparateurs chargés d'apporter des cadavres pour les cours ne comprennent pas ces réactions, et, bien souvent, il m'a fallu leur expliquer que les chirurgiens réparent ou sauvent leurs patients, donc qu'il peut leur apparaître contre-nature d'intervenir sur un mort.

À mon arrivée, s'il m'est facile d'aborder les activités de l'équipe administrative, j'ai en revanche tout à apprendre des préparateurs. Je découvre vite leur travail, leurs pratiques et leurs personnalités.

Leurs fonctions principales consistent à accueillir les corps – si besoin, à les déshabiller – et à réaliser les sérologies assurant qu'ils ne sont pas porteurs d'une maladie contagieuse. Ils écrivent au feutre, sur la peau des membres et sur le front, le numéro d'identification communiqué par le service administratif, puis les préparent en fonction du thème des formations (ORL, urologie, dentiste, etc.), mettent en place les sujets entiers ou les pièces dans les espaces de cours, puis, après ceux-ci, les ramènent dans les chambres froides. Ils gèrent aussi les espaces, les salles de formation, le matériel, les cercueils.

À Descartes, l'équipe a également en charge le nettoyage, tout comme la responsabilité du départ des dépouilles utilisées pour la crémation au Père-Lachaise (les Services funéraires de la Ville de Paris viennent, en général, deux fois par semaine). Enfin, ils vérifient le nombre de sujets ou de pièces, mais aussi la disponibilité des espaces de dissection pour honorer les demandes de formation. Les plannings sont remplis plus d'un an à l'avance.

Dès ma prise de fonction, au-delà des questions sur l'avenir du centre et les futurs travaux de rénovation, des problèmes très concrets me happent. Le premier choc est la découverte de souris dans les chambres froides. Daniel Espérandieu[1], l'ancien responsable administratif dont je prends la suite, avait déjà, dans un mail du 3 mars 2016, sollicité le service technique pour faire venir une entreprise et obtenir des produits permettant une « intervention curative » visant à « éradiquer » ces animaux.

Au vu de la configuration si particulière des bâtiments des Saints-Pères, il n'est guère surprenant que des souris puissent se promener dans les étages. Dans mon bureau, j'en ai trouvé plusieurs fois, derrière un meuble souvent. J'interroge les préparateurs et, malheureusement, ils me confirment leur présence. En effet, ces nuisibles ont découvert là un immense garde-manger. Ils grimpent sur les chariots où se trouvent les donneurs et, dans un premier temps, s'attaquent à leur surface. Ils choisissent les morts les plus récents. Résultat, la peau disparaît, la chair est attaquée de manière irrégulière,

1. Contacté par l'auteure, Daniel Espérandieu n'a pas répondu à nos sollicitations.

ce qui laisse des plaques rouges et marron ainsi que des muscles ou des veines à nu. Des traces qui n'ont rien à voir avec celles d'une dissection.

Dans un CDC, on imagine des dépouilles propres, soignées. Moi-même, j'avais pour référence la médecine légale, comme dans les séries policières. Mais à Descartes, je découvre que les préparateurs cachent, avec des bandes de film plastique étirable comme on en met sur les aliments, les parties rongées parce qu'elles sont imprésentables pour une formation. Une semaine seulement après mon arrivée, je comprends donc ce qu'il y a derrière le mot « vétuste » utilisé par l'université pour évoquer le centre. Et ce n'est que le début.

Il me faut plusieurs jours pour pouvoir mettre des mots sur les ravages causés par ces rongeurs. Comment nommer l'innommable ? Dans un premier temps, je parle simplement de « dégâts » puis de « souris qui dégradent les sujets ». Enfin, le 8 avril 2016, j'écris à Richard Douard et Nicolas Mignan[1], le directeur général des services :

« Notre espace de conservation est une véritable aubaine pour les souris qui trouvent de quoi se nourrir. Tout simplement, elles mangent nos sujets frais. Il y a de notre part un non-respect des corps qui nous sont confiés. »

Je demande à rencontrer le technicien de la société qui s'occupe de la dératisation. Puisqu'il intervient depuis plusieurs

1. Contacté par l'auteure, Nicolas Mignan n'a pas répondu à nos sollicitations.

années, je veux en savoir plus sur l'efficacité des dispositifs mis en place. Il m'apprend que les solutions proposées sont provisoires et ne règlent en rien nos problèmes récurrents. Ses explications sont claires : dans un frigo, les boîtes d'appât durcissent au contact du froid et les rongeurs ne les mangent pas. Il y aurait bien les barrières de glu, mais elles doivent être installées devant les portes, donc uniquement le soir, soit juste avant que le personnel ne parte. Pour ce spécialiste, comme ces animaux rongent le caoutchouc et le bois, l'idéal serait plutôt de poser des barres en métal en bas des portes des chambres froides, pour les empêcher de passer.

Forte de ces conseils, je sollicite (et relance) plusieurs fois le service technique du centre de gestion des Saints-Pères, le CUSP, chargé des 72 000 m² du site universitaire hébergeant le centre, pour poser de telles installations. En vain. Tout aussi las d'attendre que moi, le responsable des préparateurs réussit à trouver ces fameuses barres et les pose lui-même. Au CDC, mieux vaut être débrouillard. Pourquoi les arguments de poids que j'ai mis en avant pour justifier l'intervention n'ont-ils pas été entendus, alors que j'ai mis en copie l'ingénieur et le médecin de prévention, l'administrateur en intérim du site et le directeur du CDC ? « Il s'agit de problèmes récurrents qui sont évoqués depuis plusieurs années. Il y a d'une part des risques sanitaires pour notre personnel et [d'autre part] nous ne respectons pas les règles d'éthique en la matière. Les morts comme les vivants doivent être respectés », ai-je ainsi écrit le 26 mars 2016 à l'ensemble de ces destinataires. L'ingénieur de la prévention, présent depuis plusieurs années, se contente de rappeler les règles légales en la matière, rien de plus.

Je suis là depuis à peine un mois et encore convaincue qu'en recourant à des arguments évidents, de mon point de vue rationnels, je réussirai à obtenir des réactions de mes interlocuteurs au sujet des souris. Il me semble impossible que personne ne réagisse. Depuis des années, le centre utilise des appâts inefficaces sans que cela suscite la moindre révolte, personne ne s'offusque de voir les défunts grignotés. Le responsable de la dératisation ose même m'affirmer qu'avant mon arrivée, ce problème n'existait pas ! Je n'ai pourtant pas l'impression d'être le joueur de flûte de Grimm. Il y a en fait un réel contraste entre ma propre réaction et celles des services de l'université : personne ne semble choqué. Le centre est un lieu où l'horreur est non seulement possible, mais acceptable.

En juillet 2016, nous sommes confrontés à une évidence, les barres métalliques ne sont pas la solution miracle. Aussi, j'informe mes différents interlocuteurs que « les souris présentes dans les frigos [ont] continué à se reproduire et se multiplier ». Enfin, le directeur général des services réagit, il veut savoir comment éviter aux intrus de rentrer. Je lui réponds qu'ils sont déjà à l'intérieur, et que le froid ne les tue pas. Jusqu'en septembre de la même année, je continue à interpeller régulièrement les uns et les autres. « N'y aurait-il pas une solution plus radicale et adaptée, de type fumigène [...] un peu du même type que ce qu'on a utilisé pour les mouches, et qui n'abîmerait pas les sujets ? » demandé-je. Aucune réaction.

Je suis lasse et il m'apparaît alors vain de continuer à demander de l'aide. Pourtant, dans cette bataille obsédante, je ne peux pas baisser les bras. Je dois trouver d'autres solutions et pour cela m'appuyer sur l'équipe des préparateurs, sans qui je ne peux rien faire. Mais quand les barres de glu commandées arrivent enfin, désillusion : ils refusent de les poser. La raison : aucun ne veut faire de mal à ces animaux. Même chose pour les pièges à souris – les classiques tapettes –, personne ne veut ramasser les cadavres des rongeurs. Voir des corps humains rongés par les souris, oui ; tuer ces dernières, non. Les quatre membres de l'équipe semblent préférer les bêtes aux cadavres. Il est vrai que ces derniers ne parlent pas et ne se révoltent pas.

*

Comme je vais régulièrement dans les espaces de conservation, j'assiste aux moments de découpe.

Les têtes sont le domaine réservé du chef de l'équipe. Nul en dehors de lui n'a le droit d'y toucher, car, de son point de vue, lui seul sait les travailler. Il faut d'ailleurs des mois pour qu'il accepte – tolère, devrais-je écrire – que l'une de ses collègues femme approche de « ses » têtes. Pour en détacher une de son tronc, il utilise un couteau, mais pour la couper en deux, il faut une scie électrique, travail dangereux demandant une grande précision et produisant un bruit strident que je n'oublierai jamais. En l'entendant de l'autre bout du couloir, je sais que la découpe a commencé, charriant des effluves de cheveux et d'os brûlés. Je n'oublierai jamais les cervelles retirées de l'intérieur du crâne. Le jour où la machine est tombée en panne, il fallut annuler des formations de neurochirurgie pour lesquelles ces pièces anatomiques sont indispensables. La tentative de réparation échoua en raison de l'ancienneté de l'outil. Il n'existait pas de catalogue proposant un appareil destiné aux os humains... Pour trouver une nouvelle scie capable de découper avec la même finesse, nous avons dû nous rabattre sur un outil de boucher, qui n'offrait pas la même précision. Peu de temps après son acquisition, il fut d'ailleurs à son tour hors service.

*

Dans cette lutte (inégale) contre les souris, la présence d'un chat est suggérée, mais, bien entendu, pas autorisée. Commence alors une série de mises en place de dispositifs plus ou moins baroques. Nous allons par exemple jusqu'à acheter des appareils diffusant des huiles essentielles, notamment de la menthe poivrée réputée répulsive. En fait, je cherche un peu partout LA recette miracle, y compris en piochant dans celles des anciens, et j'essaie tout. Le 11 novembre 2016, je rédige le message suivant à l'attention de Richard Douard :

« Recrudescence des souris, alors qu'il y avait eu un début d'amélioration, elles attaquent essentiellement les bras et le bas du visage. En plus de l'huile essentielle, nous allons nous équiper d'un gyrophare que nous allons faire marcher la nuit pour leur faire peur. Par ailleurs, en ce moment l'humidité dans les chambres froides est très importante, et accélère la décomposition des corps ; là aussi il faut s'équiper de déshumidificateurs dans ce grand volume. »

Pour mener cette guerre, à chaque fois, je multiplie les mails et les explications car il faut justifier chacune des dépenses auprès de la direction de l'université. Alors je détaille. Un gyrophare ? 60,90 euros hors taxes. Une prise programmable pour l'allumer ? 30,25 euros. Du sel de déneigement ? 29,80 euros. Toujours par courriel, j'apporte de nouvelles précisions.

« Je ne peux que vous alerter sur la situation de décomposition des corps liée à l'humidité et notre impossibilité actuelle de préserver certains corps. L'achat de sel est la solution la plus rapide et la moins chère pour limiter les dégâts. Quant aux souris, nous avions eu une amélioration, mais la recrudescence est alarmante et il faut qu'on trouve des solutions, même si nous ne sommes pas sûrs qu'elles seront efficaces à 100 %. La décomposition et les souris ont pour conséquence des odeurs fortes, en l'absence de ventilation. »

Sur ce point, la réponse de la nouvelle directrice générale des services par intérim est la suivante : « Sur les achats urgents, dès lors que vous disposez des crédits et qu'il s'agit de fournisseurs officiels, je ne peux bien sûr que vous confirmer mon avis favorable, en particulier pour lutter contre les souris. » Rien d'autre. Ce « dès lors que vous disposez des crédits » me fait mal et provoque chez moi une colère rentrée. Certes, j'ai obtenu son accord, mais pourquoi n'exprime-t-elle aucun mot de compassion, de référence à l'éthique ? Suis-je la seule à être choquée ? D'autant que mon interlocutrice est une femme à l'écoute, attentive, et qui répond toujours rapidement à mes mails. Conséquence, j'intériorise mes émotions, mes cauchemars sont de plus en plus envahissants et je gère comme je peux mes crises d'angoisse. Le week-end, je m'enferme dans le noir, me recroqueville peu à peu dans ma coquille.

Le gyrophare n'est pas efficace. Contre les nuisibles, je suggère finalement une autre méthode : la présence d'une radio – la mienne – pour les éloigner. Après tout, cela fonctionne dans les poulaillers. Les fouines, belettes ou renards entendant des voix ou de la musique ne prennent pas le risque de se faire attraper. Mais les intrus des Saints-Pères sont prêts à tout pour se nourrir.

En juin 2017, je me rends à l'évidence et fais le constat de l'échec de tous les moyens déployés. Je relance le responsable de la dératisation et le service de la prévention, cette fois pour tester des appareils électriques permettant d'électrocuter les nuisibles. Mais nous ne donnons pas suite, car, à nouveau, le procédé apparaît barbare aux yeux des préparateurs. Entre les souris et les morts, l'équipe prend le parti des premières.

*

Pour arranger la situation, deux des trois portes de bois très épaisses de la chambre froide, datant de la construction du bâtiment, dans les années 1940, ferment mal. Il est urgent de les réparer. Deux entreprises viennent les inspecter... avant de conclure à l'impossibilité de les restaurer. Je finis par trouver moi-même une société compétente et, de fait, deviens – à mon corps défendant – peu à peu une sorte de responsable bis des questions techniques du CDC[1], qui ne manquent pas.

L'étude, lancée au mois de mars 2016, consiste à faire des propositions d'aménagement après avoir listé avec les préparateurs tous nos besoins. Mais il est compliqué d'identifier ceux-ci : comme les locaux sont dans un état de délabrement avancé, nous n'avons aucune référence de centre qui fonctionne. Et notre prestataire ne se révèle d'aucune aide en la matière. Puisque, pour la direction, le centre de Lille est « le modèle », le chef de l'équipe des préparateurs et moi allons le

1. Pour l'anecdote, je me souviens par exemple de mes premiers contacts avec le représentant du bureau chargé de l'étude du transfert des espaces de conservation au sous-sol du bâtiment des Saints-Pères. Nous sommes aux cinquième et sixième étages et il ne supporte pas les ascenseurs. Mieux, il nous avoue tourner de l'œil à la vue du sang et n'avoir jamais pu visiter les espaces de conservation !

visiter en avril 2016. Certes, l'établissement est d'une grande propreté et bien équipé, mais il est difficile de comparer une structure accueillant environ 70 corps à l'année quand nous en avons 660. En outre, là-bas, les enseignements sont essentiellement dédiés aux étudiants en médecine alors qu'à Descartes, la formation continue auprès de chirurgiens occupe une place prépondérante. Nous sommes par ailleurs choqués par la vision de corps trempant dans de grandes cuves remplies de formol qu'il faut sortir avec un palan, les préparateurs n'étant pas épargnés par des émanations irritantes. L'équipe de Lille nous fait une confidence qui vaut toutes les mises en garde : plusieurs de ses membres étant décédés d'un cancer, on se demande s'il n'y aurait pas un lien avec ce produit chimique, même si aucune preuve n'a jamais pu être apportée.

*

Aux Saints-Pères, les souris finissent par disparaître fin 2017, grâce à un contrat de maintenance efficace avec une société extérieure, et à la réparation – enfin réalisée – des lourdes portes. Ces aménagements réussis font redescendre la température des chambres froides dans une moyenne de 2 à 4 degrés, ce qui permet, *a priori*, une conservation correcte des donneurs. Mais si la bataille des rongeurs a pu être gagnée, ce n'est pas le cas de celle concernant la décomposition accélérée des corps. Elle s'aggrave même jusqu'à mon départ, en juin 2018.

6

Richard Douard
Les bonbons de l'Odéon

J'aime bien les bonbons. Surtout les fraises Tagada et les cœurs piquants, ces friandises de toutes les couleurs, saupoudrées de sucre acidulé. Mais aussi les pâtes de fruit. Souvent, à l'époque où je vais enseigner l'anatomie à Paris-Descartes, je me gare dans le parking sous-terrain situé juste en face et m'en enfile quelques-uns. Au retour, comme une récompense, je m'en achète aussi plusieurs poignées que je rapporte à Pompidou.

Les cours s'ajoutent à un emploi du temps de chirurgien déjà chargé. Bien sûr, on ne pose pas sa journée pour les donner ; on interrompt ses consultations, on s'éclipse entre deux blocs. C'est là tout le génie de l'organisation hospitalo-universitaire.

*

Un après-midi de 2017, je pars, un peu charrette, vers la faculté de pharmacie où je dois dispenser un cours aux premières années. Rue Saint-Charles, comme je fonce en voiture, me voilà coursé par la police. L'agent me verbalise et me sermonne : « Pourquoi n'avoir pas fait plus attention au feu ? » Visiblement peu habitué aux amabilités des contrevenants, il me félicite pour mon calme. Je reprends ma route mais arrive, avec vingt minutes de retard, dans un amphi bondé et survolté. J'explique à l'assemblée : « Ce contretemps vous a été offert par la police nationale. »

Un professeur des universités-praticien hospitalier, on dit PU-PH, est titulaire de l'université, mais il est aussi payé par l'hôpital. Autrement dit, donner des cours tout en consultant et faisant des blocs relève du bordel atomique. Alors, nécessairement, on bidouille. Et moi, je multiplie les friandises.

À côté de la statue de Danton, place de l'Odéon, le marchand de bonbons s'appelle Patrick. Il a un bel étal, ses produits sont parfaitement rangés. Aux touristes comme aux habitués, il vend des Haribo ou des sucreries plus élaborées. À force de me voir, il me connaît, on bavarde, il finit par savoir que je suis enseignant. Il me fait même une confidence : je ne suis pas le seul prof à venir me fournir chez lui.

Après mon arrivée au CDC en 2014, je fréquente régulièrement le siège de l'université, situé juste en face de l'ancienne École de médecine. Être directeur d'un tel service est une fonction élevée, c'est pourquoi les réunions à l'Odéon sont bien différentes de celles à la faculté avec mon patron, le doyen, Gérard Friedlander. Ici, je ne vais pas voir mon chef, mais le sien, autrement dit, le big boss : le président, Frédéric Dardel.

Entre nous, la distance hiérarchique est importante et le lieu symbolise bien le mastodonte Paris-Descartes, alors je m'y sens un peu comme Cendrillon, intimidé. Un fonctionnaire filtre les entrées et annonce les visiteurs, puis il faut prendre un ascenseur, au milieu d'un bel escalier moquetté. À l'étage, le palier donne sur une terrasse et une salle d'attente, juste en face des bureaux. À la fin de ce parcours initiatique, je me retrouve dans l'antichambre de l'antre du président. Des meubles anciens à vitrine renferment des textes officiels floqués de bleu-blanc-rouge, des actes avec des sceaux. Certains de mes collègues professeurs auraient tué père et mère pour avoir le privilège d'y mettre les pieds. Moi, non.

Les fenêtres donnent sur l'Odéon, d'où je distingue la boutique de Patrick, mais, dans cet univers feutré, l'ambiance n'est pas vraiment à la glycémie. Au départ, les bonbons viennent comme une gratification après un cours dont on sort satisfait, quand le contact avec les étudiants a été bon. Puis, au fur et à mesure des réunions avec les huiles, je passe voir Patrick avant, en prévision.

Mes rapports avec Frédéric Dardel sont courtois, c'est lui qui m'a nommé. Il est très affable et me demande de le tutoyer, il a des toupies sur son bureau, aime me montrer comme elles tournent bien. Moi, je note surtout qu'à la fin, elles finissent invariablement par tomber et se coucher.

Les rendez-vous se déroulent en présence du directeur général des services (DGS), Nicolas Mignan, sur des chaises de style, des imitations Louis XVI. Tous les trois, nous discutons tarifs de dissection et réfection des locaux, des sujets qui tranchent pour le moins avec le décorum environnant. Je le découvre, le paiement des mises à disposition est au cœur du système. Pour l'année 2015, le CDC génère un chiffre d'affaires de 1,1 million d'euros, bien en deçà de ses dépenses. Les cadavres constituent une source de financement à frais constants, mais, visiblement, pas pour des travaux. Or, moi je suis là pour obtenir une réfection digne de ce nom afin d'en finir avec les conditions de conservation honteuses des donneurs. Pour mes interlocuteurs, la rénovation des vieux locaux doit se faire tout en maintenant l'activité, et cela me convient. Je le sais bien, si le centre ferme, il ne rouvrira jamais tant la dissection est mal perçue, déconsidérée, tellement elle fait peur.

Dans ce bureau chic et historique, il est difficile de parler médecine, cadavres, chirurgie. Ils ne sont pas médecins, le président est polytechnicien, biologiste moléculaire, et le DGS a fait du droit. Face à eux, je suis dans une posture de chirurgien anatomiste, autrement dit, de pauvre gars un peu frontal, avec des dépouilles pourries sur les bras. Le problème du CDC est vaste, tout est à refaire pour restaurer cette ruine, mais l'ignorance des services de l'université est importante. L'objectif affiché de Dardel est de redresser la situation. Et ma mission est claire : remettre aux normes le centre et réorganiser les relations entre les différentes structures pédagogiques gravitant autour. En résumé, il faut impérativement des travaux, et un simple coup de peinture ne suffira pas pour rendre étanches les portes des frigos.

Comme l'ambiance est bonne, j'apporte des bonbons, mais je n'ai pas beaucoup de succès. « Ça fait grossir », me dit-on. Alors je les mange tout seul. Ici, dans le bureau aux fauteuils anciens, ils sont plutôt dessins d'arbres. À la fin de chacune de nos rencontres, ils représentent une figure arborescente censée résumer nos échanges. Ils écrivent un mot en bas d'une feuille de papier, avant de ramifier chaque branche vers un autre, le tout dans un ensemble joliment imbriqué. Ainsi, « CDC » va vers « corps » et « pédagogie », « corps », vers frigo et « salles de dissection », puis « pédagogie », vers « anatomistes » et « chirurgiens ». Doctement, ils me l'expliquent, une école de pensée a initié cette technique et Dardel et Mignan s'y adonnent tous les deux. Je suis ravi de leur parfaite entente rhétorique et philosophique. Une seule question m'obsède : bien arrosé, l'arbre va-t-il donner des fruits aboutissant enfin aux travaux ?

S'ils sont avenants, nous sommes quand même bien loin des cadavres fermentés du CDC, nous sommes chez les technocrates, certes sympathiques, mais à mille lieues de mes réalités crues, de mes souris et de mes moisissures.

Au début, je défends la politique du président, car je veux utiliser sa logique tarifaire et en profiter pour tout suivre. Désormais, il ne sera plus possible de disséquer gratuitement, sans traçage comptable, me dis-je. Les travaux viendront après, j'en suis sûr.

Pourquoi en douter ? J'ai foi en la volonté de Frédéric Dardel de changer le centre. Du moins à cette date. Il a lu mon projet. Il semble le comprendre. Il sait que, faute de mettre le centre aux normes depuis très longtemps, il a été envisagé en 2012 de créer une structure unique pour Paris, en fusionnant les Saints-Pères et le Fer à Moulin à l'Hôtel-Dieu pour au moins 4 millions d'euros.

*

Les rendez-vous suivants sont organisés avec les services juridiques et comptables, dans des petits bureaux. Mes propos font tache dans ce milieu, car j'explique notre situation, sans fioriture, à des interlocuteurs qui ne sont pas au courant. Quand je leur parle des cadavres, des têtes, des bras, je le vois bien, la nausée est proche.

Puis, au cours de nos échanges, l'université va de surprises en découvertes surréalistes lorsqu'elle m'entend : les anatomistes dissèquent gratuitement, à la différence de tous les autres utilisateurs des Saints-Pères – structures pédagogiques ou de recherches, mais aussi entreprises de type crash tests de voiture, ou vendeurs de prothèses. Ainsi, et très paradoxalement, un Italien pouvait venir à l'œil, quand un chirurgien de la Pitié-Salpêtrière devait, lui, payer. En mettant fin aux dissections gratuites, j'en viens à suspendre les travaux de ceux qui n'ont pas les moyens. Mais je n'ai pas le choix. Certains de mes maîtres viennent alors jusqu'à Pompidou, où j'exerce comme chirurgien, m'implorer de ne pas interrompre leurs activités. Je suis gêné de les voir, dans mon tout petit bureau hospitalier de jeune agrégé, plaider leur cause. Hélas, je n'ai aucun pouvoir pour revenir en arrière.

En fait, à Paris, le CDC finançait la faculté alors qu'en province, cette dernière payait pour avoir accès à lui. Nous servions donc de pompe à fric avec nos donneurs. Par ailleurs, quand certains d'entre eux faisaient, en plus, des donations financières, il fallait nous battre comme des lions pour que l'argent ne soit pas reversé à l'université, mais au centre qu'ils avaient expressément choisi. Et il n'était pas rare de voir des legs détournés de leur destination première.

À l'Odéon, devant les huiles de l'université, j'explique tous ces problèmes, décris les circuits de dissection. Il est décidé que chacune d'entre elles doit, sans exception, être réglée et, par conséquent, tracée. Or, comme le CDC n'a pas d'autonomie de gestion, il ne peut faire de facturation. Parfois, les demandes ne correspondent pas exactement à ce qui a été mis à disposition dans une sorte de « geste commercial ». Je me retrouve obligé de dire aux préparateurs et au responsable administratif, rompus depuis des années à cette tradition mercantile, que si l'on nous réclame x corps, on doit recevoir en échange telle somme et donc faire payer tant. J'instaure donc une transparence totale.

Mais je sens vite qu'à l'université, le cas de l'École européenne de chirurgie créée et dirigée par Guy Vallancien pose problème, car il s'agit d'une structure privée à laquelle on applique, historiquement, le tarif public, soit 50 % du tarif privé. Quand ce sujet est abordé, l'agent comptable convulse et elle n'est pas au bout de ses étonnements. Par ailleurs, les services juridiques nous apprennent que certaines personnes venant disséquer se présentent comme faisant partie de Paris-Descartes alors que ce n'est pas vrai, pire, qu'elles se targuent de titres universitaires qu'elles ne possèdent pas.

Autre aberration, il n'est pas rare de voir des sites Internet d'utilisateurs des Saints-Pères publier des photos des dissections avec les corps des donneurs, une pratique parfaitement contraire au règlement et à l'éthique.

Aussi, régulièrement, un peu comme à l'école, il me faut remettre chacun dans le droit chemin, quitte à menacer de poursuites. L'université m'épaule pour dépister ces procédés répréhensibles et y remédier.

Avec les comptables, je m'occupe également des dettes non recouvrées. J'ai toujours en tête cette conviction : les finances du centre vont nous aider pour la rénovation. Mais les augmentations des tarifs de mise à disposition sont difficiles à faire accepter ; un chirurgien italien fait valoir son manque de moyens, on essaie de m'amadouer pour marchander. D'autres m'écrivent, me sollicitent pour adoucir une douloureuse, ce que je ne peux, de toute façon, pas faire puisque je n'en ai pas le pouvoir. Je me vois donc souvent contraint de décrocher mon téléphone et d'appeler les mauvais coucheurs pour les relancer, signifier aux contrevenants que leur site Internet va être fermé si les clichés litigieux ne sont pas retirés, de même pour les titres usurpés. Régulièrement j'obtiens des versements en plusieurs fois.

Me voici, en somme, devenu collecteur de dettes et garde-chiourme de corps que beaucoup sont habitués, depuis des années, à utiliser sans rien payer. Ce n'était pas vraiment ce que j'avais imaginé. Quant au président, il se fend aussi de courriers pour faire cesser certaines situations infernales. Il connaît donc parfaitement l'anarchie régnant dans ce centre.

Un jour, nous sommes menacés par la société des producteurs indépendants, la Sacem, en raison d'une musique que nous avons enregistrée sur notre répondeur sans nous acquitter de la taxe correspondante. L'infraction sera rapidement corrigée. En revanche, pour les cadavres, rien.

Toujours au rayon des faits délirants, à l'intérieur du CDC, des locaux sont occupés sans loyer ni permission par des associations ayant payé une vague réfection et qui, « grâce » à ce petit geste, ont obtenu d'y entreposer leur matériel. Je démêle cet écheveau de règles coutumières et néanmoins abracadabrantesques, à mi-chemin entre le bail verbal corse et le cadastre grec.

Je rappelle également une notion fondamentale, nous sommes une sépulture provisoire et, à ce titre, elle doit être fermée et non ouverte à tous vents. Tout le monde ne peut pas venir s'y promener comme bon lui semble, sans autorisation. Contrairement à ce que beaucoup pensent depuis des années, le CDC n'est pas un zoo.

*

Le centre est situé sur deux demi-étages. Au cinquième, on pousse une porte battante et, à gauche, se trouve le pavillon dévolu à Ilumens (le département de simulation, rebaptisé par mes soins Simulation de département) ; à droite, le pavillon Nicolas, occupé par l'École européenne de chirurgie, où se font des dissections. Deux mondes face à face, le premier, persuadé de pouvoir remplacer les cadavres par des mannequins et le second, convaincu de l'importance de l'entraînement sur les défunts. Devant, un grand couloir avec, de chaque côté, bureaux et salles d'enseignement puis, tout au fond, deux autres pavillons (Poirier et Farabeuf) avec les zones de conservation.

Comme rien n'est fermé, il est parfaitement possible de se retrouver nez à nez avec un chariot garni de morts. Cette organisation est lunaire, car ni les secrétaires, ni les personnels d'Ilumens, ni les étudiants, certes en médecine, et venant faire de l'anatomie, n'ont vraiment vocation à croiser des donneurs, *a fortiori* nus et en mauvais état. Pour remédier à une telle incongruité, il est décidé de construire des portes et de délimiter les zones de dissection.

Cela peut sembler un détail, mais comme voici des années qu'il n'y a pas eu de travaux, hormis l'annexion progressive des lieux par les mathématiques, Ilumens et l'École européenne de chirurgie, elles vont être difficiles à placer. Notamment parce qu'à l'entrée, elles bouchent l'accès libre aux secrétariats et à Ilumens ainsi qu'aux salles de cours. Il faudrait un groom en permanence... mais la sécurité incendie ne l'autorise pas. On décide finalement de les placer en plein milieu, entre les locaux de l'EEC (où l'on dissèque des cadavres qui ne s'y rendent pas autrement qu'en chariot) et le reste du centre, c'est-à-dire dans un autre couloir dans lequel s'affaire du personnel qui rechigne, lui, et on le comprend, à croiser ces fâcheux. L'emplacement choisi est inadéquat, mais les règles de sécurité ne permettent pas d'installation ailleurs.

Début 2015, on construit ces portes, mais juste pour bien montrer la volonté de changement. Et, une fois posées, comme dans un sketch de Raymond Devos, elles seront toujours ouvertes, faute de sonnette et de caméra pour permettre de voir qui se présente. Sans oublier cette question (sans réponse) : qui doit ouvrir ?

Je comprends à cette occasion qu'un flux permanent passe par ce couloir, notamment les poubelles des autres étages apportées par les gens du ménage. En somme, tout est en accès libre.

Finalement, loin d'être le symbole d'une évolution, les portes sont la triste persistance de l'absurde. On est chez Ubu.

Plus tard, à l'automne de la même année, dans les réunions de l'Odéon, on commence à bâtir le programme de réfection. On élabore des plans, discute des dimensions des locaux (faut-il accueillir le Fer à Moulin ?), mais il n'y a jamais d'argent, jamais de certitude sur la collaboration de l'Assistance publique à laquelle ce dernier est pourtant rattaché. La modernisation des Saints-Pères doit s'inscrire dans un grand projet de simulation permettant de récolter des fonds, argue-t-on.

En 2016, je participe à d'autres réunions avec des communicants de l'université pour mettre au point un plan incluant le centre. Je leur dis : « Arrêtez de décadavériser ce projet. Vous ne pouvez pas demander 5 millions d'euros à des industriels qui vont payer en réalité pour des cadavres puisque la simulation, elle, ne coûte rien. » Évidemment, quand je raconte que l'on découpe des corps, « la com » manque de s'évanouir ; nous ne sommes pas du même monde et nous n'allons pas dans la même direction. Pour rénover ce champ de bataille, il faut en fait mentir sur son objet.

Finalement, le projet avorte ou se perd dans les méandres de l'administration, ce qui revient au même. Une seule chose finira par être décidée : la descente des zones de conservation au sous-sol, dans des locaux inoccupés. Une fois encore, tout cela n'ira pas bien loin.

D'autres idées sont également lancées. La séparation du centre du laboratoire d'anatomie en 2004 a laissé un problème de taille : le laboratoire n'existe plus juridiquement. En appliquant fidèlement les nouvelles règles, je mets fin à la recherche anatomique aux Saints-Pères, le pont de la rivière Kwaï est construit[1], et je tente de faire accepter par l'université une structure pédagogique dédiée. Ce sera Ancre, englobant tout ce qui reste de la discipline. Qui passe mal. Dans les réunions, je me bats pour montrer qu'elle existe et que l'on peut financer par cette structure les études sur la 3D ou la dissection traditionnelle. Des crédits publics doivent permettre de sponsoriser les recherches, m'assure-t-on. Mais rien ne vient.

*

1. Dans ce film sur l'occupation japonaise en Birmanie, l'acteur Sir Alec Guinness joue un officier britannique prisonnier des Japonais qui collabore avec ses hommes à la réalisation d'un pont sur la rivière Kwaï pour garder la discipline et l'honneur de ses soldats. Il comprend à la fin son erreur et réussi à faire sauter le pont *in extremis* avant son utilisation par l'ennemi.

Il est par ailleurs compliqué d'obtenir un calendrier, une visite officielle de Frédéric Dardel pour parler aux personnels, leur dire que le changement est en marche. Je réussirai juste à décrocher quelques passages éclair du directeur général des services lors des comités éthiques. Rien ne bouge. Au CDC, nous sommes seuls comme à Camerone ou aux Thermopyles.

Alors quand je vais voir Patrick près de la statue de Danton avant de me rendre en réunion, je lui demande de plus en plus de forcer la dose, car les échanges, je le sais, vont être tendus. Et, en remplissant mon sachet de fraises Tagada, le marchand de bonbons se marre.

*

Mes relations avec Dominique Hordé ont bien commencé, j'ai demandé ce recrutement et défini son poste. À son arrivée, nous nous rencontrons en face des Saints-Pères, dans une sandwicherie. Je lui explique le CDC, l'anatomie, tout ce à quoi je crois et, d'emblée, elle comprend. Les cérémonies au Père-Lachaise me le confirment, nous sommes sur la même longueur d'onde. Elle reprendra même mon texte pour les allocutions qu'elle souhaite faire avant chaque dissection afin de sensibiliser les intervenants à la valeur du don, au respect lié aux défunts. Elle veut remettre les préparateurs au cœur du système afin qu'ils représentent l'autorité du centre, rappellent les règles aux enseignants et chercheurs. Ce sera une réussite partielle, mais je partage cette idée.

Dominique découvre l'état des zones de conservation, la réalité des pratiques, le dénuement, la saleté, la maltraitance des vivants comme des morts. Elle écrit de plus en plus de mails, à de plus en plus de gens, et parfois, ça m'agace. Le directeur général des services, Nicolas Mignan, puis Nicolas Jeanjean[1] sont ainsi régulièrement prévenus des dysfonctionnements quotidiens. Sur le moment, ce côté pointilleux me paraît exagéré mais, finalement, ces courriers sont une très bonne chose, car ils ont lancé l'alerte, et à maintes reprises ; ils constituent des preuves datées, une trace pour l'histoire.

Pourtant, ses très nombreux avertissements, comme les miens d'ailleurs, restent sans véritable réaction. Dominique obtient bien quelques travaux, mais financés par le CDC, sur ses fonds propres, et la restructuration complète promise et tant attendue ne vient pas. Une fois, elle m'écrit : « Il y a des vers dans les cadavres. » Je ne réponds pas grand-chose, je ne suis en rien étonné ; à Descartes, tout est pourri, moisi, alors des vers, il y en a nécessairement. Je ne peux plus me scandaliser de rien, moi-même je suis arrivé au bout de mes capacités d'indignation. Et c'est là le danger : s'habituer à l'innommable.

1. Contacté par l'auteure, Nicolas Jeanjean n'a pas répondu à nos sollicitations.

En septembre 2016, Dominique me dresse un état des lieux du CDC. Faute de pouvoir faire comprendre au président l'ampleur du désastre, je décide de lui demander des clichés de l'intérieur des frigos pour les mettre sous les yeux de ceux qui décident afin qu'ils comprennent vraiment ce qu'il se passe. Dominique réalise une sorte de roman illustré, montrant l'étendue de la catastrophe. Il me faudra plusieurs semaines pour réussir à décrocher un rendez-vous avec Frédéric Dardel et arriver à le lui apporter.

Je vais donc le voir, avec Brigitte Mauroy, présidente de notre comité d'éthique, urologue, anatomiste, qui a fait restaurer le CDC de Lille dont elle est la directrice. Une forte tête qui n'a pas hésité à menacer son oncle, l'ancien Premier ministre et maire de la ville du Nord, pour garder les subventions de son centre lorsque l'élu a voulu cesser de participer au financement des obsèques des donneurs. Brigitte a suggéré de déposer les cercueils sur la grand-place de Lille et, étonnamment, Pierre Mauroy a rétropédalé...

Nous remettons le document à Frédéric Dardel qui, devant nous, se contente de ne feuilleter que quelques pages. Avant de le poser pudiquement sur la table basse.

Toujours en septembre, Nicolas Mignan, le directeur général des services, est remercié. Et son successeur, Nicolas Jeanjean, arrive cinq mois plus tard. Avec lui, les contacts changent. Plus distant, plus fonctionnaire que son prédécesseur, il me parle de fermeture en m'assurant que l'on pourra rouvrir ensuite. Le message est clair : le projet de travaux est différé *sine die*. Il a dû lire le dossier avec les alertes du comité éthique qui, à chaque fois, évoquaient des risques juridiques à laisser perdurer une situation aussi catastrophique.

Avec Brigitte Mauroy, en juillet 2017, lors de la dernière réunion du comité d'éthique qui s'est tenue dans la bibliothèque de l'ex-École européenne de chirurgie, au sixième étage, au cours d'échanges particulièrement tendus, nous alertons la chargée de mission du président, Marie-Hélène Wehr-Coulhon, des conséquences médiatiques du manque de sécurisation des espaces de dissection, ouverts à tous vents. Le risque pénal pour l'université est, à mon sens, important. Mais visiblement, nous ne sommes pas pris au sérieux. À nouveau.

*

Désormais, les réunions à l'Odéon comptant plus d'intervenants, on nous installe dans un endroit appelé « la salle à manger », où Marat a été tué dans sa baignoire. Faut-il y voir un signe ? En tout cas, moi, je n'ai jamais aimé Marat, une espèce de montagnard sanguinaire ; je lui préfère Charlotte Corday, cultivée et bien élevée, venue de Normandie à Paris pour assassiner celui qu'elle voyait comme l'ennemi du peuple. Une jeune femme qui écrivait à son père, en citant un vers de Corneille : « Le crime fait la honte, et non pas l'échafaud ! »

Dans cette pièce historique, le ton monte. Les relations avec l'université et la faculté de médecine se dégradent. Jusqu'à cesser définitivement à l'été 2017. Sûrement trop de mauvaises ondes dans ce lieu. Moi-même, je commence à franchement mal dormir : la réfection est-elle encore possible ? Faut-il rester ou partir ?

*

En juin 2017, nous faisons passer un examen de dissection nécessaire pour l'obtention d'un diplôme mais, faute d'encadrants, le Pr Jean-Marc Chevallier se retrouve seul face à 30 étudiants (en médecine ou en ostéopathie). Les différents enseignants invités n'ont pas eu le temps de venir, pris par d'autres occupations, notamment à l'hôpital, auprès de malades. Moi-même, j'arrive en retard. Et quand je pénètre dans la salle, je manque de glisser sur de la graisse humaine recouvrant le sol car les corps ont été ouverts par des jeunes inexpérimentés. Certes, ils font ce qu'ils peuvent, mais on est plus proche de la boucherie que de la dissection. Dominique débarque alors avec une préparatrice, et s'arrête : sidérée. Scandalisée par la scène. La colère monte en elle. À tel point que je ne parviens pas à la calmer. Elle s'enflamme et me dit n'avoir jamais connu ça.

Elle a raison, c'est indigne, mais je ne vois pas tout à fait la même chose qu'elle. Moi, je constate surtout l'immense solitude du professeur auquel ses collègues ont fait faux bond, l'absence de matériel. Au moins, la motivation des étudiants attachant de la valeur à cet enseignement semble sincère. Reste qu'il s'agit d'une faillite complète du système.

Finalement, on renonce à enseigner, faute de moyens humains, et je décide de supprimer l'épreuve de dissection du diplôme. Mon dilemme ne fait que croître : bien sûr, avec un CDC dans un tel état, le respect de l'éthique voudrait sa fermeture ; mais, à la fin, c'est la pédagogie qui serait la vraie perdante, donc les malades.

*

Pendant un moment, Dominique pense pouvoir manager les préparateurs et y réussit en partie. Mais ses relations avec eux deviennent rapidement conflictuelles. Parce qu'ils n'ont jamais été chapeautés, parce qu'elle est une femme dans un milieu d'hommes, parce qu'ils n'ont pas de culture médicale, pas de vision, et qu'aucune mesure disciplinaire n'a jamais été prise contre eux, ils se braquent et freinent toutes ses entreprises. Voire les bloquent.

J'en conclus que c'est une hérésie institutionnelle de croire que l'on peut améliorer la situation dans ces vastes locaux vétustes, sales, inadaptés, avec des personnels frustrés, accomplissant des tâches inhumaines. Par ailleurs, je ne suis pas forcément en accord avec sa gestion des préparateurs, un peu trop institutrice à mon goût. À mes yeux, seuls des travaux et une mise aux normes permettraient de corriger l'ensemble.

Je sais que les responsables n'ont aucune foi en l'anatomie, en la dissection. Et je finis par le comprendre : ils ne veulent pas du tout sauver le centre. Ils ne tiennent absolument pas à le restaurer, entendent juste profiter de l'argent généré, de la notoriété du temple, sans pour autant avoir le courage de le fermer pour le rénover entièrement. Leur attitude est ambivalente et je le ressens.

Dominique va m'aider à bâtir le projet de structure éducative présenté en juin 2017. J'explique que je refuserai que le CDC mette les corps à disposition d'Ilumens devenu guichet unique – inique – : je sais que les commandes du CDC ne passent plus par moi. Les mises à disposition sont préparées malgré mon opposition par la secrétaire générale qui en reçoit l'ordre, tout comme moi, de Frédéric Dardel. En fait, je ne supporte pas de voir cette structure essentielle à la médecine française devenir un simple prestataire de services, un fournisseur de cadavres sans activités pédagogiques ni recherches propres.

*

Après quelques jolis croquis d'arbres, je quitte les réunions de l'Odéon avec mes bonbons, le plus souvent dubitatif. Dans une poche, les friandises de Patrick côtoient mon porte-clefs Ratatouille, le rat cuisinier. Mes filles me l'ont offert lors d'un passage à Disney où j'avais assisté à un congrès de chirurgiens. Dans la nuit, mes collègues avaient fracassé la réserve d'alcool de l'hôtel et, pour certains, finis nus comme des vers et complètement ivres. Depuis, Ratatouille m'accompagne partout, en cours d'anatomie, chez le doyen, dans les réunions interminables à l'hôpital, ou celles avec les services centraux de l'université. Un rat dans un lieu où grouillent les souris, le symbole me plaît. Mais je sais qu'il va perdre la bataille.

À la rentrée 2017, je donne ma démission de directeur du CDC de Descartes. Parce que des crédits ont été votés pour la réfection, parce que nous avons obtenu 8 millions d'euros, certains pensent que notre démarche est en train d'aboutir et je sais que je passe pour un ingrat aux yeux de Dominique. Mais j'ai, au fond de moi, la conviction que rien ne se fera réellement, que les annonces ne seront pas suivies de faits. Car il n'y a pas de projet, pas d'ambition.

Le jour de mon départ, je lui rends mes clefs et mon badge de parking (mais je garde Ratatouille, fidèle compagnon en Absurdie). Et aux préparateurs plus tard lors de mon pot d'adieu, je dis : « La fin du CDC est proche. » L'avenir m'a donné raison. L'empressement à le fermer, dès la sortie de l'article de *L'Express*, montre la véritable volonté de l'université : en finir une fois pour toutes avec la dissection.

7

Dominique Hordé
La putréfaction

Il y a, chez les préparateurs, une distance nécessaire face à la mort. La notion de respect des corps leur est, dès lors, assez confuse, du fait notamment de l'histoire du CDC. Comment peuvent-ils respecter les défunts quand le Pr Gillot – maître des anatomistes qu'ils admirent tant – demande à travailler sur des cadavres décomposés ? Quand il est normal que plusieurs d'entre eux soient mis les uns sur les autres ? Quand ils sont mangés par des souris et que les scènes macabres font partie du folklore du centre ?

Voilà en substance ce que j'écris, le 25 mai 2018, dans un mail adressé au directeur général des services de l'université, à la directrice des ressources humaines, à la médecine du travail, à la responsable de l'anatomie auprès du président, à l'administratrice du campus des Saints-Pères et à l'ingénieur prévention. Je leur explique également que je m'occupe de tout ce qui n'a pas été fait depuis plus de vingt ans et qui était, au final, admis. Sinon, pourquoi la situation aurait-elle perduré ?

Richard Douard et Brigitte Mauroy ont remis à Frédéric Dardel les photos des chambres froides depuis maintenant un an et demi. Les souris n'ont pas été les seules responsables de la dégradation des défunts ; la vétusté, le manque ou l'absence de matériel et d'équipement ont également accéléré leur putréfaction. Je me retrouve donc face, à la fois, à des problèmes techniques, et aux habitudes immuables de certains anatomistes.

*

« Pour qui elle se prend ? doivent penser certains. Elle n'a aucune formation médicale, n'a jamais travaillé avec des morts mais a le toupet de remettre en cause les pratiques du centre. Notamment, crime de lèse-majesté suprême, celle d'une sommité des lieux, véritable légende, le Pr Claude Gillot. »

Ce monsieur a environ 90 ans, il a donc dépassé l'âge de la retraite, et, jusqu'à peu de mois avant son décès, se rend chaque jour aux Saints-Pères. Du matin à la fin de l'après-midi, il dissèque dans une salle du sixième étage qui lui est réservée et qu'il est le seul à occuper. J'ai dû intervenir pour fixer son départ à 17 h 30, parce que sinon, il reste beaucoup plus tard. Or nous avons la crainte de le voir faire un malaise dans le monte-charge ou de l'y retrouver enfermé lors d'une panne sans que personne ne puisse intervenir rapidement. Il travaille plusieurs semaines d'affilée sur les mêmes cadavres, lesquels finissent en état de putréfaction, au point qu'il m'est impossible de m'approcher de cette salle tellement la puanteur traverse les murs, envahit l'espace, odeur lourde, épaisse, qui s'infiltre dans chaque pore de ma peau, contre laquelle je ne peux pas contrôler mes haut-le-cœur.

Un jour, dans d'autres circonstances, je dois me précipiter vers mon bureau pour vomir dans une poubelle, face aux effluves émanant d'un pavillon qui a accueilli une vingtaine de corps embaumés dont il ne reste plus grand-chose après un mois de dissection. Des dépouilles qui, peu à peu, se sont décomposées dans cet espace non ventilé et non climatisé alors que les températures extérieures de septembre sont élevées. Ma réaction d'écœurement choque les préparateurs. « Au moins le Pr Gillot sait, lui, s'accommoder de ces exhalations nauséeuses », dit-on. C'est plus tard que je découvrirai que les préparateurs ont très peu d'odorat, voire pas du tout. Si bien que la puanteur ne les affecte en rien.

Pour couronner le tout, le Pr Gillot n'a plus de convention de recherche avec l'université depuis longtemps. Et s'il travaille sur des corps devant directement partir à la crémation – car ne pouvant être mis à disposition dans les formations en raison de leur positivité à des maladies comme le VIH et les hépatites B et C –, c'est parce qu'il bénéficie d'un arrangement entre lui et les préparateurs, comme je l'apprendrai tardivement. Cet enseignant, chercheur émérite, n'a donc aucun scrupule à mettre en danger l'équipe qui manipule ses sujets. Cela me choque. Mes remarques sur la sécurité et la prévention ont peu de poids face à son aura. Sacrilège : interdiction de critiquer le Pr Gillot tant il est admiré de tous.

*

Après le choc des souris, dans les deux mois suivant mon arrivée aux Saints-Pères, je fais une autre découverte : la décomposition peut être accompagnée d'asticots. Ainsi, il y a de la vie et de la reproduction au sein des chambres froides (un comble). Pas besoin d'être enterré pour être mangé par des vers.

Tout commence en avril 2016 par la gestion d'une série de pannes, notamment celle des deux ascenseurs de grande taille, les seuls capables de contenir les chariots sur lesquels les morts sont transportés. Il s'agit de notre monte-sujets et du monte-charge. Ce dernier est normalement emprunté par les personnes en fauteuil roulant, les femmes enceintes, le matériel et le mobilier encombrants, les salariés et les étudiants. Bien entendu, l'idée de prendre le même ascenseur que des corps n'est pas vraiment appréciée par ses usagers habituels. Il en existe un autre, plus petit, pouvant se substituer aux précédents et dans lequel on doit disposer les donneurs debout, mais lui non plus ne fonctionne pas. J'ai eu l'occasion d'aider les préparateurs à l'utiliser. Les cadavres ne devaient pas être trop gros, car il fallait les y sangler pour les maintenir droits sur leurs pieds. Cela restait une manipulation complexe et envisageable uniquement en dernier recours.

Lors des pannes, les garçons de laboratoire n'ont qu'une crainte : devoir porter les dépouilles sur leur dos, entre le cinquième et le sixième étage, dans un escalier d'un autre temps. L'un d'eux me l'a raconté, cette mauvaise expérience constitue un véritable traumatisme, physique et psychologique. À vrai dire, l'idée même que cette demande ait pu leur être faite dépasse l'entendement. L'histoire est pourtant vraie, je le sais, car j'ai découvert derrière cet escalier en colimaçon une sorte d'exosquelette en partie rouillé, caché dans un coin.

Par ailleurs, pour avoir aidé à porter un donneur, j'ai constaté qu'il y a une réelle difficulté à bouger un mort qui, par essence, est inerte et reste un poids lourd. C'était un soir, tard. Un préparateur avait manipulé, seul, le corps massif d'un homme et celui-ci avait fini par tomber sur le sol. Désemparé, il était venu me trouver et, ensemble, nous avions soulevé la dépouille à bout de bras pour la poser sur un chariot. J'avais réussi à dépasser mon appréhension, car il n'était pas possible de laisser celle-ci sur le carrelage toute une nuit. Hors de question pour moi de contribuer à la maltraitance des vivants comme des morts.

Concernant les ascenseurs, le responsable du site des Saints-Pères, Richard Douard, et l'ingénieur de prévention sont, bien sûr, alertés par mes soins. « Nous n'avons pas de moyens pour faire monter les sujets qui pourraient arriver, leur dis-je dans un mail du 4 mai 2016. Nous avons également des sujets qui doivent monter du cinquième au sixième, des sujets qui doivent être pris en charge par les services funéraires de la Ville de Paris... Et nous avons également des problèmes de frigos qui ne fonctionnent pas de manière optimale, avec des incidences sur la conservation des sujets... »

Moins d'une semaine plus tard, la catastrophe est là : les conditions de conservation dans les chambres froides ont dégénéré durant le week-end. Et la température ne cesse de monter, jusqu'à atteindre 17 degrés, soit 13 de plus que la norme. Comme il y a une centaine de corps à l'intérieur, il faut agir très vite pour éviter qu'ils partent à la crémation avant d'avoir servi. J'envoie à l'ensemble des directions une série de courriels visant à les tenir informées, au fil de la journée et de la soirée, de la situation, mais aussi à demander de l'aide, des conseils. C'est un véritable feuilleton à rebondissements... Personne au sein de l'université ne peut donc ignorer quelle est la situation aux Saints-Pères. Malgré toutes mes relances, mon insistance, je n'obtiens qu'un banal devis de la société de maintenance, la réparation ne pouvant être réalisée avant un mois car l'entreprise doit attendre de recevoir des pièces détachées difficiles à trouver du fait de l'ancienneté de l'installation. Elle n'a pas bougé le petit doigt pour nous aider, même provisoirement, jugeant sans doute nos infrastructures trop vétustes.

Moi, je suis catastrophée. Il y a urgence à trouver un moyen de refroidir les frigos. Je suis obsédée par cette tâche, charge lourde et traumatisante pour une personne venant de prendre ses fonctions. L'un des préparateurs propose d'acheter de la carbo-glace, à placer sous les chariots afin de réfrigérer les corps. J'adhère à cette idée et prends contact avec un fournisseur qui, heureusement, nous en livre dès le lendemain, en urgence, 100 kilos pour 500 euros. Au moins, on pare au plus pressé. Son installation nécessite néanmoins un détecteur de CO_2 et des consignes de la part de l'ingénieur de prévention. Ce dernier m'alerte en effet : l'« utilisation [de carbo-glace] dans les chambres froides présente de réels risques d'asphyxie pour le personnel[1] ». Toutes les précautions nécessaires sont donc prises.

Le lendemain, la direction du patrimoine, sollicitée par le directeur général des services à la suite de mes courriels, me met en contact avec une entreprise spécialisée en génie climatique, Klymcar, capable d'intervenir en quelques heures. Grâce à elle, enfin, le froid revient. Son diagnostic m'interpelle : Klymcar constate en effet des dysfonctionnements sans lien avec l'état du matériel. Mauvais réglages, bouchons non revissés sur les moteurs, rien ne va.

Mais le pire est à venir. Le 12 mai, Kévin*, responsable de l'équipe des préparateurs, vient me voir dans mon

1. Mail du 10 mai 2016.
* Les prénoms suivis d'un astérisque ont été changés.

bureau pour me signaler que des mouches se sont introduites dans les chambres froides. Elles ont pondu sur les cadavres puisqu'il a découvert des asticots dans des têtes et des corps. Une horreur. L'image de ces vers blancs m'obsède aujourd'hui encore, plus de six ans après. Sur le coup, impossible de céder à l'émotion. Il me faut, à n'importe quel prix, trouver un moyen de nous en débarrasser. L'ingénieur de prévention immédiatement averti, des fumigènes sont mis en place en fin d'après-midi.

Le soir même, j'interpelle Richard Douard et le directeur général des services, Nicolas Mignan : « D'autres mouches risquent de rentrer dans les frigos, les asticots présents ne vont pas être détruits de cette manière. Ils pourront l'être par le froid, par contre, bien sûr, ils seront toujours présents dans les sujets et pièces anatomiques. Certains sujets ou pièces anatomiques que nous allons mettre à disposition des cours vont contenir des asticots et nous ne le saurons pas toujours d'avance. [...] Il me semble qu'il faut prévenir les enseignants. Qu'en pensez-vous ? »

Je n'ai aucun retour.

Le samedi 14 mai, j'informe l'ensemble des directions des derniers événements. Je relance Richard au sujet des vers. Sa réponse me surprend : « Oui, mais ce problème est déjà couvert par l'interdiction des photos au sein du CDC. » A-t-il pris tant de distance, lui qui est l'une des rares personnes tout à fait conscientes des difficultés auxquelles j'ai fait face à la suite de ces pannes et de la situation critique ? « C'est effectivement une arrivée au CDC très dure », me disait-il déjà, le 12 mai.

De fait, Richard connaît les conditions catastrophiques de conservation, mais il a une sorte de réserve quant aux aspects quotidiens et pratico-pratiques du CDC, même si l'avenir du centre et celui de l'anatomie le préoccupent au plus haut point. Peut-être l'ai-je aussi un peu assommé avec mes différents messages électroniques décrivant les difficultés et horreurs du quotidien.

J'ai déjà, dans un de ces mails, souligné que « toute défaillance technique a des incidences très importantes sur le plan éthique, et [des] conséquences très éprouvantes pour toute l'équipe justement parce qu'elles touchent les personnes dont nous avons la charge, qui nous ont été confiées ». Et indiqué que « la prolifération des asticots a été une vision terrible pour moi », précisant : « Je ne crois pas qu'on puisse s'habituer à ce genre de situation. »

Moi je ne m'y habitue pas.

Récemment, j'ai eu l'occasion de rencontrer une médecin d'une cinquantaine d'années qui, plus jeune, avait fréquenté le CDC. Quand je lui ai parlé de ce traumatisme, elle m'a confié se souvenir, elle aussi, de vers dans les corps disséqués au cours de ses études. Ce n'était donc pas nouveau.

Moi, la profane, je mets donc des mots sur ce que je trouve aberrant et que des milliers de carabins ont sans doute vécu, subi. Cela fait-il partie de l'apprentissage pour devenir médecin ? En tout cas, en vingt ans rien n'a changé.

Seule face à ce cauchemar, pour ne pas m'effondrer, je continue à me construire une carapace ; elle explosera plus tard et m'enfermera dans une muraille intérieure. Ces journées atroces sont accompagnées de suractivité ; je gère de nombreux dossiers, y compris les réunions sur les futurs travaux, ceux que l'on promet depuis des années sans jamais les voir arriver.

Alors que je suis mobilisée par ces pannes, je n'échappe pas à une affaire sordide.

Un professeur d'anesthésie a demandé que l'on mette un corps à sa disposition, sans convention ni requête officielle préalable. Ce médecin veut faire une démonstration de dissection à son fils mineur et à d'autres jeunes dans un cadre purement familial, comportement inadmissible, reflet d'usages ancestraux toujours en cours au centre, passe-droits accordés à certains enseignants se pensant autorisés à se servir dans les frigos et profitant, en outre, de leur autorité pour contraindre les préparateurs à s'exécuter.

L'enseignant a reçu un courrier, la présidence de l'université et la direction des ressources humaines ont été saisies, le salarié a été convoqué. Rien de plus.

*

La panne de mai 2016 a révélé une série de dysfonctionnements, objets d'échanges et de réunions multiples. Ainsi la société de maintenance des chambres froides est-elle venue en 2013 pour une intervention importante – dont je n'ai jamais pu déterminer la nature –, puis, en 2014 et 2015. Ce qui a coûté 25 000 euros hors taxes. Sollicitée, l'entreprise a été incapable de trouver les comptes rendus de visite (pourtant prévus) qu'elle n'a jamais envoyés aux Saints-Pères – et que personne n'a, du reste, réclamés. Je découvre donc cette aberration, comme l'absence de contrôle technique sur l'équipement du CDC alors qu'il est vital. Je constate par ailleurs que le responsable administratif signataire du contrat avec cette société ne dispose pas, légalement, de la procuration pour le faire. Décidément, rien ne va.

J'obtiens l'accord pour résilier nos engagements à l'amiable et insiste pour qu'un marché soit ouvert afin de nous permettre de choisir un nouveau prestataire plus sérieux et compétent. Mais ma demande d'expertise des chambres froides reste sans suite : sans doute est-il évident pour tous qu'elles sont à bout de souffle.

Quant aux futurs travaux, ils deviennent un frein à tout réel investissement, et un prétexte à un minimum de réfections et d'achats. Cette promesse d'améliorations devrait suffire à nous faire accepter notre quotidien, selon le directeur général des services. « En dix ans l'université ne s'est jamais autant occupée du centre ! C'est visible, me semble-t-il... un peu de communication interne et je peux aussi venir les rencontrer », m'écrit-il le 30 mai 2016 à propos des préparateurs. La maltraitance des vivants et des corps n'est vraisemblablement pas un sujet de discussion. Du reste, l'intéressé n'a jamais fait le déplacement évoqué.

*

Concernant nos futures dépenses et les moyens susceptibles d'être alloués pour faire face aux équipements insuffisants ou défectueux, j'ai raison de m'inquiéter.

Le 12 avril 2016, j'alerte la responsable du budget : « Actuellement, nous éprouvons des difficultés que je n'ai pas réglées pour faire des réparations d'urgence et de base dans nos locaux. Depuis des années, le Centre du don des corps ne respecte pas certains éléments de réglementation en matière d'hygiène et de sécurité et, au-delà de ça, des règles d'éthique élémentaires, faute de ne pouvoir engager certains de ces travaux. Pour le moment, je n'ai [...] pu mettre en œuvre aucune des demandes que j'ai faites, car, me dit-on il n'y a pas de budget disponible. »

De fait, depuis le début de ce mois, toutes nos dépenses et commandes sont gelées, y compris celles des cercueils et du matériel mis à disposition dans les formations : masques, gants, blouses... Des crédits sont bien dégagés en mai, mais ce n'est que le commencement des surprises en matière d'investissements.

*

Outre la température trop élevée, d'autres éléments accélèrent la décomposition des corps.

Quand on introduit une masse inerte dans un espace froid, elle le réchauffe, ce qui, en pareil cas, n'arrange pas l'état des dépouilles. Or une soixantaine de cercueils vides sont stockés dans les frigos. Pourquoi ? Parce que l'un des administrateurs des Saints-Pères a eu la brillante idée de demander le démontage des racks sur lesquels étaient rangés les sujets anatomiques non embaumés, afin de gagner de la place pour entreposer les bières qu'il ne voulait plus voir au rez-de-chaussée de l'université. Comme il fallait compenser cette suppression, de nouveaux chariots ont été commandés, sur lesquels, en fonction des périodes, reposait un entrelacs de corps tête-bêche et les uns sur les autres, parfois à trois. Une image horrible que je ne peux, encore, oublier.

Comme ces chariots sont rangés en enfilade jusqu'au fond des chambres froides – ce qui entraîne la difficulté, voire l'impossibilité, de contrôler l'état de chaque dépouille, élément pourtant indispensable puisque la décomposition naturelle varie selon les personnes, les plus enrobés s'abîmant plus rapidement –, pour en bouger un, il faut retirer tous ceux qui sont entreposés devant. Et si les préparateurs essayent de placer devant les donneurs les plus anciens, cette règle n'est pas toujours respectée, ce qui entraîne de nombreuses manipulations.

À force d'arguments et de mises en garde, j'obtiens que la majorité des cercueils vides soit redescendue au rez-de-chaussée. Mais, puisque nous ne recevons aucune autorisation pour l'achat de racks, malgré mon insistance, la situation se reproduit, et la maltraitance de certains corps reprend. Le directeur général des services a alors une idée : demander aux services techniques de fabriquer eux-mêmes les cercueils, ce qui représenterait des économies. Hélas, le coût du fait maison... est plus élevé ! L'idée est, de fait, abandonnée.

Théoriquement, un espace de conservation doit seulement contenir des donneurs. Or à Descartes, aucune salle ne permet aux préparateurs de travailler. Ceux-ci passent donc une partie de leur journée à l'intérieur de l'immense chambre froide, au milieu des cadavres qui arrivent et des plus anciens, parfois totalement desséchés, des têtes alignées sur des planches, entre des rigoles de sang et de chairs, marchant sur un sol encrassé, évitant de renverser les grands bidons jaunes en plastique dans lesquels, lors du grand nettoyage de 2018, on trouvera un amoncellement d'une trentaine de têtes pourries dont personne n'arrivera à déterminer ni l'origine ni la date de leur arrivée. Par ailleurs, si les trois portes doivent rester entrouvertes quand les préparateurs se trouvent dans les frigos, deux d'entre elles ferment mal, ce qui n'arrange pas le fonctionnement des moteurs. Les sérologies et les décongélations se font donc dans le couloir, devant ces chambres d'un autre âge, et alors que ce dernier doit, pour des raisons de sécurité, être dégagé !

Pour couronner le tout, le CDC ne possède aucun espace ventilé et climatisé. Or les chambres froides, tout comme les zones de dissection, sont entourées de grandes baies vitrées. Résultat, quand il y a du soleil, les températures montent fortement et accélèrent la décomposition. À la moindre panne, des odeurs de mort se propagent hors de nos murs, entraînant des plaintes fréquentes d'autres services de l'université, et bien sûr, nos nombreuses excuses pour la gêne occasionnée. Une étude relative aux ventilation et climatisation, réalisée par les services techniques en 2016, conclut qu'avec la configuration du CDC, il est impossible d'installer ces équipements pourtant élémentaires. L'année suivante je commande néanmoins deux climatiseurs mobiles pour 4 986 euros hors taxes. Bonne nouvelle ? Eh bien non, car ils sont boycottés par les préparateurs. Pour quelle raison ? Parce que je suis en plein bras de fer avec le responsable de l'équipe. Le conflit porte sur la traçabilité des pièces anatomiques et sur ma demande, faite depuis des mois, de vider un congélateur de 9 m^2 qui contient des centaines de « pièces » jetées les unes sur les autres et sur lesquelles il faut monter pour atteindre les plus hautes. Oui, j'écris bien : « monter ». Mais cette proposition est rejetée, et mes propositions avec.

Il y aurait deux autres moyens de préserver les corps : la congélation et l'embaumement. Mais il est impossible de placer plus de cinq dépouilles dans le congélateur de 9 m^2, déjà bien rempli, et le manque d'espace et de budget ne permet pas de s'équiper sans travaux programmés.

L'atout de Paris-Descartes réside dans ses sujets « frais », le plus proche modèle du vivant, or, dans ce centre abandonné depuis si longtemps et recevant toujours de nombreux dons, cette promesse tient du leurre. En attendant les travaux, seuls quelques congélateurs de petit format, sous-dimensionnés par rapport aux besoins, sont achetés début 2017.

Quant à l'embaumement, peu de cadavres peuvent en bénéficier. D'abord parce que l'installation se trouve devant une salle de dissection, à la vue de tous ceux assistant aux formations, et ne peut donc être utilisée qu'en leur absence. Ensuite à cause d'un matériel défectueux. Lors d'une manipulation, un préparateur a ainsi été brûlé à la tête par du chlorure de zinc, produit toxique qui, de surcroît, coule sur le sol durant l'opération, obligeant chacun à marcher avec grande précaution sur ce produit ultra-glissant. Le stock n'est pas mieux loti puisqu'une centaine de litres sont entreposé à l'étage... dans un endroit non sécurisé et non ventilé. C'est seulement après des mois de négociation avec les services attitrés qu'en 2018, un local sera dédié au rangement des bidons toxiques. Quant à l'espace d'embaumement, il a été déplacé vers une zone fermée seulement peu de temps avant mon départ.

La liste des défaillances et matériels inadaptés ou vieillots est-elle close ? Évidemment, non. Le monte-sujets transportant les corps, bien que tout neuf, tombe régulièrement en panne. Après plusieurs mois, j'obtiens l'expertise réclamée dont le diagnostic dit beaucoup : l'appareil est simplement sous-dimensionné par rapport à son utilisation. Les besoins réels du CDC ont-ils seulement été demandés, évalués, et calculés ? On est en droit de se poser la question.

Le tableau de ce sinistre printemps 2016 ne serait pas complet sans la mention d'une autre de mes découvertes : une centaine de boîtes d'ossements et une dizaine de squelettes, dont certains sont stockés dans des sacs-poubelles. Tous sont rangés au sein de deux de nos salles d'archives, situées dans un ancien abri antiatomique du bâtiment des Saints-Pères.

Ces ossements étaient auparavant utilisés dans des formations. En 2016, le CDC ne « fait » plus d'os, comme on dit, mais autrefois, oui. Cette pratique, je l'ai déjà vue à Lille, lors de ma visite du laboratoire d'anatomie, parce qu'elle y perdure. Les préparateurs plongent des membres de donneurs dans de grandes marmites pour les débarrasser de leur chair et les nettoyer, ce qui donne des os propres, utiles pour les étudiants. Cette pratique a apparemment disparu à Paris-Descartes. Même si leur existence a eu un caractère pédagogique, cette découverte lugubre me renvoie à la situation calamiteuse du CDC.

Le capharnaüm ne s'arrête pas là. Un autre jour, par exemple, je trouve dans la chambre froide le technicien d'un prestataire. Il n'a pas signalé sa présence et n'a rencontré aucune difficulté pour y pénétrer. À cela, une raison simple : l'accès du CDC n'étant pas sécurisé, on peut y entrer comme dans un moulin.

En somme, les Saints-Pères sont le lieu idéal pour perpétrer un crime et dissimuler un corps. Une vue de l'esprit ? Même pas puisque les préparateurs me racontent que le 30 décembre 1980, un de leur collègue, « Momo », a lui-même découvert les morceaux d'une étudiante de 19 ans, Carole Simon, dont il manquait la tête, dans la poubelle des toilettes, près de la salle de dissection du pavillon Poirier. La police a convoqué le garçon de laboratoire avant de conclure à un meurtre commis à l'extérieur de l'université et à une importation de la dépouille.

L'absence totale de sécurisation des Saints-Pères était pour moi une torture quotidienne, comme le mépris avec lequel on traitait les dépouilles des donneurs.

8

Anne Jouan
Les misérables

À Paris-Descartes, les défaillances n'étaient pas seulement techniques ou logistiques, mais structurelles. Et à côté des négligences, du je-m'en-foutisme, d'autres attitudes, comme les habitudes répétées à l'envi, sans aucune remise en question de leur bien fondé, étaient de mise. L'enquête journalistique tout comme la procédure judiciaire l'ont découvert ou mis crûment en lumière. L'inhumanité de l'attention pourtant due aux corps généreusement donnés afin de rendre service à la science a été accompagnée, par certains, d'une rapacité et d'une ignominie hors normes. Des misérables, au sens premier du terme.

Au sordide palmarès de ces profiteurs arrive très largement en tête un certain Momo.

*

Momo[1]

S'ils étaient dans un garage, ils revendraient des pièces détachées, sous le manteau. Mais aux Saints-Pères, il n'est pas question de voitures. Chez les préparateurs en anatomie, dans ce petit monde qu'Audiard aurait pu mettre en scène, Momo est une vedette, « le boss », même, comme disent ses collègues.

Il règne sur une équipe ayant atteint jusqu'à cinq membres et dont le métier consiste à réceptionner les corps apportés par les pompes funèbres, à réaliser les sérologies, à les placer dans les chambres froides, à les démembrer pour le besoin de certains cours, à choisir les plus adaptés à telle ou telle formation, à les « préparer » – c'est-à-dire édenter les mâchoires pour les travaux des dentistes ou vider les rectums pour ceux des chirurgiens digestifs. Une fois les sujets anatomiques utilisés, les garçons de laboratoire les mettent dans des cercueils pour la crémation au Père-Lachaise puis, les cendres se voient dispersées au cimetière de Thiais. Leur rôle est donc essentiel dans une structure comme le centre de Descartes. Mais, au sein du CDC, ces petites mains sont méprisées par l'université et la faculté. Un ancien dirigeant, adepte des pulls en cachemire à capuche et de son confort rive gauche, m'a un jour glissé à leur propos, mi-dégoûté, mi-affligé : « Leur univers, c'est Zola. »

1. Le surnom a été inventé.

Le surnommé Momo[1] a raconté son parcours aux policiers qui l'ont entendu dans le cadre de l'enquête préliminaire puis au juge chargé de l'instruction entre novembre 2019 et l'été 2020.

Cette figure du lieu officie à Descartes pendant trente-six ans avec, en poche, un certificat d'études. À son départ à la retraite en 2011, il touche un salaire mensuel de 1 750 euros dont 600 passent dans la location de son appartement. À la fin des années 1960, il se marie avec une vendeuse, enceinte, qui devient gardienne d'immeuble à Paris. Momo exerce alors le métier de boucher, expérience dont il n'aime pas trop parler « car les gens [en] ont une image qui n'est pas flatteuse ». Ce métier lui a au moins donné, estime-t-il, une dextérité certaine et une bonne connaissance de l'anatomie. C'est après avoir répondu à une petite annonce qu'il entre à Descartes, en 1975, comme chauffeur-embaumeur. Autrement dit, il se rend au domicile du défunt, dans les hôpitaux ou les maisons de retraite pour transporter les corps à Descartes ; par la suite, ce travail sera effectué par les pompes funèbres et non plus par les salariés du CDC. Si, au départ, il fait beaucoup d'embaumements, rapidement, au centre, la demande de sujets frais augmente. Momo prépare alors les corps pour les enseignants, les sélectionne, les démembre pour leur mettre à disposition une épaule ou un bassin en vue d'une formation spécifique. Les têtes

1. Contacté par l'auteure, Momo n'a pas répondu à nos sollicitations.

découpées ont leur code couleur inscrit sur leur front : bleu pour les neuves ; orange pour celles qui ont déjà servi et sont néanmoins réutilisables ; vert pour celles qui sont injectées avec du latex coloré afin de mieux visualiser leurs veines et leurs artères.

Pendant des années, une de ses activités est aussi de récupérer les embaumés après dissection, de retirer les tissus mous et de conserver les os pour les céder à une entreprise spécialisée. « J'avais mission de fournir tout ce qui était exploitable pour faire du squelette à Auzoux », raconte Momo, qui remplit des sacs, les charge dans une camionnette avec un soi-disant bon de transport établi par le secrétariat du centre des Saints-Pères (mais la présidence de l'université en était-elle informée ?), puis part livrer Auzoux, en Normandie, au rythme de 50 à 100 squelettes annuels. Cette occupation officielle – est-elle pour autant légale ? Il est permis de s'interroger – fera même l'objet d'un contrat de travail avec l'entreprise privée, qui lui permettra de toucher une complémentaire en plus de sa retraite. Le 15 février 1990, la société lui délivre ainsi l'attestation suivante : « Nous déclarons avoir versé au cours de l'année 1989, à titre d'honoraires, la somme de 20 693 francs. » L'université gagnait-elle de l'argent avec ce commerce ? Que deviennent les os ? Ils sont blanchis puis reconstitués pour être revendus dans le magasin de la célèbre boutique, bien connue des carabins. Auzoux a longtemps été situé (l'entreprise n'existe plus) rue de l'École-de-Médecine, près de l'Odéon, juste en face du cinéma, à côté de la pâtisserie viennoise.

Les donneurs étaient-ils au courant que leurs restes serviraient à faire des squelettes pour le compte d'une entreprise privée ? interrogent les enquêteurs. « On ne se posait même pas la question, assure l'ancien boucher. À l'époque, on n'était pas procédurier comme maintenant. » Et puis, de toute façon, à l'en croire, « beaucoup de personnes donnaient leurs corps à la science parce qu'elles ne voulaient pas payer » les frais d'obsèques.

Cet argument fallacieux, l'ancien boucher n'est pas le seul à le faire valoir. Un professeur anatomiste célèbre nous l'a aussi servi. Or, en quoi cette économie supposée autorise-t-elle une utilisation mercantile des cadavres, qui plus est sans en avoir au préalable informé les premiers concernés ?

« Tout doucement », Momo voit vieillir le centre, raconte-t-il, sans pour autant être choqué par l'état des locaux puisqu'il est « dedans ».

Le samedi, à la demande d'organismes de formation, il prend aussi l'habitude de faire des extras, récompensés par des petits bonus, en espèces. De 300 à 600 euros.

Ces extras sont d'une nature particulière. Ainsi emporte-t-il des crânes, préalablement nettoyés aux Saints-Pères, chez lui. S'il explique ne pas aimer parler de leur préparation qui dégage une odeur « très désagréable », heureusement « l'argent [vient] compenser la pénibilité du travail », précise-t-il.

La technique requiert de la précision, car « si vous faites cuire un crâne avec le cerveau, on ne peut plus extraire le cerveau » et il durcit. Il convient donc de l'enlever avant. Et, quand il « décharne », comme il dit – traduction : il retire les chairs –, pour lutter contre les effluves pestilentiels des têtes bouillonnant dans des marmites, Momo ouvre grand les fenêtres du couloir du CDC puis les passe à la Javel et à l'eau oxygénée.

Régulièrement, il rentre chez lui avec des cadeaux moins encombrants, reçus à Descartes et offerts par des médecins contents de ses bons services : bouteilles de champagne, vins millésimés, cognac, chocolats.

Ses relations ne sont pas au beau fixe avec tout le monde. Ainsi connaît-il des frictions avec le Pr Guy Vallancien, à l'époque directeur du centre, parce que ce dernier, après son départ à la retraite, lui refuse l'accès aux locaux. À 67 ans, le préparateur projette en effet d'y revenir, notamment pour poursuivre ses relations avec les organismes privés avec lesquels il a travaillé des années durant. N'a-t-il pas pris l'habitude d'aller déjeuner au restaurant avec leurs représentants, plusieurs fois par semaine ? Même s'il est freiné dans ses ardeurs mercantiles par les nouvelles autorités du centre, il continue à faire des affaires, notamment avec une association de recherche et de chirurgie abdomino-pelvienne dont le président est un gynécologue italien et un habitué du CDC, lequel médecin lui donne tous pouvoirs, son assurance et l'ouverture des comptes. La confiance est telle que la structure est domiciliée à l'adresse personnelle du préparateur.

Son président et lui sont même devenus amis, se voient lors de vacances en Italie. Quand le Latin vient en France, Momo joue les chauffeurs et va l'accueillir à l'aéroport de Roissy, sa fille paie avec sa carte bancaire les repas du petit groupe et Momo les lui rembourse *via* un virement de l'organisation.

À son domicile, lors d'une perquisition réalisée fin 2020, les enquêteurs mettent la main sur une véritable caverne d'Ali-Baba, notamment un cerveau entier que son épouse a surnommé Ernest « pour rigoler » et qui a trouvé sa place dans le séjour du couple. Ou un autre, conservé dans de la résine. Sans oublier des bagues appartenant à des donneurs.

Interrogé sur la présence de ces objets chez lui, l'ancien préparateur jure que le système était « connu et toléré par la direction ». Selon lui : « C'était aux familles de réclamer les bijoux de leurs défunts. Pour ma part, je ne faisais pas de démarche pour les informer ». Il développe : « Au début, quand on allait chercher des corps, certains étaient porteurs de bagues. On mettait donc les bijoux dans un tiroir avec le numéro d'enregistrement que portait le corps. Au bout d'un moment, quand les bijoux n'étaient pas réclamés, on se partageait les bijoux. À l'époque, un collègue les vendait et on se partageait la somme. Je sais qu'il allait voir un bijoutier. »

Chez Momo, à côté des gourmettes « rangées là parce que [sa] femme ne voulait pas sortir avec dans la rue parce qu'elles étaient trop grosses », il y a encore des dents et des appareils dentaires ; des ossements dont certains datent de 2013, cachés dans un sac plastique noir au fond de la cave ;

sans oublier huit crânes. Pourquoi ? « Je les trouvais beaux, jure-t-il. Un crâne bien fait, propre, je trouve que c'est joli. Sans doute pas pour vous, mais moi qui travaillais dans l'anatomie, je trouvais que c'était une belle pièce. » Ce butin sordide est le fruit, selon lui, de vingt ans de labeur.

Les enquêteurs mettent également la main sur des enveloppes à l'intérieur desquelles se trouvent 29 910 euros en liquide, provenant des extras du samedi. « Je ne savais pas que ma femme avait économisé autant, lâche-t-il sans rire. Nous sommes une génération qui aime avoir des espèces, c'est le bas de laine. » Il y a aussi 440 tickets de métro – les policiers ont soupçonné un blanchiment d'argent – et un sac contenant 89 mandibules. Des « pièces gardées par erreur », plaide-t-il. Et une hanche avec son fémur. Et deux colonnes vertébrales. Conservées « pour étudier l'anatomie », par curiosité et en raison de ses problèmes de dos, affirme-t-il encore, toujours sans rire.

Visiblement, le business morbide rapporte. Au début des années 1980, le préparateur fait l'acquisition d'un appartement en banlieue. En 2012, grâce à une assurance vie de son épouse, il en achète un autre à Paris, quai de la Rapée, à côté de l'Institut médico-légal. Il le rembourse en cinq ans et le loue à une étudiante payant 2 480 euros en cash pour quatre mois de loyer. Il est aussi propriétaire d'une résidence secondaire dans la Sarthe.

Outre ses activités aux Saints-Pères, Momo participe à des tests automobiles utilisant, non des mannequins, mais des cadavres. À Lardy, il met « les capteurs sur les corps » ou installe des canules servant à injecter des liquides et simuler une pression artérielle. Des dépouilles servent aussi lors de crashs de l'Utac[1], pour étudier les collisions automobiles avec des piétons ou des cyclistes, ou sont utilisées sur la base militaire de Satory, dans les Yvelines, pour tester des gilets pare-balles et des casques de CRS. « J'étais ouvert à d'autres activités, je n'étais pas seulement avec mes crânes et mes cadavres », dit-il. Seulement ces crash tests, ces utilisations non habituelles des corps, ne sont pas portées à la connaissance des donneurs avant leur décès.

Quand le scandale sort dans la presse, Momo ne veut pas la lire, assure-t-il, « parce que c'est du voyeurisme ». Pourtant, lorsque je le contacte peu de temps après la parution du « torchon » (pour reprendre ses mots), il me tient des propos menaçants. Quant aux plaintes des familles des donneurs, il ne les « comprend » pas. « Certaines sont peut-être justifiées, pas toutes. » Lui estime normal que les corps ne partent pas entiers à la crémation – seuls les contagieux, non utilisés, sont complets, alors que pour les autres, le buste fait office de dépouille.

Le 4 décembre 2020, le juge d'instruction chargé de l'enquête sur le charnier de l'université Paris-Descartes met Momo en examen pour atteinte à l'intégrité d'un cadavre

1. Utac : Union technique de l'automobile, du motocycle et du cycle. Ils font des crash tests pour étudier les matériels automobiles.

et le place sous contrôle judiciaire. Il est, bien sûr, présumé innocent.

*

Les « bagnards »

À côté de quelques profiteurs, bien d'autres côtoient l'horreur jour après jour, et tous décrivent le pire. L'ensemble du personnel des Saints-Pères a été entendu dans le cadre de l'enquête judiciaire. Leurs déclarations détaillent le quotidien sordide des préparateurs, un univers souterrain insoupçonné du reste du très chic Quartier latin comme du monde entier.

Depuis son arrivée en 2006 au centre, Renée*, la soixantaine, note les noms des donneurs sur un registre papier remplacé, en 2016, par un fichier informatique. Fin novembre 2019 paraît l'article de *L'Express*. « J'ai trouvé que ça correspondait à ce que j'avais vu, déclare-t-elle dans la procédure. Pour ma part, j'étais gênée de dire aux familles que les donateurs étaient bien traités parce que, pour moi, ce n'était pas le cas. »

À cette date, elle change de poste à l'université. Mal à l'aise avec les proches qui lui demandent de récupérer les cendres, troublée face à leur colère à l'annonce d'une crémation, depuis longtemps déjà, elle voulait quitter le centre : « Je n'étais pas du tout formée pour encaisser psychologiquement tout ça », dit cette sexagénaire qui, depuis son bureau au cinquième étage, a longtemps senti l'odeur de putréfaction. Il lui est même « arrivé [de] voir des [corps] tout verts ». Elle se souvient d'un épisode marquant remontant à 2011 : elle a aperçu Frédéric* « superposer le corps d'un homme sur le corps d'une femme, face à face, sur un même chariot. Pour moi, c'était comme mimer l'acte sexuel ». Frédéric, interrogé par le magistrat, a confirmé : « On a dû entasser, raconte-t-il. Par moments, on mettait deux ou trois corps sur les chariots, celui du dessous était alors "écrasé". Il n'était plus possible, dans ces conditions, de les traiter "dignement". »

Le préparateur ajoute : « Au début, quand on est passés de l'inhumation à la crémation, on a mis dans les cercueils[1] beaucoup de pièces anatomiques. Il n'y avait plus aucun respect du corps, tout ça pour faire des économies. Quand les cercueils passaient à la crémation, ils faisaient 230 kilos. »

Gérard*, de son côté, raconte l'existence d'une convention entre Descartes et l'Institut de recherche contre les cancers de l'appareil digestif (Ircad) de Strasbourg, dans le cadre de laquelle, tous les deux mois, il fallait fournir cinquante membres aux Alsaciens. Une somme.

Antonin*, lui, est embauché au printemps 2011. Après un diplôme de thanatopracteur et un contrat à durée déterminée au centre de Grenoble – où il a appris l'embaumement – puis

1. Bien que déjà garnis d'une dépouille.

dans celui de Poitiers, il est heureux d'entrer dans ce qui représente le saint des saints. Très vite, il déchante.

« Les corps arrivaient au quai de livraison du 47 rue des Saints-Pères, il n'y avait pas de discrétion, c'est-à-dire qu'il n'y avait pas d'entrée, à part pour les corps, raconte-t-il. Dès mon arrivée, j'ai trouvé que ce n'était pas normal. » Moins d'un mois après son recrutement, il est d'ailleurs en arrêt maladie, « désespéré par ce [qu'il vient] de découvrir ». Au magistrat, il jure ne pas avoir assez « de mots » pour décrire les horreurs qu'il a observées. Ainsi, les premiers jours, il surprend « deux préparateurs avec chacun un bras démembré [en train de] se donner des claques avec ». Mais aussi Momo, décongelant des têtes dans une poubelle avec un jet d'eau. Il assure même avoir vu ce dernier uriner dessus. Ce que l'intéressé dément, estimant avoir... visé juste à côté.

« Pendant plusieurs mois, je me suis opposé [quasi] physiquement à certains préparateurs, à certaines dérives, poursuit Antonin. Je ne me suis jamais battu, mais il m'est arrivé de me mettre entre un corps et un préparateur, c'était un peu le règne de la terreur. » Et de décrire même un « véritable marché parallèle ». « Je sais que des médecins donnaient de l'argent ou des avantages à des préparateurs pour avoir telle ou telle pièce anatomique, explique-t-il. Je l'ai constaté moi-même. Un jour, je suis allé travailler un samedi et j'ai croisé un professeur qui organisait un cours avec des stagiaires et il était accompagné d'un de mes collègues en arrêt maladie. » Que faisait-il à Descartes ? « Il m'a dit qu'il n'y avait rien d'anormal, que ce professeur était allé voir Mme B[1] et qu'elle avait mis ça en place. Il m'a dit qu'il touchait 300 euros de la main à la main du professeur chaque fois qu'il se rendait disponible. Chacun avait son activité parallèle. Et c'était tellement installé qu'on en parlait normalement, sans gêne. Quand j'ai exposé ma façon de voir à Mme B et ce que je pensais sur le plan éthique, elle m'a dit qu'elle pensait que j'allais m'adapter en arrivant. Je sais [aussi] que Momo avait des liens avec les dentistes. Les têtes étaient réservées à Momo et après son départ, c'était à Kévin. Ils avaient une priorité dessus. Ils touchaient de l'argent. »

Gérard acquiesce : les médecins et les professeurs « essayaient tous d'avoir un petit avantage, c'est-à-dire d'avoir un corps ou une pièce anatomique en meilleur état que les autres. En fait, s'ils avaient été contents une fois et qu'on avait une bonne relation, ils proposaient le restaurant ».

Un jour, Renée, la sexagénaire déjà évoquée, a surpris un certain Raymond* en train de danser avec un collier d'oreilles plastinées autour du cou. Oui, des oreilles humaines plastinées. Elle se souvient d'une autre scène, datant de « 2017 ou 2018 » : Kévin, debout, travaillait sur un cadavre et elle l'a « clairement vu prendre un bout de chair du corps et le jeter par terre tandis qu'une souris passait ». « J'ai vu la souris le manger. »

1. La responsable administrative.

Interrogé par le juge d'instruction, le même Kévin a confirmé : « Oui, j'ai dû le faire une fois. Mais ça, c'était au début, quand on n'en voyait pas beaucoup. C'était un bout qui allait partir à la poubelle. Je sais que ce n'est pas bien, je suis désolé. Mais en même temps, ça allait partir à la poubelle. » Toujours cette justification de l'absurde et cette inconscience totale.

Renée certifie aussi avoir, à plusieurs reprises, alerté le médecin de prévention des « crises de nerfs » de Kévin, qu'elle entendait régulièrement crier. Un jour, il aurait dit à Gérard « qu'il allait lui mettre sa main dans la gueule ». Un préparateur confirme : Kévin « a de gros problèmes de comportement. Il est verbalement très agressif et physiquement aussi. Une fois, je l'ai vu en train d'étrangler Gérard. Je suis arrivé vers lui et l'ai attrapé par les bras pour qu'il relâche Gérard ». Ambiance.

Dans un autre accès de fureur, le même Kévin a attrapé Gérard par le cou, lui assurant : « Demain on réglera ça. Ah, tu n'es pas là demain ? » « Kévin lui a alors dit : "C'est pas grave, lundi je vais te crever". » À l'en croire, un responsable administratif a entendu l'altercation et n'a ni réagi ni protesté, se contentant de rire. Kévin « est très dangereux, a poursuivi le même témoin devant le juge. Je l'ai vu plusieurs fois avec un couteau dans les mains évacuer la colère qu'il pouvait ressentir contre un collègue en poignardant un corps dans l'abdomen ».

Frédéric jure avoir, de son côté, parlé de ces accès de violence à la médecine du travail. Sans retour. Il a fini par être arrêté un an pour dépression. En 2016.

Face aux policiers, Kévin est passé aux aveux, il a admis ces écarts et menaces, tout en les minimisant : « Je reconnais qu'une fois, lorsque Antonin était là et qu'il surveillait absolument tous mes faits et gestes, j'ai planté un couteau dans un corps devant lui. Il s'agissait d'un corps qui n'allait plus être utilisé. Un jour, je m'en suis pris à Gérard parce qu'il ne foutait rien depuis le matin et, d'énervement, j'ai mis un gros coup de pied dans un seau dans lequel il y avait des cerveaux. Je venais juste de vider les têtes pour un cours. Le seau s'était vidé au sol. J'étais couillon parce que c'est moi qui ai dû nettoyer. »

Le couillon en question a 45 ans, il a fait une formation de thanatopracteur avant d'intégrer les Saints-Pères en 2011 où il reste jusqu'en février 2018. « Lorsque je suis arrivé, j'ai trouvé une équipe d'alcooliques hormis [Momo], prétend-il. Ce dernier faisait tourner le service tout seul. » Mais le bleu n'a « pas le droit de démembrer les corps, c'était réservé aux anciens », à savoir essentiellement le même Momo. Avec les autres, la cohabitation est chaotique, admet-il : « On s'engueulait parce qu'entre ceux qui ne foutaient rien et ceux qui étaient défoncés, c'était difficile. J'ai géré ce job comme si c'était ma société parce que je voyais bien que les profs avaient besoin de moi. Ce n'est pas prétentieux de ma part, mais si je ne faisais rien, rien n'était fait ou alors c'était mal fait. Je faisais beaucoup d'heures. J'arrivais entre 7 h 30 et 8 heures et je rentrais chez moi vers 21 heures. Parfois je faisais aussi les samedis. Il m'est même arrivé de dormir là-bas lorsqu'il était tard et que je devais recommencer très tôt le lendemain. » Évoquant deux collègues, il raconte : « Un jour, alors qu'ils avaient bien picolé, ils se sont amusés à se tatouer le bras avec un dermographe, avec des aiguilles qui avaient servi sur des corps. Gérard a toujours une virgule tatouée sur son bras d'ailleurs. C'est moi qui les ai arrêtés parce que, sinon, ils auraient fait tout le bras. »

Au fil des auditions des différents témoins par le magistrat instructeur se dessine un tableau quasi apocalyptique, hallucinant, des pratiques quotidiennes, de l'ambiance au sein des ouvriers chargés de gérer les corps.

Ainsi, Jeannette*, préparatrice au CDC de septembre 2015 à octobre 2018, assure que Mme P., la responsable technique et logistique[1], arrivée après le départ de Dominique Hordé, leur a une fois demandé de décongeler des membres rapidement. « Du coup, elle a voulu que nous prenions une pelle

1. Contactée par l'auteure, Mme P. nous a répondu par l'intermédiaire de son avocat : « Pour clarifier les choses simplement, ma cliente n'a rien à voir avec ces allégations. Ces propos s'inscrivent uniquement dans le cadre d'une cabale diligentée par d'anciens préparateurs du CDC à son encontre. Lors de ses fonctions, Mme P. a été victime d'intimidations, de violences et de menaces de la part des préparateurs. Mme P. a ainsi été enfermée dans des chambres froides, plongée seule dans le noir en présence de préparateurs, et a été intimidée par des pièces anatomiques placées à sa vue pour l'impressionner. Ces comportements ont pris une telle tournure que l'université a été obligée d'organiser un tour de garde par un agent de sécurité afin de veiller sur elle [...]. Le caractère malveillant et concerté de ces déclarations litigieuses paraît évident. »

pour décoller les pièces anatomiques, ce que nous avons refusé de faire [...]. Devant notre refus, elle a pris la pelle et a commencé à mettre des coups dans les pièces. N'y arrivant pas, elle s'est servie d'un objet pour taper sur la pelle pour faire pression et en a cassé le manche de la pelle. »

Gérard confirme l'épisode : « Effectivement, elle ne voulait pas attendre. Les blocs de têtes étaient collés entre eux par la glace et, normalement, on les décongèle doucement pour les séparer. Et là, elle disait qu'on n'avait pas le temps et effectivement, elle a essayé de les détacher avec une pelle. Elle a réussi, mais de façon brutale et pour moi, il n'y avait pas lieu de faire ce genre d'intervention. »

Paul* était également présent. « Les têtes étaient congelées entre elles, rapporte-t-il. Elle voulait que l'on enlève ces pièces le plus rapidement possible. On avait mis de l'eau chaude et il fallait attendre. [Mais] elle voulait que cela parte maintenant. Comme elle a estimé qu'on ne voulait pas travailler, elle a pris une espèce de burin et elle a tapé sur les pièces pour les séparer. Elle a fini par réussir, au bout de vingt minutes en tapant dessus. Et après, on nous parle d'éthique ! »

Dans ce service, d'autres comportements incroyables sont révélés au fil des auditions judiciaires. Kévin explique ainsi aux policiers son quotidien, notamment comment il faisait pour décongeler les têtes dans des poubelles, près des chariots sur lesquels deux ou trois cadavres étaient entassés les uns sur les autres, avec leurs numéros d'identification inscrits au marqueur « sur le front, le thorax, chaque bras et les deux cuisses ». Et de préciser : « Comme ça s'effaçait tout le temps, j'ai demandé un dermographe pour les tatouer et que ce soit visible plus longtemps. » Quant aux pièces anatomiques, il mettait un bracelet sur chaque membre « et pour les têtes, [faisait] une entaille au niveau du cou pour y mettre un bracelet ».

Le récit que fait Frédéric, 60 ans, titulaire d'un brevet des collèges, apprenti magasinier avant d'être embauché à Descartes en 1993 comme préparateur, vaut aussi le détour.

Quand il entre au centre, celui-ci accueille plus de 1 000 dépouilles par an. Mais ce nombre chute « après la canicule de 2003 », dit-il. « Parce que les pompes funèbres [ont été] réquisitionnées pour amener beaucoup de gens [...] décédés de la canicule à Rungis dans des entrepôts réfrigérés. » Au point qu'en 2015, il n'y en a plus que 500 à 600 par an. Son constat est sans appel : « Les frigos étaient dans un tel état en 1993 que le service aurait dû être fermé. En 1994, quand le chef de service a voulu faire repeindre l'intérieur des frigos, il y avait par endroits des couches de 5 centimètres d'un dépôt qui ressemblait à de la boue. En fait il s'agissait de sang séché qui était là depuis des années. » Et de décrire la lente décrépitude qui s'accélère.

« Les pannes de frigo ont commencé vers 2013-2014. Il n'y avait plus de froid, la ventilation ne fonctionnait plus. Il faisait entre 20 et 22 degrés [...]. On n'a pas arrêté de le signaler à l'université. On a eu deux visites de l'hygiène. [Mais] comme le chef de service savait que la visite allait avoir lieu, pendant quinze jours, on récurait les frigos du matin au soir. » Gérard précise : « C'était comme dans un restaurant, on nettoyait en priorité ce que voyait le public, c'est-à-dire qu'on se défonçait pour les pavillons, c'est-à-dire là où se trouvent les salles de dissection, pour qu'elles soient propres, et c'était le cas je pense. En revanche, effectivement, comme nous n'avions pas le temps de tout faire, ce qui pourrait correspondre aux cuisines d'un restaurant, c'est-à-dire là où nous travaillions, n'était pas nettoyé régulièrement. Nous faisions ce que nous pouvions, soit le minimum syndical. Nous savions que nous n'étions pas dans les clous au niveau hygiène, et ça depuis le début. » De fait, la crasse règne dans « l'arrière-cuisine ». « Les têtes s'égouttaient directement au sol puisqu'il y avait une rigole reliée à une évacuation [...]. On a essayé de nettoyer, mais cela ne servait à rien. C'était toujours sale », soupire-t-il.

Comme si cela ne suffisait pas, alors que toute dissection de corps positifs au VIH est interdite, aux Saints-Pères, on est passé maître dans l'art de faire des petits arrangements avec le règlement.

Ainsi, Frédéric révèle l'attitude particulière du Pr Gillot. « Il savait que les corps étaient positifs, rapporte-t-il. Il disait que tous les sujets devaient servir donc il s'en servait. » Si lui était consentant pour les manipuler – en dépit des risques qu'il faisait courir aux préparateurs –, ce n'était pas le cas de tout le monde. Sur ce point, Antonin raconte : « Des corps ont été disséqués par des élèves, des enseignants alors qu'ils n'avaient pas les résultats des tests [de sérologie]. [...] Il y a eu plein de corps testés positifs au VIH et mis volontairement à la disposition des élèves ou des enseignants. Volontairement parce que, par exemple, le corps était plus adapté à tel cours [...]. Un jour, un corps d'un homme arrive et il était positif au VIH. Comme je ne savais pas comment ça se passait, j'ai marqué sur son front et ses membres au marqueur rouge : "VIH". Un peu plus tard, j'ai vu un chercheur, le Dr T, qui travaillait sur une tête avec un gros rectangle rouge sur le front. Je suis immédiatement allé en chambre froide et j'ai vu le corps [initial] décapité, le couteau juste à côté, et du sang répandu sur le sol et sur le chariot. Je suis allé voir Frédéric parce que c'est lui qui avait fait ça. Il [l']a reconnu, mais il m'a dit qu'il n'avait pas le choix. Le Dr T n'était pas au courant. Là encore, j'ai avisé la hiérarchie, mais j'étais face à un mur. »

*

Règles bafouées, toujours.

Alors que les personnes sous tutelle ne peuvent faire don de leur corps à la science, Antonin jure que « des corps de personnes sous tutelle avaient été acceptés à Descartes. Mme B ne voyait pas le problème. Le tuteur remplissait le document du don ».

Règles éthiques piétinées, encore. Avec un trafic institutionnalisé, à l'initiative de médecins comme de préparateurs.

Aux enquêteurs, Frédéric raconte en effet avoir aperçu, outre Momo, un professeur en chirurgie vasculaire « charger un tronc dans sa voiture personnelle » un samedi où il était là pour rendre « service » : « [J'étais] venu à sa demande pour lui ouvrir le frigo, car, de mémoire, il avait injecté des produits et devait le faire radiographier. » Le Pr Alexandre Mignon, alors anesthésiste à Cochin et interrogé sur ce point, corrobore : « J'ai vu des corps ou des pièces anatomiques partir dans des voitures privées. À l'époque, en 2012, je faisais les déménagements[1] tout seul, le soir ou le week-end et c'est les samedis que j'ai découvert tout ça. Quand j'arrivais dans l'ascenseur, ça sentait le cadavre. Quand j'ai ouvert la porte du monte-charge et que j'ai découvert les têtes coupées balancées sur des chariots, j'ai découvert l'horreur. » Quelle était leur destination ? Le Pr Mignon poursuit : « Je pense qu'elles allaient [...] dans des cabinets de radiologie pour faire l'objet de reconstructions très spectaculaires en trois dimensions, qui ont fait l'objet de publications dans la presse grand public. »

La même année, Antonin, en faisant du rangement dans une chambre froide, fait une macabre découverte, celle d'« une housse avec un squelette ». Il interroge ses collègues. « Kévin [me] dit que c'était Momo qui avait effectué ce travail. [En déclarant :] "Tu ne te rends pas compte du travail que ça représente." J'ai demandé depuis quand [le] squelette

1. Pour l'installation du laboratoire Ilumens dont il est le fondateur.

était là et surtout à quoi ça servait, mais je n'ai pas eu de réponse. »

En fait, ce squelette humain est destiné à être revendu. Car les corps, pourtant donnés, sont monnayés par certains agents peu scrupuleux. Antonin explique ainsi avoir entendu qu'« une tête, c'est entre 300 et 500 euros selon la dentition. Et que "le tarif" du squelette était aux alentours de 1 500 euros ».

L'argent circule abondamment. Et les gratifications en nature ne manquent pas, compléments donnés aux préparateurs accommodants, selon Frédéric : « Quand des professeurs avaient de beaux sujets et que le cours s'était bien passé, ils récompensaient l'ensemble des préparateurs souvent avec des bouteilles. »

Tous les employés auditionnés par la justice évoquent à leur tour les souris. « Il n'y avait pas de traitement efficace et quand la porte d'un frigo restait ouverte, n'importe quel rongeur pouvait rentrer directement, confirme ainsi Frédéric. Beaucoup de corps étaient très abîmés par les souris qui les mangeaient. »

Antonin, de son côté, détaille : « Durant l'été 2011, j'ai constaté qu'un corps présentait des plaies anormales. Kévin était présent. Alors que j'essayais de comprendre pourquoi [il] présentait des plaies, Kévin m'a montré trois ou quatre souris. Il m'a dit : "Mais regarde, il n'y a pas de problème. Elles ont à manger." Un dératiseur est venu début 2012 [...]. Le technicien a fait le tour, mais, pour lui, à partir du moment où les souris avaient commencé à grignoter les corps, comme elles étaient habituées à manger [de la viande], elles ne seraient plus attirées par les appâts contenant le poison. Le technicien a préconisé de fermer le centre, c'était la seule solution. On a quand même fait un essai de pose de boîtes à appâts. Pour que ça fonctionne, il faut qu'elles soient posées dans un endroit sec. Or, le lendemain, quand je suis revenu, tous les pièges avaient été mouillés au jet d'eau. C'est Kévin qui avait fait ça, car il était contre le fait de tuer les rongeurs. Je suis allé voir Espérandieu[1] et la seule réponse que j'ai eue, c'est : "C'est un bon préparateur, mais il a un sale caractère." »

Interrogé sur ce geste, le dénommé Kévin tente de se défendre : « Quand une souris s'attaquait à un corps, je ne faisais pas partir le corps tout de suite parce que lorsqu'une souris s'attaque à un corps, elle ne s'attaque pas à un autre corps donc je laissais les souris sur le premier corps. J'avoue que ce n'est pas bien, mais on avait besoin des corps, il y avait trop de cours, trop de demandes. » Et d'ajouter : « C'est sûr que vous voyez ça comme de la décomposition, mais ce corps, si je le garde, c'est que je peux encore en faire quelque chose pour la science. Surtout, ce qui a changé, c'est que d'année en année, on a eu de plus en plus de cours. J'avais tellement de cours que je n'avais plus assez de place. Des fois, j'installais des cours dans le couloir. J'ai installé un

1. Responsable administratif.

cours d'ostéopathie dans le couloir du sixième étage. » Il assure même avoir, un jour, « récupéré un corps sur lequel des étudiants avaient joué au morpion avec un scalpel ». Ce que confirme Pascale* dans son audition : « J'ai constaté que les étudiants avaient fait un morpion sur la cuisse d'une femme au scalpel », dit-elle, ajoutant avoir une fois « récupéré un corps qui avait des gants usagés dans le vagin ».

Outre le mépris des morts, le plus frappant n'est-il pas le mauvais traitement infligé aux vivants, ces préparateurs en anatomie à la fois mal payés, méprisés, sous-équipés, livrés à eux-mêmes, peu suivis médicalement alors qu'ils couraient de grands risques infectieux ? Est-ce cela qui leur a fait perdre tout repère, a annihilé chez eux toute humanité ? Est-ce parce que l'université les malmenait qu'ils se retrouvaient à martyriser les défunts dont ils avaient la responsabilité dans une sorte de reproduction de l'horreur, pris dans une spirale vicieuse ?

Ainsi, Frédéric n'a pas oublié l'été 2013. Lors de travaux dans le monte-charge, des frigos provisoires ont été installés au sixième. Il a donc fallu tout réorganiser. « Il nous est arrivé de transporter les sujets par l'ascenseur réservé au public, raconte-t-il. On les redescendait du sixième au cinquième étage, on les traînait dans leur housse dans les escaliers. On les portait au début, mais quand ils devenaient trop lourds, on les traînait, car on n'avait plus de forces. Dans ces conditions, il n'était plus possible de respecter les corps, c'était vraiment affreux. C'était inhumain, du travail de bagnards.

On s'est cassé le dos. D'ailleurs après ces trois mois, j'ai eu une hernie inguinale à cause des efforts et j'ai été opéré. » Et de faire ce terrible constat : « Ils m'ont détruit psychologiquement. Les conditions de travail étaient horribles. J'ai même pensé plusieurs fois à sauter du sixième étage du centre [...]. Personne ne nous a aidés. Dans ce travail-là, on nous a abandonnés alors que les chefs de service et l'administration étaient au courant. Le plus gros de ce dossier, c'est l'irrespect des corps, l'irrespect du personnel. »

Pascale, salariée à Descartes de 2013 à 2014, pense de même. « Je suis partie parce que je sentais que je mettais ma santé en danger et que je ne conservais pas les corps dans les conditions que j'aurais voulues. C'était contraire à mon éthique, déclare-t-elle. Un jour, il y a eu une fuite de la pompe à chlorure de zinc qu'on utilise pour les embaumements et ça a giclé partout. C'est un produit dangereux qui peut brûler la peau, [...] cet événement m'a fait prendre conscience qu'il fallait que je parte. » Ces risques pour quel prix ? 1 200 euros par mois.

Frédéric détaille l'équipement réduit au « strict minimum. La tenue de travail ? Chaussures, bottes, pantalon, blouson, lunettes de protection. Nous n'avions pas de masque. Pendant des années, on a respiré n'importe quoi à cause de la ventilation des frigos. Il n'y avait aucune règle d'hygiène et le chef de service se foutait complètement de la sécurité du personnel ».

Kévin renchérit : « À cette époque, il n'y en avait pas [de règles de sécurité]. On mettait des blouses et des gants, [...] c'est tout. On mettait des masques quand il fallait. Lorsque je suis arrivé, on m'a tendu un membre pour que je m'y accroche, ça devait être un test, probablement une sorte de bizutage. » Le même Kévin raconte une visite du comité d'hygiène, de sécurité et des conditions de travail, un mail du président de l'université juste « pour savoir s'il y avait un problème de tabagisme et d'alcoolisme ». Et conclut qu'il a été « livré » à lui-même, et a dû se « débrouiller très vite tout seul ».

À quoi étaient-ils réellement tenus ?

Réponse de Paul (deux CDD entre 2016 et 2018) : « En ce qui concerne le respect dû aux corps, il n'y a pas de règle vraiment écrite, [...] c'est nous qui avions chacun [notre] propre éthique. » Il ajoute : « L'ambiance était pesante, car il y avait une différence entre la vision des préparateurs et celle de la direction qui ne comprenait pas ce qu'on faisait et qui ne voyait que les chiffres. Nous étions très frustrés à cause de ça, car on essayait de nous faire passer pour des sagouins qui travaillaient salement. Il est vrai qu'il nous est arrivé d'enfreindre certaines consignes, car nous étions choqués de certaines consignes. Par exemple, il m'est arrivé, alors que Mme P. voulait qu'un corps soit mis à la crémation alors qu'il n'avait qu'une incision, de ne pas respecter ses consignes. En effet, éthiquement, cela me choquait d'incinérer un corps qui était encore très bien conservé alors qu'il pouvait encore être mis en salle. Je trouve que ce n'est pas respecter le souhait du défunt de ne pas utiliser son corps au maximum. »

Antonin résume : « Les préparateurs étaient livrés à eux-mêmes. Ils n'étaient pas encadrés du tout. Pour moi, les responsables sont les encadrants à tous les niveaux. » Il ajoute : « Si, au lieu d'essayer de faire bouger l'administration, j'avais poussé la porte d'un commissariat, les familles n'auraient peut-être pas appris tout ça comme ça[1]. Mais j'étais persuadé qu'avec tous mes signalements, ils ne pouvaient plus reculer. »

Gérard confirme : « Il aurait fallu de gros travaux, mais ça n'a jamais eu lieu. Les conditions de travail étaient déplorables, mais je les ai supportées parce que j'aimais ce que je faisais et, en plus, je trouvais intéressant de rencontrer des médecins, des grands professeurs. » Il ajoute : « À partir de 2011, on nous avait promis un plan, quelque chose qui devait coûter 9 millions d'euros, ensuite on n'en a plus entendu parler, et on en a à nouveau entendu parler, mais en fait ce n'est jamais venu. On est censé être *le* centre européen au niveau quantitatif et, en fait, les locaux étaient vétustes et beaucoup moins bien que les plus petits centres. J'ai eu l'occasion de visiter le centre d'Angers et c'est nickel. Je précise tout de même qu'ils gèrent beaucoup moins de corps (à peu près 120), cependant les locaux sont neufs et aseptisés, pas du tout comme ceux de Descartes. »

1. Dans la presse.

Kévin, lui, se souvient du choc ressenti lors de son premier jour de travail. « Venu la veille de [mon début de contrat], je suis entré dans les frigos avec Momo qui me présentait les locaux. Quand je me suis avancé, je me suis rendu compte que mon pied ne touchait pas terre. Quand j'ai levé le pied, j'ai vu [...] une oreille qui [avait] dû tomber d'un cours ; voilà ça donne tout de suite une idée de l'endroit où on est. » Ce qu'il ne comprend pas, c'est pourquoi « les donateurs n'[ont] jamais demandé à visiter les locaux avant leur décès ou même [à] savoir ce qui allait se passer. Évidemment, dans un local où on découpe les corps, il y a du sang. Mais [...] c'était vétuste, [...] les frigos tombaient souvent en panne. Ça, c'est anormal. J'ai dénoncé plusieurs fois nos conditions de travail, en vain ».

Benoît*, embauché en avril 2018 pour nettoyer et vider les chambres froides, fait le constat que l'impéritie de la gouvernance et le bordel ambiant remontent même à très loin. « Il y avait beaucoup de pièces anatomiques qui devaient dater de plus de vingt ans, note-t-il. Les membres étaient noirs alors que, lorsque c'est congelé, ça n'a pas cette couleur-là. Je pense que c'était dû au fait que les congélateurs tombaient régulièrement en panne. Donc les corps et les pièces anatomiques étaient congelés puis décongelés et recongelés au gré des pannes. » Certains étaient même rendus à l'état de squelette.

Il évoque un autre épisode traduisant les dangers encourus par tous au sein de Descartes. En juillet 2018, une fuite de formol lors d'un déplacement de congélateur l'atteint. Les pompiers viennent, tout le bâtiment est évacué et il fait une demande d'accident du travail. Or, « le même jour, il y a eu un autre incident, note-t-il. On était en train d'embaumer des corps et la pompe a eu une fuite. On s'en est rendu compte après ».

Un autre accident survient lors d'une sérologie de corps. La préparatrice touchée est envoyée à l'hôpital... car elle n'est pas vaccinée contre l'hépatite B, contrairement au règlement en vigueur pour travailler au CDC ! Le problème, c'est qu'à la direction, personne n'a contrôlé son carnet de vaccination.

Le 14 avril 2021, Kévin[1] est mis en examen pour avoir porté atteinte au respect et à l'intégrité du corps de personnes ayant fait don de leur corps à la science. Il est accusé d'avoir récupéré des dents en or et des bijoux, d'avoir donné des coups de couteau à des cadavres et de les avoir volontairement laissés à la merci des rongeurs. À propos des dents retrouvées chez lui, il a cette phrase : « Je ne savais même pas que c'était là. Je voulais essayer de [les] fondre pour voir comment [ça] faisait. Après ce n'est pas un but lucratif sinon je ne les aurais pas laissées sur mon balcon. » Kévin est bien sûr présumé innocent.

*

1. Contacté par l'auteure, Kévin nous a répondu : « Pourriez-vous me donner le nom du bel enfant de putain qui se permet de donner des informations sur moi ? »

Des enfants dans le frigo

Parfois, dans une enquête, on pense avoir touché le fond. Et vient le moment où s'ouvre une nouvelle porte qui – on le découvre alors, effaré – montre qu'il y a plus pénible, plus atroce. Pour le charnier de Descartes, ce fut le cas avec le traitement des enfants.

Alors que les dons de dépouilles de mineurs sont interdits en France, Momo raconte aux policiers un épisode prouvant que les frontières de l'abject peuvent toujours être repoussées.

« Un jour, explique-t-il, un corps d'enfant est arrivé au CDC et M. Auzoux[1] [...] m'a [...] demandé s'il y avait un enfant pour faire un squelette. » Il précise : « J'ai refusé de le faire » car, « psychologiquement, c'était impossible », et ajoute que le cadavre « est parti à la crémation après utilisation ». Il l'assure : dans les années 1980, le centre reçoit bel et bien des dépouilles de gamins. Il précise également qu'il lui est arrivé d'aller chercher des fœtus à Necker et à la maternité de la porte de Vanves.

Frédéric corrobore : lui-même a « vu des fœtus dans des bocaux ». D'où viennent-ils ? « Il y avait des professeurs qui récupéraient des fœtus dans les hôpitaux et qui les ramenaient au laboratoire.

1. Pour mémoire, c'est l'entreprise normande à laquelle le surnommé Momo livrait les squelettes revendus ensuite dans la boutique de la rue de l'École-de-Médecine, à Paris.

Une fois, ils ont découvert dans le congélo un petit de peut-être deux ou trois ans. Je ne sais pas d'où il sortait. Je n'ai jamais compris comment il était arrivé là. Je ne sais plus si c'était un garçon ou une fille. Je ne me souviens plus de l'année. »

Pascale, préparatrice à Descartes de 2013 à 2014, confirme : « J'ai vu des têtes d'enfant dans du formol, dans un seau qui datait de l'époque où on recevait des bébés au CDC. C'était le boulet dont personne ne savait quoi faire. Je ne sais pas ce que sont devenus ces seaux. »

Antonin, lorsqu'il évoque son arrivée en 2011, raconte de son côté : « Momo préparait son départ à la retraite. Je l'ai vu envoyer à la crémation des fœtus, j'en suis certain. Je ne sais pas d'où venaient ces fœtus, mais certains disaient que ça avait un lien avec Saint-Vincent-de-Paul [...]. En gros, les médecins prenaient un fœtus pour travailler dessus et comme il n'y avait aucun contrôle à Descartes, ça ne posait de problème à personne. »

Un événement, survenu en novembre 2011 dans le vestiaire, l'a particulièrement marqué. Comme Gérard partait en Thaïlande, Kévin a fait une plaisanterie très douteuse : « Si tu veux des enfants, t'as pas besoin d'aller jusque là-bas, j'en ai dans le frigo. » Choqué, Antonin réagit et demande à quoi il fait allusion. Kévin prétend qu'il s'agit d'une blague mais, pour en être tout à fait sûr, le nouveau venu se précipite dans la chambre froide. Dans le bas, au milieu du foutoir, il trouve effectivement « le corps d'un enfant de 4 ou 5 ans ». « J'ai pris une photo que j'ai [plus tard] effacée parce que je suis contre garder une photo de cadavre, mais je le regrette. [Avant] je l'ai montrée à Espérandieu. [...] Il était stupéfait. Il est gentil, mais il ne percute pas beaucoup. Il a appelé Vallancien, qui est venu constater. Vallancien[1] a donné la consigne de tout faire disparaître. Le jour même, avant la crémation [du petit corps], les autres préparateurs, pour la blague, ont demandé à Gérard de faire un prélèvement ADN sur l'enfant. Pour eux, c'était drôle de faire manipuler un corps à Gérard alors qu'il était ivre. Je précise que Gérard est complètement malade, alcoolique, il en est conscient, mais c'est une vraie victime du service. J'ai [...] signalé cette blague à Espérandieu[2]. Il est revenu en disant que c'était un métier difficile et que les préparateurs avaient besoin de décompresser. Quand j'ai signalé ces faits, j'étais sûr que c'était la fin et que ça allait passer au pénal, que les responsabilités allaient tomber, mais il ne s'est rien passé [...]. [Lorsque] Gérard a fait le prélèvement sur l'enfant (dans des conditions anormales, c'est-à-dire ivre, avec une pince coupante sur un corps décongelé), je me suis opposé à tout ça [...], mais j'ai ensuite récupéré le prélèvement qui était dans une sorte de mini-tube à essai et je l'ai déposé avec les prélèvements ADN des corps légués au centre, qui sont gardés dix ans je crois. Ce prélèvement était encore là en 2012, avant mon départ. [...] C'était plus un réflexe qu'autre chose. [...] Pour garder une preuve [...]. J'ai demandé la conduite à tenir pour quitter le centre. »

1. Contacté par l'auteure, Guy Vallancien n'a pas répondu à nos sollicitations.
2. Contacté par l'auteure, Daniel Espérandieu n'a pas répondu à nos sollicitations.

Benoît, embauché en avril 2018, a vu quant à lui des « bocaux contenant des corps de nourrissons formolés ». « Ça m'a vraiment marqué, a-t-il déclaré au magistrat. Mes collègues et Mme P. [les] ont également vus. Je précise que ce qui m'a étonné, c'est que Mme P. m'a demandé de mettre en cercueil ces nourrissons formolés. Or, chose que je ne savais pas, [...] ça ne se fait pas comme ça puisque lorsque je les ai mis en cercueil, ça m'a brûlé les yeux et le nez. En fait, ça aurait dû être évacué dans des fûts réservés aux déchets chimiques. »

*

Fin novembre 2019, le lendemain de la parution dans *L'Express* de mon article dénonçant le scandale de Paris-Descartes, un ancien préparateur des lieux m'a appelée pour me raconter le trafic mercantile de morceaux de corps auquel certains se livraient et les têtes, plongées dans les marmites avant d'être revendues. Comme avec le chirurgien du métro plusieurs années auparavant, je n'étais pas encore prête à entendre ces horreurs, et je n'en ai pas cru un mot. Je l'ai pris pour un illuminé, tout en notant néanmoins ses propos.

Il m'a fallu plusieurs mois pour, au terme d'une enquête approfondissant le sujet, menée avec Élodie Guéguen et diffusée en mars 2020 sur France Inter, recouper toutes ces assertions et prendre la mesure de l'ignominie : tout ce qu'il m'avait dit était rigoureusement exact.

Tout.

9

Dominique Hordé
La dépression et l'alcool

Certains préparateurs éprouvaient un malin plaisir à descendre prendre l'air dans la cour de livraisons vêtus d'une blouse ou d'un tablier taché de sang. Rejetés, stigmatisés par le reste du personnel, ils montraient, avec cette provocation, leur existence.

Le mépris de l'université envers le centre du don des corps avait pour conséquence l'abandon de ses équipes. Bien peu d'étudiants ou de membres du personnel universitaire connaissaient sa présence au sein du bâtiment. Si, au-dessus de la grande porte d'entrée, était inscrit le nom de la faculté de médecine, celle-ci avait depuis longtemps quitté la rue des Saints-Pères pour celle de l'École-de-Médecine, en face du siège. Désormais, c'étaient la biologie médicale, les mathématiques et l'informatique, les sciences humaines et sociales et leurs laboratoires de recherche qui occupaient les anciens pavillons de dissection et les amphithéâtres. Le CDC, ses salariés et ses morts se retrouvaient perdus au milieu de cet immense espace de 72 000 m^2.

À mon arrivée en 2016 n'apparaissait d'ailleurs aucune mention du CDC sur la plaquette de présentation de l'université ni sur le site de la fondation Paris-Descartes. Il m'a fallu interpeller les uns et les autres pour qu'il soit évoqué. Rares étaient en outre les interlocuteurs du siège acceptant que nos rendez-vous se déroulent dans mon bureau : la peur des cadavres, si proches, était un réel obstacle.

*

La gestion du service administratif comprenait de multiples tâches et nécessitait une grande mobilité d'esprit.

Il s'agissait d'abord de répondre aux demandes d'informations sur le don du corps, par courrier, au téléphone ou *de visu* avec les intéressés, d'inscrire les futurs donneurs et de leur envoyer des cartes, de prévenir qui de droit quand un nom nous avait été indiqué après la dispersion des cendres à Thiais, de veiller à la traçabilité et aux sérologies en relation avec les préparateurs, de s'occuper des transporteurs funéraires privés et de ceux de la Ville de Paris.

Ensuite, comme nous avions une centaine de conventions avec des organismes de formation, des associations ou des entreprises faisant appel à des anatomistes ou des chirurgiens pour assurer les cours, il fallait établir les devis, les factures, contrôler les mises à disposition dans les espaces de dissection et commander tout le matériel, y compris les cercueils.

Évidemment, nous connaissions les jours d'arrivée, de départ et de crémation, le sexe, l'âge, la provenance, le résultat des prélèvements sanguins, les dates et l'objet des dissections.

Au CDC, rares étaient les cadavres partant entiers au Père-Lachaise. Seuls les membres ou têtes mis à disposition dans une formation ou destinés à la recherche bénéficiaient d'une traçabilité. Congelés, ils étaient préparés très à l'avance et pouvaient ainsi être conservés longtemps – et, sans contrôle, disparaître. Avec le temps, il y avait aussi le risque que le numéro s'efface, interdisant toute traçabilité. Il convenait donc de mettre en place de nouvelles procédures et de répertorier et analyser tous les corps qui nous avaient été confiés. Mais de la théorie à la pratique, il y avait un gouffre. Et les – mauvaises – surprises liées aux désorganisations passées ne manquaient pas. Ainsi, j'ai découvert, plusieurs mois après mon entrée en fonction, dans un minuscule local fermé à l'arrière d'un pavillon dont j'ignorais jusqu'à l'existence, un congélateur rempli de têtes. À qui étaient-elles destinées ? Aucune idée.

Les administratifs étaient installés dans un bureau tout petit et très encombré. Au milieu de ce fatras, il y avait un grand meuble datant vraisemblablement de l'origine du bâtiment et contenant le double des cartes des donneurs, rangées par ordre alphabétique. À chaque fois qu'un corps arrivait au CDC, on vérifiait à l'aide de sa propre carte qu'on en avait une trace. Si le défunt et ses héritiers l'avaient perdue, ces fiches permettaient de la retrouver. Mais tous les donneurs n'arrivaient pas au CDC après leur mort. Soit parce que leurs proches n'avaient pas respecté leur volonté, soit parce qu'eux-mêmes avaient déménagé dans un autre département ou avaient changé d'avis. Résultat, les cartes s'accumulaient dans les tiroirs, ce qui était parfois source d'erreur.

Une amie m'a raconté qu'au moment de la fermeture, en 2019, elle avait reçu une lettre adressée à son arrière-grand-mère indiquant à celle-ci qu'elle ne pourrait pas faire son legs pour la science. Or la dame, décédée au début des années 1980, avait bien été accueillie au CDC qui, visiblement, n'en avait gardé aucune trace ! Au moment où ce courrier avait été rédigé, elle aurait eu 130 ans. En 2017, nous avions commencé l'informatisation des arrivées et des départs des donneurs, mais, manifestement, la gestion des anciens répertoires et fiches restait problématique...

Dans ce bureau situé quasiment en face de l'escalier, en dehors de l'enceinte du CDC, nous recevions les futurs donneurs, les familles, les enseignants et les transporteurs funéraires. Un accueil pas vraiment bien placé, ni propice à la solennité et à la sérénité attendues. Un espace au rez-de-chaussée du bâtiment aurait été plus adapté mais, aux

Saints-Pères, l'attribution des locaux était un véritable casse-tête et un objet de tractations systématiquement politiques.

Ainsi, Ilumens, au moment de sa création, avait été contre toute attente installée au sein des locaux du CDC. L'emplacement avait été attribué par le président de l'université de l'époque, Axel Kahn, qui n'appréciait ni Guy Vallancien, alors directeur du CDC, ni l'anatomie, peu intéressante à ses yeux même si, en 2010, il avait préfacé un livre sur le sujet. Lui avait préféré transformer un pavillon de dissection et les salles attenantes en lieux de formation sur mannequins, privant le CDC d'espaces utiles à ses formations. Pour atteindre la zone de dissection allouée à l'École européenne de chirurgie, structure privée dont Guy Vallancien était également le président, les corps passaient devant les emplacements où se tenaient les cours théoriques, les bureaux administratifs du CDC, une bibliothèque d'anatomie et les locaux d'Ilumens.

L'accueil du CDC partageait le palier du 5e étage avec la faculté de mathématiques et d'informatique. Comme il arrivait que des étudiants y jouent au ballon en criant et squattent le banc réservé à nos visiteurs, je les interpellais régulièrement en leur suggérant – gentiment – de donner « leur corps à la science »... Gênés, souvent, ils repartaient. D'autres se perdaient du côté du CDC, notre entrée n'étant pas sécurisée ! J'ai vu aussi des formations sans le moindre rapport avec l'anatomie programmées à deux pas des chambres froides sans que quiconque en soit conscient ou s'en offusque.

*

À mon arrivée, j'ai pris la suite d'un homme, en poste depuis une dizaine d'années, dans une université qui avait évolué, mais ne s'était pas préoccupée du mode de fonctionnement administratif du CDC. De fait, au sein de celui-ci, rien n'avait changé depuis son ouverture en 1953 ! Les répertoires papier où étaient enregistrées les informations sur les donneurs étaient les mêmes que ceux conservés aux archives, dont certains dataient de la fin du XIXe siècle. Les réservations de formations et du nombre de mises à disposition des corps se voyaient toujours inscrites au crayon, sur un grand planning format A3 conservé dans un tiroir du bureau de mon prédécesseur. Cette routine à l'ancienne connaissait des ratés. Après le départ de mon prédécesseur, nous avons eu quelques sueurs froides, le planning n'étant pas à jour.

Quant aux préparateurs, ils étaient informés, semaine après semaine, de l'activité, donc privés de toute visibilité sur les moyen et long termes. Il était urgent de tout remettre à plat, d'informatiser le service et de permettre à chacun d'accéder au calendrier – qui serait désormais affiché dans le bureau des préparateurs – depuis un ordinateur et même une tablette. Avec l'équipe, nous avons aussi réorganisé le bureau de l'accueil, histoire de le rendre le plus convivial possible, faute de pouvoir le rendre confortable, grâce à du mobilier inutilisé trouvé dans un autre service, et à l'installation de quelques plantes.

Avec 660 dons et 1 200 mises à disposition en 2016, l'activité était dense. Mais le personnel demeurait peu nombreux : un directeur bénévole (Richard), une secrétaire générale (moi), une équipe administrative composée de deux, puis de trois personnes et les garçons de laboratoire, *a priori* cinq au départ, mais bientôt quatre.

Dès notre premier rendez-vous, Richard m'a prévenue que les équipes n'étaient pas faciles à gérer, ce qui voulait tout et rien dire à mes yeux. Si j'ai vite découvert le royaume des préparateurs et leur fierté de travailler à Paris-Descartes, j'ai compris dans le même temps que j'avais mis les pieds dans un univers de souffrance, de violence et d'emprise psychologique... de mal-être, en somme, où dominait la peur de manquer. Manque de matériel, de subsides, de soutien, de formation aussi. Ici, le quotidien était fait de dépressions, de colères, de corps vivants abîmés et malmenés, de morts profanés. Un monde clos, fermé, dur, où l'alcoolisme était très présent, où les bouteilles faisaient partie des cadeaux des enseignants aux membres de l'équipe. Un professeur n'avait-il pas organisé un pot, une fin d'après-midi, pour ses chirurgiens, en voulant inviter un préparateur pourtant malade ? Requête à laquelle je m'étais opposée, arguant de l'importance de l'abstinence durant les heures de travail, ce qui avait déplu aux deux hommes.

*

Renée, secrétaire administrative, la cinquantaine, était la plus ancienne du centre avec Gérard, un préparateur. Cette femme aux tenues colorées et audacieuses répondait aux courriers, mails et appels téléphoniques. Un poste difficile, dont certains aspects lui pesaient. Elle vivait mal, en effet, les relations avec les familles et cela la perturbait. Car nous n'étions pas uniquement en contact avec des morts ; il convenait aussi d'échanger avec des parents, parfois, des frères et sœurs, des enfants et même des petits-enfants. Or le don d'un proche pouvait engendrer une immense tristesse, le sentiment d'avoir été abandonné, et générer des réactions douloureuses, voire violentes. J'ai moi-même recueilli des témoignages poignants de descendants anéantis par la décision de leur proche. Ces échanges complexes, Renée les assumait avec courage. Mais la pression lui pesait. Or, ici, tout pouvait prendre des proportions graves. C'était à elle par exemple que revenait la gestion des sérologies effectuées sur les défunts. Or la moindre erreur de report sur la positivité d'un cadavre pouvait avoir une incidence lourde – par exemple un risque de transmission du VIH ou d'hépatites B et C – pour les préparateurs comme pour les participants aux formations. Face à son stress, je lui ai suggéré de postuler à d'autres fonctions au sein de l'université, mais elle s'y est refusée.

Si j'ai été surprise par le style décalé d'un autre salarié, avec sa longue queue-de-cheval, sa barbe fournie, ses grands tee-shirts punk et les shorts qu'il portait dès qu'il faisait chaud, ce secrétaire était d'une remarquable efficacité. Très organisé, d'humeur toujours égale, il tenait le service qui reposait entièrement sur ses épaules. « On n'est pas ici par hasard », m'a-t-il glissé un jour, même s'il ne m'a jamais confié les raisons intimes de son embauche.

L'équipe a été renforcée, en juillet 2016, par l'arrivée d'un troisième secrétaire que Richard Douard avait proposé parce qu'il travaillait dans l'ancienne mairie de son père, près de La Rochelle. Cet homme très compétent s'est avéré d'une aide précieuse.

*

Parmi les préparateurs, j'ai fait la connaissance de deux nouveaux, des jeunes recrutés en contrat à durée déterminée, et de deux « anciens ».

Parmi eux, une femme qui avait toutes les qualités requises pour un tel poste, y compris la force physique nécessaire pour manipuler les corps. Elle savait aussi se faire respecter par ses collègues, les profs et les étudiants, milieu pourtant essentiellement masculin. J'ai rencontré un autre personnage qui a d'emblée montré sa volonté d'apprendre et son amour pour son métier, dénominateur commun à toute l'équipe présente. Si l'un d'eux s'est avéré d'un tempérament bouillonnant, un autre dégageait un calme olympien, du moins en apparence, qui frisait la nonchalance.

Au sein du centre, plusieurs préparateurs connaissaient des problèmes de santé récurrents, en particulier des vomissements. J'en souffrais pour eux, gagnée par l'impression qu'ils vomissaient cette vie. Malgré ma volonté d'améliorer leur situation, nos relations se dégradèrent progressivement.

Gérard, la petite cinquantaine, était le plus âgé et le plus ancien de l'équipe. Dès la première semaine, j'ai aussi compris qu'il avait des problèmes d'alcool, sujet dont il était conscient et dont nous parlions ensemble. Rapidement, je me suis rapprochée des ressources humaines et de la médecine de prévention afin de connaître mes marges de manœuvre et de savoir comment l'accompagner au mieux en vue d'une cure de désintoxication. Selon moi, il aurait dû quitter le CDC pour travailler dans un meilleur environnement, mais, comme il l'a confié, partir lui faisait peur. Si je l'ai croisé dans de grands états de souffrance, jamais je ne l'ai vu ivre. De toute l'équipe, c'est lui qui se montrait le plus diplomate, jouait notamment l'arbitre entre deux autres, passait chaque jour me voir pour discuter et échanger sur tout et rien.

Son rapport avec Kévin était autrement plus complexe, fait d'un mélange de crainte et de fascination. Gérard le défendait systématiquement, alors que ce dernier le maltraitait. Il a vraiment commencé à s'exprimer et à parler de ce qu'il vivait au CDC quand, début 2018, le même Kévin a menacé de l'égorger. Un déclic s'est alors opéré en lui. Il m'a raconté la trouille qui lui broyait le ventre, les accès de rage de Kévin, les corps lacérés au couteau dès que ce dernier était en colère.

Personnellement, Kévin m'a d'abord impressionnée par sa passion pour son métier et son investissement. Présent en permanence, samedis compris, il semblait tout savoir et gérait tout au CDC, de la fermeture à l'ouverture des chambres froides. Chef des têtes après le départ de Momo, il était le seul à avoir le droit de les découper et refusait de travailler en binôme. Personne n'avait sa faveur, à part l'une de ses collègues qui l'a acquise peu à peu, et avait en commun avec lui les colères. De fait, il était préférable de ne pas le contredire et mieux valait être de son côté. Malgré, ou grâce à, ces excès, il était admiré de tous, notamment pour son charisme et une générosité qui se traduisait par l'organisation de grands repas pour toute l'équipe, dont il s'estimait le patron, roi absolu dans son espace.

Il lui était insupportable que je m'immisce dans son domaine. Afin de l'aider à constituer un dossier de candidature pour un avancement, je l'ai interrogé sur ses motivations. Il m'a expliqué être très fier d'occuper ce poste unique, que nul autre en France n'avait les mêmes responsabilités ni ne gérait autant de corps que lui. Kévin ne faisait confiance à personne, craignait de perdre sa liberté, avait peur de manquer, d'où l'accumulation – défiant l'entendement – de têtes dans la chambre froide, réelle angoisse chez lui.

Sa violence verbale, ses colères homériques et ses obstructions face à toute velléité d'amélioration étaient telles qu'elles m'ont plongée dans un état de sidération. Encore aujourd'hui, je ne supporte plus les cris, parce qu'ils me renvoient systématiquement à ce que j'ai vécu – entre autres avec lui – au CDC. Je garde même en moi la peur qu'il me retrouve et me fasse du mal, voire s'en prenne à mes proches. Cela peut paraître irrationnel, mais tout ne l'était-il pas aux Saints-Pères ?

Il y avait un cinquième préparateur, mais celui-ci était en arrêt maladie à mon arrivée. Ancien responsable de l'équipe, il avait été remplacé par Kévin. Je ne l'ai jamais rencontré, mais l'ai eu à plusieurs reprises au téléphone : un homme à bout, tant physiquement que moralement, ainsi qu'il me l'a confié. Après plusieurs mois, il a pris de nouvelles fonctions au sein de l'université. Manifestement, profondément traumatisé, il ne voulait plus retourner aux Saints-Pères et se retrouver face à ses anciens collègues.

Kévin avait – il me l'a dit – peu d'estime pour lui et le trouvait incompétent. Avec le temps, je me suis rendu compte que Kévin critiquait tout le monde, y compris de nombreux enseignants. À ses yeux, tous étaient coupables d'en connaître moins que lui.

*

Les recrutés avaient souvent un parcours en thanatopraxie, discipline consistant à préserver les morts de la décomposition naturelle et à les préparer avant des funérailles. De fait, une partie du cursus concerne l'anatomie, connaissance indispensable pour entrer au CDC. Reste que ces techniques peuvent paraître éloignées du métier de préparateur, pour lequel il n'existe aucune formation dédiée. Une autre carence à combler.

Par ailleurs, le travail des préparateurs – donc leur profil – diffère d'un centre à l'autre selon le besoin ou non de mises à disposition de pièces anatomiques, qui nécessitent de prélever des membres, des têtes – vidées de leur cervelle pour certains – ou des organes. Le CDC le faisait pour Carmat, la société mondialement connue spécialisée dans la conception d'un cœur artificiel, qui avait signé une convention de recherche avec Paris-Descartes afin de bénéficier de ces organes, qui n'avaient donc aucune vocation à être greffés. Par la suite, faute d'autorisation pour recruter des préparateurs en contrat à durée déterminée et pour pallier les absences et renforcer l'équipe, ont été embauchés des intérimaires qui ne bénéficiaient pas tous de cette formation en thanatopraxie.

Le travail des préparateurs commençait au rez-de-chaussée, du côté du quai de livraison de la cour commune à l'ensemble des bâtiments des Saints-Pères où les transporteurs funéraires déposaient les corps. Les chariots, avec cadavres sous housse ou dans des cercueils, parcouraient alors le même chemin que les fournitures de meubles ou de matériels destinés à l'université...

À l'heure du déjeuner, la plupart du temps, l'équipe administrative retrouvait les préparateurs et leur salle du sixième étage se transformait en cuisine. Longtemps, ce mélange des genres (nous étions à quelques mètres des salles de dissection) n'a posé aucun problème. Mais en 2016 la médecine du travail a soulevé la question des vaccinations contre l'hépatite B et le tétanos. Si, de mon côté, j'avais fait le nécessaire dans la mesure où je rentrais régulièrement dans les frigos, bien des salariés n'avaient reçu aucune injection. L'alternative était la suivante : soit chaque administratif était immunisé et pouvait continuer à se rendre au sixième, soit il refusait et devait se cantonner aux espaces dits « propres ». C'était un problème, déjà soulevé en 2012, pour les plombiers qui ne pouvaient pénétrer dans les lieux de dissection ni se trouver à proximité des chambres froides s'ils n'étaient pas à jour de leurs vaccins. Conséquences : le CDC ne pouvait bénéficier que de peu d'interventions d'ouvriers. Certains salariés refusaient aussi de s'y rendre pour des raisons religieuses. Ainsi l'accumulation des rejets, des interdits et des peurs pesait-elle lourd dans la gestion des lieux.

La protection (physique et psychologique) comme la sécurité des équipes étaient à mes yeux essentielles, d'autant que la configuration et l'aménagement des locaux étaient contraires à la réglementation sur bien des sujets. J'avais l'expérience de l'Opéra de Paris où les consignes étaient strictement appliquées, sans aucune dérogation possible. Alors que toutes les structures de l'université devaient avoir un référent prévention travaillant en liaison avec l'ingénieur de prévention des risques professionnels, ce n'était pas le cas au CDC. Dès 2016, j'ai demandé à bénéficier d'une formation sur ces points. Elle s'est avérée généraliste mais m'a permis de repérer les signaux d'alerte et les domaines dans lesquels des améliorations étaient possibles. Kévin l'a suivie en 2017, sans grande motivation ni conviction.

La mise en place de formations en l'état de dégradation du CDC n'avait rien de simple. Cela répondait à un engagement de l'université vis-à-vis de notre ministère de tutelle. En vue de la première d'entre elles, commune à tout le personnel, les équipes ont listé, à ma demande, leurs questions sur les risques biologiques, car je voulais qu'on soit au plus proche de la réalité, de ce qu'elles vivaient. L'une des participantes m'a reproché d'avoir organisé ces séances et questions pour que les préparateurs puissent vivre plus longtemps et être ainsi encore plus exploités... Elle a ajouté : « Si je veux mourir jeune, c'est mon problème et pas celui de l'université. » Le propos m'a effarée ! J'étais effondrée. J'ai alors pensé aux générations de travailleurs décédés prématurément faute de mesures de protection, à tous ceux qui s'étaient battus pour les obtenir. Bien sûr, je pouvais comprendre cette colère, mais une fois de plus, une action visant à améliorer la situation se heurtait à un refus. À Paris-Descartes, tout était gelé... sauf les frigos.

Ces formations ont au moins été utiles par leur aspect pratique. Elles ont aussi permis la prise de conscience que les champignons qui se propageaient sur les corps pouvaient être dangereux pour l'équipe. Une étude a été lancée pour analyser leur impact et, heureusement, a conclu à l'absence de danger. Avant mon départ, dans le cadre du plan d'urgence que j'ai proposé, j'ai fait signer un devis pour le nettoyage et la décontamination des chambres froides, qui n'avaient jamais été effectués. Cette notion de décontamination n'avait d'ailleurs jamais été abordée dans aucun rapport.

Dans un mail du 24 mai 2018 adressé au DGS, à la DRH et à la médecine de prévention, j'écrivais : « Les préparateurs aiment aussi découper des pièces anatomiques et je suis en train de les priver de cette tâche. Il faut trouver les moyens d'accompagner cette équipe dans ces changements et que je ne porte pas seule cette tâche. Changer, c'est pour eux aussi ne pas les accepter tels qu'ils sont, c'est-à-dire des gens qui aiment découper des corps et qui n'ont pas de problèmes pour conserver des corps totalement dégradés. [...] Il y a aussi une formation nécessaire sur les questions d'éthique et l'environnement juridique, pour objectiver la situation, sans les remettre en cause directement. »

10

Richard Douard
Les intouchables

Je ne suis pas particulièrement sensible. Baignant dans ce milieu depuis longtemps, j'ai l'habitude de vivre avec les horreurs, c'est mon job. À l'hôpital, au bloc, la chirurgie de ma spécialité peut être repoussante en cas de nécrose intestinale, d'ouverture du tube digestif ou de péritonite. On met les mains dedans, ce qui explique, quand on a le temps d'y penser, pourquoi on enfile un tablier : pour se protéger des projections. Anatomiste depuis plus de vingt ans, j'ai par ailleurs disséqué régulièrement aux Saints-Pères, où j'ai travaillé sur des cadavres d'une fraîcheur toute relative. Mais quand je pénètre en 2014 dans ces chambres froides, j'éprouve un sentiment très différent de tout ce que je connais déjà, à cause de l'odeur, du nombre et, disons-le, du désordre. Je me retrouve face à un chaos crasseux, à un capharnaüm oppressant. Je ne suis pas dans le frigo d'une boucherie – il serait bien mieux rangé et beaucoup plus propre ; je ne suis pas non plus dans une sépulture – ce devrait être le cas –, mais dans un vulgaire lieu de stockage. Pire, dans un charnier. Avec des morts très pâles, très blancs, entassés là, pêle-mêle, sur des chariots en métal, avec ou sans tête.

Si, en entrant dans un CDC, le donneur perd son identité, ici, la chosification est totale, obscène. Des corps pendus comme des gigots m'auraient moins choqué. Certains ont une tache verte sur le ventre, premier signe de la putréfaction quand les pigments des selles commencent à attaquer la paroi abdominale. D'autres, arrivés plus récemment, semblent dormir. Il y en a dont les membres ont été disséqués et d'autres, intacts. Dans un bordel parfait, tous sont mélangés à différents stades de leur séjour et de leur décomposition. Peut-être en 1953, au lendemain de la guerre et de sa longue litanie d'atrocités, pouvaient-ils être vus comme des corps ? Pour nous, aujourd'hui, ce sont des gens, des êtres humains, et c'est bien ce qui rend cette vision insoutenable.

Il y a peu de racking, c'est-à-dire d'étagères pour ranger chacun d'entre eux à une place dédiée. L'encombrement n'est pas toujours le même. Lors de visites organisées, donc prévues, l'endroit est un peu plus présentable, car il est préalablement arrangé. L'odeur est âcre, mélange de putréfaction et de viande froide. Au fond, je le sais, il y a un congélateur avec des membres, mais je n'y suis pas allé plus d'une fois. Les pièces sont gardées là, en tas, pour être utilisées en cas de besoin. Clairement, on n'est pas dans le rationnel, il y en a beaucoup trop et certaines datent. Quand, en 2017, l'ordre est intimé de vider cette réserve, il est difficile à faire passer, car les préparateurs ne veulent pas risquer de manquer. Entre les corps nus et pas bien alignés, les cercueils que l'on ne sait pas où mettre, les vieilles coupes anatomiques qui traînent, ces frigos font penser à une brocante oppressante.

Plus que l'odeur, c'est la vue de ces gens qui me bouleverse. Il faudrait les couvrir, les ranger, donner une place à chacun d'eux, autrement dit, leur montrer plus de respect.

*

Au-delà des conditions de conservation, les locaux eux-mêmes constituent une partie du problème. Les carreaux de style coquille d'œuf des chambres froides sont identiques à ceux des innombrables couloirs dans lesquels on se perd. Les préparateurs y disparaissent facilement, si bien que surveiller quelqu'un s'avère très compliqué. Cette architecture est conçue pour impressionner, écraser, et c'est exactement la sensation qu'elle engendre. Les escaliers comme les plafonds sont immenses, glacials, autoritaires. J'y ai passé des concours avec, à chaque fois, un sentiment particulier en franchissant ce vaste hall.

Tout commence par la façade. En descendant la rue des Saints-Pères depuis le boulevard Saint-Michel, on voit les cartouches représentant les grands médecins de l'Antiquité dans des scènes allégoriques – Gallien y est par exemple croqué dans un cabochon. Cette architecture néoréaliste – mi-fasciste, mi-communiste – des années 1930 et 1940 donne de la solennité, du mystère et, surtout, un brin d'angoisse aux lieux. On y respire le culte du progrès, l'affirmation du collectif sur l'individu, de l'histoire sur le présent. Construit à partir de 1936, dans un style Art déco par Louis Madeline, le bâtiment n'est ouvert au public qu'en 1953. Ses dimensions imposantes sont celles d'une cathédrale, il fait peu de cas des corps des morts comme des vivants. Le sol en pierre, les murs, tout est d'époque. Comme les chambres froides. Difficile de refaire les peintures dans cette immense salle.

Il n'y a pas ou très peu d'ascenseurs, car ils sont réservés aux professeurs. Les carabins montent par un grand escalier, double jusqu'au cinquième, et occupant une place considérable. Tout ici est démesuré. L'amphithéâtre Binet, dans lequel j'ai donné des cours, comporte 800 sièges. L'espace perdu en marches monumentales, en hauteur sous plafond semble nous rappeler notre insignifiance face à la science, à l'histoire, au progrès. Entre ces murs, on ne se révolte pas. On se tait. C'est tout.

*

Je découvre le CDC en 1996 quand, étudiant en anatomie clinique abdomino-pelvienne pendant mon service militaire, je rencontre les préparateurs au cours de séances de dissection.

Le premier d'entre eux, Momo, est respecté. Trapu, faciès rubicond, tête large, cheveux blancs, il est toujours vêtu d'un tablier. Très professionnel, il a tout compris à la secte très étrange des anatomistes. Nous le croisons souvent. Des années plus tard, vers 2008, un collègue me suggère de lui faire un cadeau afin de le remercier de son travail. Comme au Fer à Moulin, il est habituel de donner un billet pour avoir son sujet. J'offre donc une bouteille de whisky et elle est, je crois, très appréciée. Momo, avenant, tient les frigos d'une main ferme. Bien sûr, sa réputation soufrée a filtré et il se raconte qu'il trafique, même si, personnellement, je ne verrai jamais rien. Des pièces sortent du centre sans autorisation (mais cette notion est-elle alors seulement connue ?), dit-on. Toutefois les anatomistes ont besoin de lui car il sait choisir les corps, regarder s'ils ont des cicatrices, préparer les morts, lui qui a tout appris au contact des enseignants. De fait, il comprend leurs codes, le *cursus honoris*, comment l'on devient interne, assistant, puis maître de conférences universitaire avant, à force de travail, d'abnégation, de soumission et, évidemment, de labeur, d'être nommé professeur.

Il part à la retraite en 2011 et, lorsque je deviens directeur trois ans plus tard, je fais tout mon possible afin qu'il ne revienne pas. Or, peu après mon arrivée, il est signalé dans les locaux, où il affirme apporter des viennoiseries pour que les étudiants puissent se restaurer à la pause. À cause de cette pratique hallucinante au moment même où je souhaite remettre de l'ordre, notamment connaître toutes les entrées et les sorties du lieu, je fais prévenir la sécurité et le directeur général des services ; le retraité de 71 ans reçoit un rappel au règlement par lettre lui signifiant qu'il n'a plus le droit de venir sur son ancien lieu de travail. Il faut faire cesser les dérives.

En dépit des exactions d'un certain nombre d'entre eux, j'ai une sorte d'affection pour les reclus que sont les préparateurs. En 2014, ils sont trois – plus tard, cinq – à officier dans ces grands locaux si froids. Ils ressemblent à des garçons bouchers avec leurs blouses et leurs tabliers en coton, voire à des écorcheurs d'abattoir quand ils enfilent, en plus, des bottes blanches en caoutchouc. À plusieurs reprises, je me rends dans leur espace de détente au sixième, à côté des zones de dissection situées à deux pas de la pièce d'embaumement – que Dominique Hordé essaiera de réformer. Dans cet espace spartiate, un squelette trône dans un coin, un frigo, une table, quelques chaises, des vestiaires font office de mobilier. Du rudimentaire.

Leurs caractères, eux, sont forts. Directs dans leurs contacts avec les autres, si un assistant n'a pas tenu sa salle ou a laissé des lames dans un sujet, ils savent le rudoyer. Avec moi, d'emblée, ils se montrent déférents, même s'ils ne parviennent pas à masquer leurs opinions politiques souvent extrémistes, notamment lors des élections présidentielles. Marine Le Pen fait un tabac dans les frigos et au secrétariat, parfaite illustration du vote des laissés-pour-compte, des oubliés.

L'un d'entre eux, chacun le sait ici, est alcoolique ; un autre, grand et mince, affiche un physique inquiétant : son visage émacié au rictus permanent semble idéal pour jouer le rôle d'un tueur psychopathe. Je sens vite que bout en cet homme un peu obséquieux avec moi une vraie violence, qui fait peur. Ne m'a-t-on pas déjà rapporté qu'il a mis à la disposition – de façon consciente et volontaire – de l'un de mes collègues et ami, noir, un cadavre VIH sans, évidemment, l'en avoir informé ? Je n'ai jamais pu m'empêcher de penser que son mobile était raciste. Un autre, malade, vient un jour me dire adieu en expliquant qu'il a réuni un pécule pour aller mourir en Crète et tient à me saluer avant son départ, démarche très touchante qui me met l'œil humide. Leur travail, *a fortiori* dans les conditions où ils l'exercent, est inhumain et eux-mêmes ont beaucoup perdu d'humanité. Mais comment être sain d'esprit en accomplissant cette tâche, dans de tels lieux ?

Sans compter le poids du regard des autres. Le personnel du CDC, des préparateurs aux équipes de bureau, est en effet ostracisé par le reste de l'établissement. Intouchables de la faculté, parias abandonnés de tous, ils représentent la morgue, les étages où l'on a peur de s'aventurer au risque de croiser un cadavre. Alors on ne leur parle pas, on les évite. Les salariés musulmans de l'université répugnent par exemple à venir au centre, anatomie et religion ne faisant pas bon ménage, ce qui pose des problèmes pour le nettoyage des locaux.

Cette solitude et ce mépris attirent, je l'avoue, ma sympathie pour eux. Je les vois un peu comme des soldats oubliés dans une enclave d'un autre temps, se battant pour une activité que personne, finalement, ne semble plus vouloir défendre. Tous ont un immense respect pour les enseignants, les écoutent, ce qui m'a toujours frappé. Comme nous connaissons le corps humain, sommes médecins alors qu'ils n'ont pas fait d'études, ils se montrent loyaux envers la science qu'ils estiment servir. Ne pas honorer une mise à disposition, ne pas avoir de dépouilles à fournir est, à leurs yeux, inenvisageable, car ils prennent leur mission au sérieux ; il en va de leur honneur, du service qu'ils doivent accomplir. Les considérations éthiques leur sont souvent étrangères, mais comment pourrait-il en être autrement avec une telle organisation, un tel matériel et, avant l'arrivée de Dominique Hordé, sans réel encadrement ? Quant à imaginer qu'ils vont se laisser diriger par un non-préparateur ou un non-anatomiste qui ne serait pas au fait de leur tâche, c'est parfaitement illusoire.

Comprenons-nous bien, les préparateurs sont indispensables dans un laboratoire comme celui-ci. Parce qu'ils réalisent les embaumements, choisissent le plus adéquat en fonction de la partie étudiée, coupent un bassin, un bras, une tête. Parce qu'ils ne sont pas simplement là pour présenter un mort, mais pour le préparer, contrairement à l'école du Fer à Moulin où aucun démembrement n'est effectué, où les appariteurs se contentent de proposer des mises à disposition. Si on supprimait leurs compétences, de centre d'anatomie, le CDC deviendrait un simple institut médico-légal, voire un funérarium.

Bien sûr, le démembrement peut choquer le grand public, mais celui-ci doit comprendre qu'il n'est pas possible d'étudier les dents sur un corps entier, et qu'il faut donc une tête ; même chose pour travailler sur un bassin. Un cours sur un bras permet à chaque étudiant de regarder ce membre autrement et de pouvoir se grouper autour. Quand on pratique des injections pour mettre en évidence des structures d'un organe, l'utilisation d'une « pièce » a l'avantage de les montrer plus précisément. Autant de gestes impossibles sans ces personnels indispensables.

*

Aux Saints-Pères, les conditions de travail des équipes sont particulièrement horribles, je le sais avant même d'arriver puisque Guy Vallancien me l'a raconté. Mais le constater est plus effarant encore.

Dans la zone de conservation, au cinquième étage, se trouve un couloir transversal. L'espace est étroit et il n'est pas facile d'y officier. Les préparateurs ouvrent donc les frigos et s'affairent dans le froid. J'ai du mal à imaginer que la situation ait été meilleure à l'inauguration des lieux, en 1953, même s'ils devaient être un peu moins sales. Depuis, le temps s'est arrêté et les matériels ont vieilli, figés.

Au-dessus, au sixième, se déroulent les embaumements. C'est assez glauque, les corps nus et découverts restent perfusés plusieurs jours au milieu des salles de dissection, souvent avec une couche hygiénique pour éviter qu'ils se vident. Plusieurs alertes des services de la Ville de Paris ont mis en évidence des taux excessifs de chlorure de zinc dans les égouts du quartier. L'une d'elles m'a été signalée, début 2016, par l'université à la suite d'un contrôle des eaux usées réalisé le mois précédent. Ce produit toxique et les effluents devraient être stockés dans une cuve à part, mais toutes les mesures n'ont pas été respectées. La solution ? Changer le liquide de conservation plutôt que les mauvaises habitudes[1].

En somme, ici, on travaille dans le froid, la saleté, les odeurs et la mort. Impossible de l'oublier. Même si les frigos sont fermés, il traîne des têtes, on nage dans des déchets, dans la crasse. Alors qu'au CDC de Lille, rien ne dépasse, on peut s'y promener en civil et se croire dans un laboratoire médical quelconque. Si l'hygiène y est au summum,

1. Dans les années 1980, de l'acide chlorhydrique a été utilisé pour les injection-corrosions du foie par plusieurs professeurs, sans aucune règle de sécurité, sans recueil spécifique, hotte aspirante, mesure de protection...

aux Saints-Pères tout est resté bloqué à une autre époque. Les normes générales sont obsolètes, on ne distingue pas les zones de dissection de celles des cours. En théorie, les frigos sont clos, mais les personnels de sécurité ont un double des clefs et si les préparateurs ne sont pas présents, il n'est pas rare de les voir ouvrir les portes aux enseignants afin qu'ils se servent directement. Ambiance open bar.

*

À mon arrivée en 2014, j'explique à l'équipe des préparateurs être vraisemblablement la dernière chance du centre. Le propos n'est pas prétentieux, mais la traduction d'une réalité crue : il faudra le rénover entièrement ou le fermer. Je leur fais donc part de mes objectifs : la nécessité d'une rigueur éthique, scientifique et budgétaire, mon désir de bien tracer tout ce qui y entre et en sort. Je le vois d'emblée : ils ne me prennent pas au sérieux. Je suis jeune, j'ai 45 ans, ils en ont vu d'autres. Et quand je leur dis : on va changer le CDC, les travaux ne peuvent pas ne pas être lancés, des engagements ont été pris par l'université, on va réussir, j'en suis sûr, ils n'y croient pas parce que des discours de ce genre, on leur en a déjà tenu. Je cherche à obtenir leur adhésion, mais ils doutent : avant moi, tous les autres ont échoué, pourquoi y parviendrais-je ?

J'apprends, une autre fois, qu'en l'absence de personnel, un samedi, le service de la sécurité est venu ouvrir les frigos à un enseignant qui s'est servi pour faire un cours sur des têtes. Le responsable administratif m'aide dans la foulée à édicter une règle : sauf en cas d'incendie, l'accès est réservé aux préparateurs ou, à défaut, à la direction du CDC. Je n'avais pas envisagé que le centre soit ouvert à tous les vents.

Ce n'est que le début de mes constatations. Je découvre bientôt que les frigos ne sont pas gérés correctement parce que les membres de l'équipe se querellent. Pour remédier au problème, je mets en place une réunion hebdomadaire afin que le responsable (qui refuse de regarder à l'intérieur car il est trop impressionné et, parce que n'étant pas préparateur, on ne le laissera, de toute façon, pas entrer) fasse quelques mises au point, à commencer par la mise à disposition des sujets qui se trouvent au fond des chambres froides au lieu de se contenter de se servir de ceux qui sont placés sur le devant. Ce mode opératoire n'est visiblement pas évident pour tout le monde alors que disposer de corps frais nécessite une grande rigueur. En pratique, beaucoup des dépouilles conservées au CDC sont inutilisables, très abîmées, ayant attendu trop longtemps depuis leur arrivée. À cause du laxisme installé, les échanges entre préparateurs sont houleux, chacun accusant l'autre de ne pas faire son job. Tandis qu'il faudrait mettre à disposition les donneurs au fur et à mesure de leur arrivée, et les envoyer à la crémation quand ils ne sont plus présentables, faute de roulements, les sujets se dégradent.

Je comprends rapidement que les espaces de conservation sont en autogestion. Et je m'en ouvre au responsable. « J'ai besoin d'un chef avec un képi, un sifflet et une manivelle. Les deux premiers pour les rappels à l'ordre et le troisième, pour bien remonter tout le monde et faire appliquer les bonnes règles », lui dis-je. L'université met une annonce. On essaie d'embaucher un ancien adjudant de l'armée, mais la recrue renonce. Le contact avec les cadavres ne lui convient pas, les préparateurs sont très violents entre eux, s'engueulent et en viennent parfois aux mains.

Si leur comportement est inadapté, il en va de même pour le secrétariat du CDC qui fonctionne avec des procédures obsolètes. Il faut remettre de l'ordre. Dominique Hordé est recrutée, à ma demande, comme nouvelle secrétaire générale. Ensemble, nous essayons de rationaliser ce qui ne l'est pas. Nous partageons une vision éthique, une volonté de sauvegarder la dissection et l'anatomie. Et nous insistons pour que tout ce qui sort du centre soit tracé.

Malgré ces nouvelles consignes, un préparateur met rapidement, sans aucune convention, donc illégalement, un cadavre à disposition d'un professeur non chirurgien qui débarque avec ses enfants, dont un mineur – qui plus est en plein plan Vigipirate et panne de frigo –, pour leur montrer l'intérieur d'un corps. Certes, la volonté pédagogique est manifeste, néanmoins, ces enfants ne sont pas étudiants en médecine, leurs noms n'ont pas été déposés au service de sécurité, aucune demande n'a été formulée, le groupe est venu comme on se rend au spectacle. Alors que cette dissection sauvage me paraît surréaliste, dans la hiérarchie, elle ne semble poser problème à personne. L'intéressé le dira d'ailleurs : vu ce qui se passe au CDC, cet événement est négligeable. Assurément, on est chez les fous.

Le directeur général des services de l'université ne veut pas que l'affaire prenne de l'ampleur parce que l'enseignant concerné est connu – sa sœur a été collaboratrice de Nicolas Sarkozy à l'Élysée –, et parce que, lui aussi, estime que l'affaire n'a rien de grave. Je réunis le comité éthique. Le DGS attend de l'un de ses membres, Nicolas Baverez, qu'il me calme. Peine perdue, ce dernier est sur la même longueur d'onde que moi : lui aussi estime que cette dissection sans autorisation et en présence d'un enfant est très problématique, alors qu'il connaît lui-même le professeur. Malgré une lettre au doyen, au président, j'obtiens tout juste qu'on envoie à l'enseignant un simple rappel au règlement.

Le préparateur, lui, ne comprend pas le problème, l'enseignant étant un sachant pour lequel il a du respect. La directrice des ressources humaines, proche du professeur, ne souhaite pas, de son côté, voir le petit personnel payer à la place du ponte. Résultat, personne n'est vraiment réprimandé. Moi qui voulais faire un exemple, montrer la rupture, je vois ma crédibilité entamée, sens vite que c'est cuit : il sera impossible de mettre en place des normes éthiques dans un tel contexte d'incurie.

Des scènes surréalistes, j'en vois d'autres. Un jour, durant des travaux pour un diplôme universitaire, le boss des préparateurs sent qu'un médecin va essayer de partir avec une pièce. Il m'avertit. J'arrive. En ce surlendemain de l'attaque islamiste contre *Charlie Hebdo*, je vois en effet ce chef de clinique commencer à séparer le bassin du reste du corps pour l'emporter. Quand je lui demande ce qu'il fait, il me répond : « Je vais l'emporter à Bicêtre. » Tout ce que l'on m'a raconté et que je peinais à croire – les morceaux humains dans les voitures particulières – est donc vrai ! Incrédule, je rétorque : « Ce n'est pas possible, tu n'as pas d'autorisation du directeur, pas de bon de transport, aucune convention, donc non. » Il arrête. Fin de l'histoire. Du moins le crois-je tandis que je pars chercher mes filles à l'école.

Dès que j'ai les talons tournés, le chirurgien demande la permission au préparateur présent, osant lui dire : « Je suis un ami de M. Douard, laissez-moi partir avec. » « Ici, M. Douard n'a pas d'amis », rétorque le cerbère qui applique la consigne. Enfin. L'audacieux a filé les mains vides. En plein Vigipirate, au lendemain d'un attentat terroriste qui a marqué l'histoire et alors que Paris était bouclé, avec des policiers partout, comment imaginait-il pouvoir quitter tranquillement les lieux avec un bassin dans un sac-poubelle, puis l'entreposer dans le coffre de sa voiture ? Et comment espérait-il faire des kilomètres sans risquer d'être arrêté, tout cela pour aller l'étudier dans une faculté du sud de la région ?

Furieux, je lui adresse une lettre de protestation, ainsi qu'à sa cheffe de service à l'hôpital. Cette dernière me répondra simplement qu'il s'agit d'une personne difficile à gérer.

À l'époque chef de clinique de chirurgie, il se destine à devenir anatomiste et prépare sa thèse dans un laboratoire ne disposant d'aucun centre du don des corps, d'où son obstination à emporter la « pièce ». Cet exemple montre combien la notion d'autorisation pour en emporter était – jusqu'à mon intervention – inexistante à Paris-Descartes. Aucun de ces médecins habitués n'avait conscience de « voler » ni de « violer » les règles éthiques. Pour eux, ils faisaient simplement de la recherche. Point.

Les exemples délirants ne manquent pas, comme l'attestent ces deux thèses de troisième cycle.

En juillet 2012, je suis membre d'un jury chargé, au sein de la faculté, de juger un travail réalisé sur des bassins. Dans le chapitre « Matériel et méthode », leur provenance est indiquée : le CDC. Or, après vérification, je constate qu'aucune demande n'a été déposée, ce qui implique que ces bassins ont quitté les lieux en douce et n'ont jamais été rendus pour la crémation. Même chose en décembre 2017, soit deux mois après mon départ du centre, dans la soutenance d'une autre thèse. Cette fois-ci, je prends la parole froidement : « Je ne m'étendrai pas sur les conditions de prélèvement aux Saints-Pères... » Un ange passe.

Conclusion : des thèses universitaires françaises ont été rédigées à partir de bouts de cadavres dérobés à Paris-Descartes ! Preuve que, dans la communauté anatomique parisienne, personne ne se souciait de ces questions. Preuve aussi que les thésards ne disposant d'aucun crédit de recherche en étaient réduits, pour obtenir des pièces anatomiques, au système D en volant des morceaux de donneurs. Un peu comme à la Renaissance.

Un autre jour, un préparateur surprend un enseignant s'apprêtant à disséquer des corps mis en place pour un autre médecin. Alerté par SMS, je dis au préparateur : « Virez-le ! » De nouveaux courriers de protestation sont envoyés, sans plus de sanction.

Peu après, nouvelle énormité. Je découvre qu'à la demande de l'ancienne direction, des échantillons humains ont été prélevés, et conservés, sans aucune autorisation. L'objectif ? Constituer une banque de données. Avec l'accord du comité d'éthique, je mets un terme à cette habitude et fais détruire cet archivage illégal.

Modifier ces pratiques, comme je l'espérais en arrivant, était bel et bien illusoire. Et le personnel n'était pas dupe dès le début : je n'y arriverais pas. Hélas, il avait raison.

Quand je suis venu dire au revoir à chacun, tous ont compris, à la fois le sens de mon départ, et ce qu'il signifiait : la fin du centre était proche. Pour qu'il perdure, retrouve ses lettres de noblesse, c'est-à-dire devienne le CDC éthique que notre époque et la science méritent, il aurait fallu tout changer et, personne, au fond, ni dans les hautes instances, ni dans les fonctions les plus simples, ne le voulait. Le refondre était trop compliqué pour les « parfumés » de la rue de l'École-de-Médecine. Ont-ils seulement compris combien il est essentiel de continuer à faire de l'anatomie dans de bonnes conditions ?

*

À côté des CDC de Besançon, Montpellier, Nancy, Poitiers, Nantes, plus petits, et accueillant beaucoup moins de corps par an, celui de Paris est une institution. Contrairement à ces centres qui ne pratiquent que les embaumements et la congélation, Paris propose des corps « frais », soit le modèle de conservation le plus exigeant, réalisé au sein des locaux les plus délabrés et les moins équipés qui soient.

Paris ne fonctionnait pas du tout correctement. Instinctivement, je le pressentais et le savais avant ma prise de poste. Mais le fait de m'être retrouvé à gérer ce CDC pas comme les autres m'a fait prendre conscience du caractère inacceptable – et délictuel – de la situation. Un anatomiste m'avait prévenu : « Si tu l'ouvres, tu n'obtiendras pas de travaux et ils fermeront le centre. » C'est ce qui est arrivé. À la différence des établissements modernes qui existent en

France, à Descartes, on ne pouvait pas embaumer les corps parce qu'on polluait les égouts, on ne pouvait pas non plus recourir à des dépouilles congelées car on n'avait pas d'équipements dignes de ce nom. Et comme les frigos ne fonctionnaient pas, on ne pouvait plus non plus faire de « frais ». Au fond, tout était pourri. Il n'y avait aucune solution. Je m'étais battu pour les travaux, j'allais obtenir la fermeture.

11

Dominique Hordé
Les alertes ignorées

Manquer de respect à un mort, c'est, à mes yeux, comme refuser de prendre soin d'un vivant. Et pas seulement parce que c'est la loi : « Le respect dû au corps humain ne cesse pas avec la mort, indique l'article 16-1-1 du Code civil. Les restes des personnes décédées, y compris les cendres de celles dont le corps a donné lieu à crémation, doivent être traités avec respect, dignité et décence. » Une conception qui, chez moi, n'a rien à voir avec la religion puisque je suis athée. Aussi, ce qui se passait au CDC m'a profondément marquée, comme si j'avais participé à un génocide. Parce que mes mots et mes actions ne suffisaient pas pour que la maltraitance s'arrête.

*

Quand j'y arrive le 1er mars 2016, je ne connais rien du passé du CDC. Je sais que je vais travailler dans le plus grand centre du don des corps de France, au sein d'une université prestigieuse, reconnue. J'ai bien effectué des recherches, vaines, et personne ne m'a averti de ce qu'il s'y déroulait vraiment. Aujourd'hui, quand on tape « CDC Paris-Descartes » sur Google, on trouve l'article d'Anne Jouan publié le 26 novembre 2019 dans *L'Express*.

À ce jour, il reste bien peu d'éléments permettant de reconstituer cette histoire, notamment parce qu'avant et après mon arrivée, nombre de dossiers ont été jetés à la benne sans aucun contrôle, alors qu'existe l'obligation légale de demander une autorisation administrative avant de détruire des documents. Seuls quelques cartons ont pu être transférés aux Archives nationales après mon intervention. Quant à l'ensemble des collections Delmas-Orfila-Rouvière, le plus important musée d'anatomie de France fondé en 1844, il a été cédé en 2011, sous la présidence d'Axel Kahn, à l'université de Montpellier qui en expose une partie au sein de la faculté de médecine. Parmi les pièces se trouvaient des préparations humaines et animales très anciennes, comme des moulages d'intestins, mais aussi des sexes masculins disséqués. De ce patrimoine, à mon arrivée, il reste encore des éléments devant, eux aussi, rejoindre Montpellier, dont une grande partie – hélas à nouveau – a été détériorée, faute de soins de préservation. Il n'y a plus, à Descartes, de gardien de l'anatomie et la fermeture de ce musée reflète la disparition annoncée de cette discipline.

Aussi, dans le cadre de l'étude engagée sur les futurs travaux, je propose de reconstituer dans les locaux revisités un petit musée, avec installation de multiples vitrines mettant en lumière différentes pièces, en particulier celles conservées par le Pr Vincent Delmas, fils du premier doyen des Saints-Pères et créateur du CDC. Le recensement précis de ce qui pourrait être exposé, malgré mes demandes, ne me parviendra jamais. À croire que même les anatomistes ne sont plus capables de songer à l'histoire de leur propre pratique, de se projeter dans son avenir, de se battre pour elle.

Et pourtant, l'enseignement – comme je le constate dans de nombreuses formations – ne cesse de se sophistiquer, dans le sillage de l'innovation médicale. Et il n'y a pas d'opposition entre le progrès et la dissection. Il faut donc, je le crois, défendre la discipline. Pour y arriver, je dois comprendre ce qui s'est passé. Par exemple, pourquoi le CDC de Descartes, contrairement aux 26 autres existant en France, n'est-il pas installé au cœur d'une faculté de médecine ? Pourquoi, au fil de ses changements d'affiliation successifs, sa situation n'a-t-elle cessé de se dégrader ? Pourquoi s'est-il vu rattaché à la faculté de médecine de 1953 à 1981, est-il devenu laboratoire au sein de l'UFR biomédical entre 1981 et 2004, puis, de 2004 jusqu'à sa fermeture, en novembre 2019, un service dit « général » auprès de la présidence de l'université ? À mon sens, il n'est pas anodin que la dissection à Paris-Descartes ne soit plus associée à l'histoire de la médecine. Est-ce à cause de la désaffection d'une discipline qui gêne nos principes moraux contemporains ?

En mars 2002, l'Igas a publié un rapport intitulé « Conservation d'éléments du corps humain en milieu hospitalier », assez éclairant sur le déclin de l'anatomie : « L'impression est que malgré le courage de nombreuses équipes d'anatomie, il existe une distance importante entre le laboratoire d'anatomie et l'université, qui s'intéresse souvent assez peu à une discipline dont elle perçoit mal l'intérêt [...]. L'abandon et la dégradation de certains locaux [...] sont le témoin de cet état d'esprit. En outre, les chirurgiens éprouvent des difficultés à se défendre auprès des universités, car leur discipline est peu productive en publications scientifiques et mal valorisée dans les instances de recherche et ils sont par ailleurs souvent occupés par leurs activités opératoires et hospitalières. »

Une quinzaine d'années plus tard, le constat est identique. L'enquête de l'Igas n'a eu aucune suite et la question de l'avenir de la formation a été reportée *sine die*, avec nombre de répercussions sur le plus grand centre d'Europe, celui que je suis censée gérer.

À défaut d'archives demeure la mémoire des anciens étudiants, des enseignants, des administratifs comme celle des présidents de l'université, dont le seul encore en vie est Frédéric Dardel. Mais hélas, ils se sont avérés bien silencieux.

*

Par chance subsistent différents documents d'alerte, qui confirment la dégradation du CDC comme de sa gouvernance.

En 2004, le directeur du laboratoire, le Pr Jean-Pierre Lassau, et son adjoint, le Pr Olivier Gagey, adressent au secrétaire perpétuel de l'Académie de médecine et de l'Ordre des médecins un courrier dans lequel ils pointent les risques du projet du président, Pierre Daumard, de faire du CDC un service général qui lui soit rattaché. Et de nommer à sa tête le Pr Guy Vallancien, car tous deux estiment que ce dernier « considère l'anatomie et notamment les dissections [comme] dénuées de tout enjeu dans la formation des étudiants », soulignent « l'incompatibilité absolue » entre ses fonctions de responsable d'une société privée, l'École européenne de chirurgie, nécessitant la mise à disposition de sujets, et le poste de directeur du CDC.

Mais l'entregent du Pr Vallancien et, selon certains, ses liens avec Pierre Daumard et l'ancien directeur général de la Santé de l'époque pèsent plus que toutes ces craintes légitimes. L'EEC installe son siège social et ses locaux au 45, rue des Saints-Pères, qu'elle loue. Elle signe des contrats avec des industriels – qui ignorent étonnamment l'existence du CDC –, dont Intuitive, entreprise qui commercialise les robots Da Vinci et devient son principal client. À la demande du Pr Vallancien et avec l'accord du conseil d'administration de l'université, la même école bénéficie de tarifs largement préférentiels, on lui appliquait ceux des structures publiques – deux fois moindres que ceux accordés aux autres structures privées de formation – pour la mise à disposition de sujets du CDC, alors qu'elle refacture ceux-ci plus du double dans le cadre des formations qu'elle propose.

En décembre 2007, le Pr Axel Kahn succède à Pierre Daumard et devient président de Descartes jusqu'à fin 2011. Directeur du CDC entre 2004 et 2014, Guy Vallancien affirme avoir porté à la connaissance de ce dernier différents problèmes d'hygiène, ainsi qu'à celle de Frédéric Dardel. En vain, apparemment. Le Pr Alexandre Mignon, cofondateur d'Ilumens, a confié à la cellule investigation de Radio France, en mars 2020, avoir fait de même, prévenant lui aussi le grand généticien du délabrement des lieux. Il assure lui avoir, lors d'un rendez-vous en 2011 dans son bureau, fait part des dysfonctionnements majeurs constatés au CDC : «J'ai dit à Axel Kahn que j'avais vu des corps conservés dans des conditions catastrophiques, déplorables. Et que j'avais été témoin de sorties de corps à l'extérieur de l'université [pour du trafic], ce qui est extrêmement choquant. »

Interrogé, l'ancien éminent membre du Comité national d'éthique a fermement démenti avoir été informé. Après la diffusion de l'enquête sur France Inter, il a même menacé le Pr Alexandre Mignon d'une plainte en diffamation, sans donner suite. Le 27 février 2020, dans un échange, toujours avec la cellule d'investigation de Radio France, Axel Kahn a expliqué : « Le centre du don des corps n'avait pas un grand intérêt pour l'enseignement. [...] C'est assez ésotérique pour moi qu'il y ait de la recherche anatomique. L'anatomie n'a pas vraiment d'intérêt, je regardais cela de loin... »

Cette attitude, que d'aucuns pourraient juger bien passive, contraste avec la situation réelle du CDC. Peu de temps après le départ du généticien, le 23 janvier 2012, le médecin du travail, l'ingénieur en prévention des risques et l'ingénieur en sécurité effectuent une visite au CDC à la suite d'un signalement au directeur général des services. Le compte rendu de l'inspection liste une succession de dysfonctionnements graves que personne n'aurait pu, dû, ignorer. À commencer par « d'importants problèmes de gestion du numéro d'identification des sujets [...] : plusieurs sujets avec le même numéro, des échanges de numéro entre les sujets, des pièces anatomiques congelées non identifiées ». Ils poursuivent : « Les agents ont affirmé avoir mis à disposition des différents prestataires du centre du don des corps des sujets positifs aux tests HIV, hépatite B et C. Dernièrement, un sujet positif à l'hépatite B aurait été placé dans une salle de travaux pratiques. » Leurs découvertes ne s'arrêtent pas là. « À la suite d'un problème de commande de cartons spécifiques pour les déchets à risque, ces derniers sont partis dans des sacs-poubelles de déchets ménagers, jetés dans la benne des encombrants », notent-ils, avant d'énoncer qu'« un corps aurait été convoyé le samedi 21 janvier 2012 dans le coffre d'un véhicule particulier alors qu'il est obligatoire de passer par un transporteur habilité »... manière élégante de dire qu'un cadavre a été volé !

Ce document accablant a été remis au président Frédéric Dardel (le successeur d'Axel Kahn), au directeur général des services, à l'administrateur du centre universitaire des Saints-Pères, au directeur du CDC, et à son responsable administratif.

Frédéric Dardel a conscience du problème. Il cherche même des solutions pour financer des travaux, envisage un rapprochement entre le CDC et la structure de l'AP-HP au Fer à Moulin – qui doit aussi être rénovée. Le 26 septembre 2012, il confie un audit au doyen de la faculté de médecine de Nantes, le Pr Jean-Michel Rogez. En janvier 2013, ce dernier rend sa copie. Tout aussi sévère. « L'organisation matérielle actuelle du management des corps du CDC est critiquable [...]. L'installation technique des chambres froides et du congélateur doit être revue complètement pour être aux normes actuelles d'accueil, de conservation et d'hygiène. » Il ajoute : « On ne pourra parler valablement d'éthique que si ces corrections de locaux, de management et donc d'hygiène sont réalisées. » Le rapport relève par ailleurs pudiquement, que « l'ouverture systématique des trois chambres froides et du congélateur permet de voir que les cadavres ne sont pas rangés décemment et que certains restes humains mériteraient plus de respect ».

Enfin, le Pr Rogez relate la visite effectuée par le Pr Loïc Capron (alors président de la commission médicale d'établissement de l'AP-HP), au cours de laquelle ce dernier, en découvrant l'intérieur des frigos, a fait un malaise. L'horreur est bel et bien connue, le signal d'alarme, tiré.

Deux nouveaux rapports confirment, en 2014, les alertes précédentes. Alors qu'il est toujours question d'un rapprochement avec le Fer à Moulin, avec l'intégration d'Ilumens et de l'École européenne de chirurgie, le cabinet de conseil KPMG est missionné, initialement, pour nourrir une réflexion « sur les plans d'action à mettre en œuvre pour rendre plus efficiente son organisation et augmenter son activité, tout en respectant les contraintes fortes en termes d'éthique et réglementaires liées à son objet particulier [...] dans la perspective de réaliser des travaux lourds de rénovation des locaux du CDC, qui sont rendus nécessaires pour maintenir sa position de leader en Île-de-France ». Les constats confirment ceux du Pr Rogez. Ils déplorent « un personnel laissé sans consignes, sans contrôle, avec des possibilités de prise d'initiatives malheureuses, un manque de formation technique et déontologique de techniciens ». KPMG relève des « équipements vétustes (cuve à ciel ouvert de chlorure de zinc, entassement des sujets dans les frigos) » en précisant : « Il convient de rappeler que le centre de don des corps n'est pas seulement un centre d'anatomie, mais aussi un lieu de sépulture temporaire. » Le cabinet de conseil pointe aussi les conditions de travail déplorables : « Le personnel apparaît en effectif insuffisant et certaines tâches, notamment le démembrement des cadavres, apparaissent particulièrement éprouvantes avec les risques psychosociaux qu'elles peuvent engendrer à moyen terme. » Sans oublier les facilités d'accès inadmissibles : « Les locaux sont ouverts et il n'apparaît pas compliqué pour une personne étrangère au service de pouvoir y accéder, avec les répercussions négatives que cela pourrait engendrer (prise de photos, vidéos). »

En mai 2014, Richard Douard est nommé directeur, en remplacement de Guy Vallancien qui demeure président de l'École européenne de chirurgie. Sa mission est de sauver le CDC, sans pour autant qu'on lui accorde de budget complémentaire.

Dès son arrivée, il rencontre les membres du CHSCT (Comité d'hygiène, de sécurité et des conditions de travail), qui effectuent deux visites, en juin et novembre 2014, constatent la « présence de rongeurs » dans les chambres froides et insistent sur « la nécessité de rénover entièrement les locaux ».

En mars 2016, mon recrutement s'inscrit dans la volonté de « conduire le changement ». Moi, je ne sais qu'une chose : l'université veut réhabiliter le centre et deux études dites de faisabilité ont été décidées ; l'une concerne les espaces de conservation, l'autre, ceux de dissection et administratifs. Rapidement, à ma surprise, je constate qu'il n'y a en fait aucun budget alloué pour ces travaux et qu'une agence de communication a été choisie en vue de positionner un futur projet de pôle santé destiné à lever des fonds. Voilà des années que la situation est déplorable, constatée, étayée et documentée, que les promesses de réformes et refontes sont faites... sans grosses avancées. Pas étonnant qu'en interne, le personnel n'y croie plus ! Cette fois-ci, Richard et moi devons parvenir à concrétiser ces travaux.

Face à un tel constat, je ressens immédiatement le besoin de rendre compte de manière factuelle de la situation du CDC. J'adresse donc des mails à ma double hiérarchie directe, Richard Douard et les différents directeurs généraux des services. Selon les sujets abordés, je mets en copie les personnes concernées, régulièrement, jusqu'à mon départ. Je commence à prendre des photos dès avril 2016, d'abord des boîtes d'ossements accumulées dans nos archives, puis en mai, des chambres froides, et enfin, en septembre 2016, à la demande de Richard, de l'ensemble des dysfonctionnements du CDC. Suivent d'autres séries de clichés, en 2017 et 2018. Grâce à eux, je peux et pourrai témoigner, montrer et pas juste dire, alors que certains de mes interlocuteurs n'ont pas voulu regarder ces photos. Ne pas affronter la réalité en face est l'une des clefs de l'inaction coupable des autorités.

*

Je passe un été 2016 tourmenté. Ce centre est un enfer, mon contrat est à durée déterminée et je ne peux donner ma démission avant sa fin. Or les découvertes les plus folles s'enchaînent, y compris la trouvaille improbable de poissons exotiques dans un congélateur. Ils appartiennent à un professeur d'anatomie, à qui le fait de conserver des animaux à côté de têtes ou de bras humains ne pose aucun problème éthique. Quand je le contacte, il répond : « Ce sont des spécimens précieux qu'il est très difficile de se procurer. » Je n'en doute pas, mais il me faut des semaines pour obtenir qu'il les reprenne. Aux Saints-Pères, tout est possible, même l'inimaginable.

Toujours en cet été 2016, opération rangement et tentative de ménage. Pour gérer le départ en crémation des centaines d'ossements trouvés dans les archives, les préparateurs doivent enlever, un à un, tous les fils de fer les reliant. Ils s'attellent à cette tâche longue, minutieuse, grâce à l'absence de formation de dissection durant cette période. Je propose également un début de nettoyage (à fond) du couloir faisant face aux chambres froides. Mais vu l'état des lieux, quelle solution sera efficace ? L'acide chlorhydrique à des doses très diluées. Aussi, en juillet 2016, plusieurs préparateurs et moi, munis d'un équipement adapté, frottons, à coups de balai-brosse, le sol et une partie des murs qui n'ont jamais été aussi propres. Cette initiative m'attire des remarques désobligeantes et requiert de ma part de longues justifications auprès du CHSCT parce qu'on a dû utiliser – à titre exceptionnel – ce produit dangereux. Soit, mais ce sol encrassé par l'accumulation de fluides humains toutes ces années n'était-il pas une horreur intolérable ? Le trouvait-on moins gênant que la méthode employée ?

Alors qu'il est toujours question de travaux, le 13 septembre 2016 nous apprenons le départ du directeur général des services, Nicolas Mignan, du jour au lendemain. Une période sans nouvelles des futures réfections s'ensuit. Selon des informations de l'administration, Frédéric Dardel attendrait que l'AP-HP commence à les financer. Or je sais qu'elle n'a pas plus d'argent que l'université.

La rentrée universitaire me donne l'occasion d'adresser un bilan complet du CDC à Richard, le 20 septembre : «Jusqu'où je peux gérer ce qui sur bien des points est inacceptable ? [...] L'éthique est pourtant bien au cœur de notre activité. » Ce dernier transmet mon mail au président Frédéric Dardel et sollicite, dans les jours suivants, un rendez-vous avec lui. Six jours plus tard, j'écris à la directrice générale des services (DGS) par intérim, toujours avec le soutien de Richard. « Nous tenons tous les deux à souligner à la fois l'urgence et la gravité des dossiers à régler au centre du don des corps. L'état du CDC est très critique et nous vivons une situation schizophrène. Nous avons besoin de prises de décisions rapides. Il y a un CDC présent et sollicité dans les domaines les plus innovants de l'anatomie et de la chirurgie

(Simlife, les robots Da Vinci), et nombre de formations [...]. Et il y a derrière une vétusté et une inadaptation des locaux et du matériel qui ont de très lourdes conséquences sur le plan éthique et les conditions de travail de notre équipe. »

La réponse de la DGS est immédiate, avec copie au président. « Au vu de vos projets et de vos difficultés, et pour sortir du *statu quo* qui ne peut perdurer, il est notamment indispensable de prévoir les actions essentielles dans votre projet de budget 2017, écrit-elle. N'hésitez pas à nous le communiquer en amont même du dialogue budgétaire, pour lequel vous bénéficierez de notre soutien. »

Mais les contraintes de la comptabilité publique n'ont pas permis d'augmenter le budget. Je ne peux que m'inquiéter pour 2017. Car les nouveaux tarifs des mises à disposition des sujets et des pièces anatomiques dans les différentes formations, en baisse de plus de 20 % pour la majorité de nos conventions, ont été votés quelques jours avant mon arrivée et sont désormais applicables. Ce sont ces mises à disposition ainsi que celles des locaux à chaque formation qui constituent les recettes du CDC et lui permettent de financer l'ensemble de nos dépenses, y compris l'achat des cercueils, les crémations, l'acquisition de matériel et l'entretien de nos locaux. Il va donc falloir compenser, comme il faut compenser le départ de l'École européenne de chirurgie, qui représente un tiers de nos mises à disposition. Comment faire, alors que nos investissements sont toujours réduits au strict minimum ?

Le 17 novembre 2016, Richard et le Pr Brigitte Mauroy, responsable du CDC de Lille et présidente du comité d'éthique de celui de Paris-Descartes, réussissent – enfin – à rencontrer Frédéric Dardel et lui remettent en mains propres le document de 27 pages que j'ai rédigé, comprenant une quarantaine de photos. Y sont listés tous les dysfonctionnements, et pas uniquement ceux des chambres froides.

Ce rendez-vous permet de faire frémir les lignes. Frédéric Dardel annonce au CHSCT central qu'un budget va être dégagé pour effectuer des travaux au CDC. La DGS par intérim précise le 21 novembre 2016 : « Il [Frédéric Dardel] entend en effet que soit réalisé un espace de conservation moderne et conforme aux normes en vigueur en sous-sol dès que possible, eu égard cependant aux contraintes légales de calendrier des études et marchés. Ce marché sera financé en 2017 par l'université à titre prioritaire (en sus du budget du CDC). » La décision se verra confirmée au comité de direction du 19 décembre 2016.

Dans les chambres froides, les pannes se multiplient. Le 5 décembre 2016, je rappelle à Richard et à la DGS que l'une des conséquences de la défaillance de nos équipements est un nombre élevé de corps de donateurs non utilisés car non présentables. J'évoque également les monte-sujets inempruntables et demande comment il est possible de continuer dans de telles conditions.

Le 14 décembre, une visite de Laure Villarroya-Girard, inspectrice santé et sécurité au travail de notre ministère de tutelle, nous permet de faire constater la déliquescence du CDC, même si les déficiences techniques et l'état des corps ne font pas partie des sujets abordés. En compagnie de Yann Coutard et de Pierre Toutain, responsable de la prévention au sein de l'université, nous lui montrons les lieux au pas de course et dans un temps limité, mais suffisant pour qu'elle écrive ensuite : « La très grande vétusté des locaux et des installations du centre du don des corps conduit à exposer les agents à de multiples risques, notamment biologiques, chimiques, psychosociaux et liés aux manutentions. Transmettre à l'inspection un plan de retour à la conformité dans les plus brefs délais. »

Le 5 janvier 2017, Frédéric Dardel, *via* un mail de son assistante, fait suivre les conclusions de l'inspectrice du ministère à différentes personnes, dont Richard et le doyen de la faculté de médecine, le Pr Gérard Friedlander, puisque ses locaux situés rue de l'École-de-Médecine ont aussi été inspectés. Ce dernier est donc informé de la situation du CDC. Contacté par Anne Jouan et Élodie Guéguen pour France Inter en 2020, il s'estimera étranger au scandale du CDC : « Le centre du don des corps est une structure directement rattachée à la présidence de l'université et sans lien fonctionnel avec la faculté de médecine dont je suis le doyen. » L'argument n'est pas faux puisque ce lien, en effet, n'existe pas, mais Gérard Friedlander n'a-t-il pas participé, à la demande de Frédéric Dardel, à une réunion le 13 février 2017, pour « discuter du développement de l'anatomie, de la simulation et de l'enseignement pratique en santé aux Saints-Pères »[1] ?

Par la suite, le Pr Friedlander sera impliqué, avec le Pr Antoine Tesnière[2], dans toutes les décisions concernant l'avenir et la place du CDC au sein de la création d'un pôle, sous l'égide de la faculté de médecine, particulièrement dans le cadre de la fusion envisagée entre Paris-Descartes et Paris-Diderot. La situation du CDC ne pouvait donc, *a priori*, le laisser indifférent.

La veille de ce mail, Frédéric Dardel se rend, en personne, au CDC. Il s'invite à une réunion dans mon bureau pour annoncer que l'université va dégager 1 million d'euros en vue des travaux. Le cabinet d'études est quant à lui sommé de reprendre son rapport et de donner ses conclusions dans un délai très court. Pour la première fois depuis des années, des chiffres nous sont donc communiqués, un engagement sincère semble se profiler. Autant de mesures et d'énergie qui renforcent notre crédibilité auprès des équipes.

Aussi, le 20 janvier 2017, j'adresse ma première version du plan de retour à la conformité. Je l'envoie notamment à

1. Mail de la présidence, 27 janvier 2017.
2. Cofondateur d'Ilumens avec le Pr Alexandre Mignon et futur conseiller d'Olivier Véran puis du ministère de l'Intérieur.

Richard, à la DGS par intérim, au médecin du travail et au responsable de la prévention, mettant, évidemment, Frédéric Dardel en copie. J'y rappelle les engagements des derniers mois, travaux et mise en place de formations compris, ainsi que les risques auxquels sont, à ce jour encore, exposées les équipes. Je décris le non-respect des règles d'éthique et les nombreux freins auxquels je suis confrontée avec les préparateurs.

Une version édulcorée – après révision de l'un des destinataires – est transmise en février au ministère, sans que Richard Douard et moi soyons mis en copie de l'envoi.

Mais l'espoir est de courte durée. Le 1er février 2017 commence une période d'incertitude qui s'étendra sur plusieurs mois. Avec l'arrivée d'un nouveau DGS, il n'est plus question de travaux. Un bruit de fond évoque la fermeture pure et simple des lieux, sans débat préalable. De mon point de vue (de l'époque), une telle fermeture signerait la mort de l'anatomie, et pas seulement à Descartes.

Le climat devient plus que jamais délétère. Nous sommes laissés dans le flou, contraints de jongler au quotidien avec l'ingérable. L'ambiance se détériore. Opiniâtre, je continue à interpeller l'université, comme dans ce mail du 23 mars 2017 adressé notamment à Richard, à la DGS par intérim, au DRH, au nouveau DGS et au médecin du travail : « C'est un environnement très complexe, issu d'une longue histoire de déclin de l'anatomie, d'une dégradation des locaux, de renoncements de travaux... Une équipe délaissée, travaillant dans des conditions inacceptables et hors normes, dont l'environnement ne respecte pas non plus les donateurs et le sens du don à la science. [...] Il ne s'agit pas que de vétusté, mais de vétusté qui conduit à ce que des corps pourrissent suite à des pannes. [...] Au fil des années, les équipes des préparateurs se sont aussi construit un système en opposition à toute hiérarchie, autorité, et même éthique. Seuls certains profils ont pu s'adapter à cet environnement sans sens, où l'horreur s'est installée. En effet, il est devenu de plus en plus difficile de parler de tout cela, de mettre des mots, des images sur le CDC, l'horreur face à un centre d'anatomie et de chirurgie au service de la vie, incontournable, indispensable. »

J'interpelle aussi Marie-Hélène Wehr-Coulhon[1], en charge de l'anatomie auprès de la direction de l'université, et l'invite à entrer dans les chambres froides : « Je respecte profondément ces personnes [les donneurs] et je ne peux pas tolérer qu'on ne respecte pas leur corps, qu'on prenne aussi peu soin d'eux, qu'on les laisse pourrir, qu'on marche sur des têtes et des bras [...]. Où est notre humanité pour en arriver là ? »

En mai 2017, toujours rien. L'inquiétude et la colère s'installent. Richard décide d'organiser une réunion téléphonique

1. Mail du 20 avril 2017.

avec les principaux membres du comité d'éthique pour statuer sur les actions à mettre en place.

Le 9 juin, Frédéric Dardel réunit Gérard Friedlander, Antoine Tesnière, Jean-Marc Chevallier, le directeur d'Ancre et le DGS. En accord et en concertation avec Brigitte Mauroy, Nicolas Baverez et Xavier de Bonnaventure, membres du Comité d'éthique, Richard veut exposer sa vision du futur et propose un projet de refonte. Il a préparé une note dans laquelle il rappelle que l'enseignement sur les sujets anatomiques et la simulation sont deux méthodes pédagogiques différentes. Le document est envoyé au président, mais, manifestement, le jour J, celui-ci ne l'a pas lu et présente son propre programme, qu'il a préparé avec les professeurs Friedlander et Tesnière.

Pour l'université, dans le cadre du pôle qu'elle souhaite créer, la solution idéale est un pilotage unique de son activité de formation en santé par simulation au sens large. C'est donc Ilumens qui devrait prendre en charge les demandes de sujets. Le centre du don des corps garderait, lui, sa mission de mise à disposition de ceux-ci. Dans cette configuration, Antoine Tesnière gérerait la structure pédagogique et Richard resterait directeur du CDC.

Ce dernier quitte la réunion, assommé. Dans les jours qui suivent, les mots qu'il prononce sont violents : « C'est la soumission ou le suicide. » Alors que l'université n'a toujours pas annoncé de date pour les travaux, je continue à jongler avec l'ingérable.

Été 2017. Le CHSCT central remet son rapport après ses visites et entretiens du printemps. Dans un PowerPoint, j'ai présenté tous les dysfonctionnements du CDC et ses conditions de travail maltraitantes. J'ai aussi évoqué les problèmes rencontrés avec l'équipe, les freins à la mise en place de règles de prévention, à l'achat de matériel, ainsi que le bras de fer pour le nettoyage de la chambre froide contenant des centaines de pièces anatomiques entassées.

La conclusion indique : « Les membres du CHSCT tiennent à souligner qu'ils ont constaté une amélioration des conditions de travail au CDC depuis sa dernière visite en décembre 2014, dans les limites liées à une infrastructure ancienne (datant de 1953) et inadaptée aux normes modernes », mais le rapport estime que « de nombreux points essentiels restent à changer » et que « la rénovation entière des locaux du CDC est indispensable ».

J'ai du mal à me contenter de ce texte qui, pourtant, tient compte de mes premières actions. Pourquoi ne fait-il pas mention des dysfonctionnements au sein de l'équipe, qui sont des entraves à sa sécurité, et du manque d'éthique ? N'est-il pas aussi question de protéger le personnel et d'améliorer sa situation ?

*

Mi-juillet, enfin, une bonne nouvelle : les études pour les travaux vont reprendre. En quête de financement,

Marie-Hélène Wehr-Coulhon organise deux visites aux Saints-Pères, avec une halte au CDC. Aucune n'est préparée et je ne sais pas qui sont les visiteurs. De plus, ni Richard ni moi n'avons eu connaissance du dossier constitué pour la recherche de fonds.

Les représentants de la Ville de Paris, manifestement peu séduits par notre activité, ne s'attardent pas. Ceux du rectorat et du conseil régional découvrent le CDC, et en particulier une formation avec un robot Da Vinci. Frédéric Dardel, présent, ne participe ni aux échanges, ni à cette démonstration. Une de mes interlocutrices me confie que, sans cette visite qui dure une bonne heure et demie, elle n'aurait pu comprendre l'intérêt de l'anatomie et de la dissection, leur place dans l'enseignement. Cet intérêt se voit par ailleurs confirmé concrètement à la rentrée : ces deux institutions acceptent de financer des travaux à hauteur d'environ 7 millions.

Pour moi, il s'agit d'une victoire. Avec le cabinet d'étude et la direction du patrimoine, je m'attelle au dossier qui se voit bientôt soumis aux différentes instances pour approbation – du rectorat, du conseil régional, du conseil d'administration de l'université et, pour finir, de la préfecture.

Il reste pourtant une ombre au tableau : Richard n'accepte pas le projet de Frédéric Dardel, qui n'apprécie guère de se voir remis en cause. La première formation issue du nouveau dispositif est prévue le 23 octobre 2017 et, la veille, Richard donne sa démission. Elle sera suivie de celle de plusieurs membres du comité d'éthique (Nicolas Baverez, Xavier de Bonnaventure et Brigitte Mauroy). Dans un courrier du 26 octobre 2017 destiné à Frédéric Dardel, celle-ci écrit : « L'histoire se souviendra que vous avez fossoyé la plus grande structure anatomique de France. »

Un mois plus tard, soit le 28 novembre 2017, les travaux sont votés par le conseil d'administration. La préfecture donne son accord sur le projet le 16 avril 2018.

Richard Douard est remplacé, en septembre 2018, par le directeur de l'Institut médico-légal de Paris, Bertrand Ludes, professeur de médecine légale.

Quand l'article sort dans *L'Express*, fin novembre 2019, l'emplacement dédié au CDC au sous-sol a été dégagé, le marché public pour le choix de l'architecte a été lancé, mais pas celui des entreprises car il faut attendre l'étude du constructeur retenu : les règles des marchés publics sont strictes et doivent respecter des délais. Les travaux ne sont donc pas entamés.

12

Richard Douard
L'animalerie

Avril 2017. Quelques jours avant le premier tour de l'élection présidentielle. Au café des Saints-Pères situé à l'angle de la rue Jacob, j'ai rendez-vous avec une cadre de l'université, Marie-Hélène Wehr-Coulhon. Élégante, elle tranche dans ce monde de fonctionnaires austères. Depuis cinq mois déjà, le président de Paris-Descartes a vu les photos de l'intérieur des chambres froides. En lui mettant les clichés sous le nez, j'ai cru provoquer un électrochoc et pousser l'université à agir enfin. Sans véritable réaction de sa part, j'éprouve le besoin de prendre mes distances d'avec le CDC, en y venant moins souvent. Quant à mon interlocutrice, je sais qu'elle s'est rendue dans les frigos, qu'elle a visité le centre de Lille. Je sais également qu'elle est mariée à un haut fonctionnaire, Thierry Coulhon, alors conseiller scientifique d'Emmanuel Macron pour sa campagne, et qu'elle prend des cours de piano à l'heure du déjeuner. Elle a cerné ma personnalité, enfin le pense-t-elle quand elle me dit que je suis « décalé ». Je comprends qu'elle est une messagère envoyée à un homme fraîchement divorcé. Il fait beau, nous sommes en terrasse devant un café.

*

Jusqu'au Penelopegate et aux accusations d'emplois fictifs, j'ai penché pour François Fillon, sans être engagé politiquement depuis longtemps. Je suis né de droite, je mourrai de droite. À la même époque, on m'explique doctement qu'il faudrait rejoindre le camp d'Emmanuel Macron, car c'est lui qui va gagner. Je décline, il n'incarne pas ma tendance. Ce que je ne perçois pas, c'est qu'on me propose d'intégrer un réseau. Rallier par simple intérêt une équipe dont je ne souhaite pas la victoire ne correspond en rien à mon éthique.

Depuis l'évaporation du directeur général des services à la rentrée 2016, nous savons pertinemment, du moins les plus lucides d'entre nous, que le projet de réfection n'existe plus et que l'on nous mène en bateau.

À l'annonce du déménagement de l'École européenne de chirurgie, j'ai obtenu de haute lutte que le centre récupère le pavillon Nicolas pour obtenir la responsabilité éthique de tous les lieux de dissection. Nous héritons donc des locaux de l'EEC et du robot Da Vinci, appareil dont les tentacules tenant des pinces de cœlioscopie articulées permettent au chirurgien, assis à côté, de voir en 3D l'intérieur de la cavité abdominale *via* une sorte de microscope. Le médecin peut, grâce à lui, diriger à distance ses appareils et les mouvements du robot sont plus précis que ceux du bras humain. L'outil, devenu essentiel en urologie ou en gynécologie, vaut plus d'un million d'euros. Une partie du pavillon Nicolas, jusqu'alors dévolu à l'École européenne de chirurgie, était réservée à Intuitive qui y entreposait deux robots de manière permanente. La société y entraînait les futurs utilisateurs de ses appareils sur des cadavres de Descartes. J'ai moi-même appris la technique ici, quand j'ai développé le programme de robotique en chirurgie digestive de l'hôpital européen Georges-Pompidou.

Si Intuitive avait prévu de déserter Paris pour un autre centre européen, elle a finalement décidé de rester aux Saints-Pères suite à mes promesses d'une réfection rapide et complète des lieux – avec, entre autres, climatisation des salles de dissection. Grâce à mes interventions, notamment auprès de Frédéric Dardel, et avec l'aide de Dominique Hordé, notre collaboration avec Intuitive se poursuit dans le pavillon Nicolas, qui a regagné le giron du CDC, *via* un contrat avec l'université et non plus avec l'EEC.

Jusqu'à présent, la location d'espaces à l'EEC alimentait la cagnotte générale de l'université. Mais puisque l'EEC nous quitte, nous devenons une structure pédagogique à part entière, aux revenus issus de cette collaboration. Cette activité nous fait entrer en concurrence directe avec l'autre structure pédagogique de l'étage, Ilumens, ce qui pousse chacun à se battre pour obtenir les anciens locaux de l'École européenne de chirurgie du sixième[1], dits de prestige, histoire d'accueillir au mieux les invités venant disséquer de toute la France comme du monde entier. La répartition des locaux étant en soi un véritable enjeu de pouvoir digne de la diplomatie en mer de Chine, le choix du gardien des clefs de ces espaces relève du bras de fer. Je refuse que le trousseau revienne à Ilumens chez qui il me faudrait aller le chercher pour accéder aux espaces... À mes yeux, il doit trouver place en zone neutre. L'ambiance se détériore rapidement. Nous sentons bien que l'université souhaite faire de nous de simples sous-traitants. Ainsi, Frédéric Dardel, le président, opte pour une politique du guichet unique : une seule structure recevra les demandes de sujets, puis sollicitera le CDC pour les fournir, sans examiner leur bien-fondé. Nous serons comme une « animalerie », pour reprendre l'expression de Dardel, ces lieux où on élève des rats de laboratoire, où on les nourrit selon des normes très strictes pour les maintenir en bonne santé et réaliser des expériences – tout ce que je déteste. Pendant mon DEA, une collègue opérait des rongeurs et les sacrifiait à la fin ; moi, je peux ouvrir des gens, disséquer des cadavres, mais voir ces bêtes cachées au fond de la cage pour échapper à la main d'une

1. Bénéficiant notamment d'une terrasse qui domine Paris, d'un petit amphithéâtre pour des présentations et d'une grande salle aménagée dans l'ancienne bibliothèque d'anatomie.

chercheuse me fend le cœur. Bien sûr, ces animaleries sont très encadrées, avec des spécimens parfois issus d'espèces fragiles et élevés pour leurs particularités génétiques et bien sûr, une telle rigueur serait une bonne nouvelle, un immense changement, même pour le CDC. Mais il s'agit d'une structure d'accueil et d'élevage, non d'un établissement pédagogique. Je me retiens en outre de rappeler que c'est de corps humains que nous avons la charge. On m'explique – sans rire – qu'il y a des animaleries aux Saints-Pères, lesquelles fonctionnent très bien. Dès lors pourquoi ne pas appliquer ce fonctionnement au CDC ? C'est vrai, entre des bêtes et des êtres humains, quelle différence ? Comment de hauts dirigeants administratifs ont-ils pu perdre tout sens commun pour ne pas comprendre, ne pas voir qu'il ne s'agit en rien de la même chose, qu'on nous demande de mettre à disposition les donneurs comme s'ils étaient des rats, uniquement pour nous transformer en fournisseurs de corps ? N'existe-t-il pas un hiatus entre les belles paroles du directeur chargé d'évoquer auprès des familles la grandeur du don (d'inaugurer les chrysanthèmes), d'organiser la conservation et de tout mettre en œuvre pour que d'autres fassent de l'enseignement sur défunts, de la recherche, et des activités jugées rentables par « le guichet unique », comme le désignent ces petits messieurs. Plus de rôle éthique, plus de rôle scientifique, plus de rôle pédagogique. Pour moi, le « guichet unique » doit être le CDC, seul capable d'apprécier ce qu'est la dissection cadavérique. Collaborer avec la simulation est, certes, dans l'air du temps, mais je refuse que nous soyons réduits au rôle de distributeurs, d'autant qu'en matière de conservation, nous en sommes toujours au même point, indigne des donneurs !

Au bout du compte, le projet de restructuration continue à patiner. J'ai affirmé maintes fois que noyer la dissection dans la simulation ne permettrait pas de trouver des crédits. Le temps passe et je ne me suis pas trompé.

*

Dans ce contexte de vives tensions, la cadre et épouse du conseiller du candidat Macron avec qui je partage un café en terrasse me confie avoir entendu que le président de l'université, les dirigeants d'Ilumens, certains chirurgiens de leur réseau se sont réunis en vue de me « soumettre » – je cite. Le terme me frappe, il m'évoque le film *300* dans lequel le roi Léonidas explique à l'envoyé de Xerxès : « Je crains que cela ne pose un problème. » Je ne me prends pas du tout pour un personnage héroïque, mais l'asservissement que le verbe induit me frappe. Et plus encore, son côté décalé quand on prend conscience que ces personnes se battent pour une ruine nauséabonde. Qu'elles se mobilisent pour un centre rénové, je le comprendrais, mais pour ce taudis ! L'urgence n'est pas au conflit, mais aux travaux. Alors je réponds à l'envoyée de l'université au mari bien introduit : « Me soumettre, cela va poser un problème. »

Au fond, je suis convaincu d'une chose : on ne peut se passer de ceux qui font de la pédagogie sur cadavres. Mais la réalité s'impose : je vais devoir partir. Puisque il n'y a aucun projet réel de restructuration, que rien n'avance et que l'autonomie d'enseignement est retirée aux anatomistes, comme au directeur du CDC, à quoi bon persister ?

Le guichet unique sera finalement Ilumens, cette structure de simulation installée dans un pavillon et autrefois dirigée par ce professeur qui souhaitait faire disséquer des jeunes en plein plan Vigipirate, désormais gérée par un anesthésiste, le Pr Antoine Tesnière, très proche du doyen. Pendant l'épidémie de Covid, il deviendra conseiller du ministère de la Santé, puis rejoindra le centre interministériel de crise sous l'autorité de l'Intérieur.

Des réunions ont le mérite de tester l'ambiance née de cette nouvelle organisation. L'une vise à instaurer des liens entre Ilumens, le CDC et un chirurgien très investi dans la pédagogie. Mais le seul lieu de rendez-vous pose problème : doit-on se retrouver au CDC ou à Ilumens ? Sous peine de rupture des relations diplomatiques, ce sera finalement chez les seconds.

Discuter d'une répartition des rôles alors que les cadavres des donneurs pourrissent dans nos frigos a, pour moi, quelque chose d'obscène. Plus tard, dans un congrès d'anatomie à Poitiers, on m'expliquera qu'il faut collaborer avec la simulation et garder l'« illusion » de la direction des CDC. C'est exactement ce que l'on me propose à Descartes, sans oublier l'utopie de la restauration.

À partir de cette période, je cogite beaucoup. Dois-je rester, au risque de servir de caution à un nouvel ordre dans lequel l'anatomie n'existerait plus, où aucune réfection n'aurait lieu ? Ou partir et renoncer à me battre pour la mission que j'ai acceptée ? Je vois toutes ces options comme une trahison. Si je démissionne, je trahirai la confiance du président, ma discipline. Si je continue dans ces conditions, je trahirai les anatomistes parisiens qui ne peuvent plus disséquer ; sans oublier que je trahirai mes valeurs éthiques, car je ne peux plus tolérer que perdure une telle situation.

Dardel finit par faire passer sa circulaire sur le guichet unique. Nous devons lâcher notre centre. Ilumens collectera les demandes qui seront exécutées par nos soins. Dominique Hordé et moi avons anticipé cette réunification et préparé un plan visant à faire du CDC une structure pédagogique avec chiffrage financier, activité... du travail de pro. La collaboration avec Intuitive ne manque pas de sens. Et le partenariat n'annulerait pas les projets comme la participation au réseau Simlife qui permet de ventiler artificiellement un cadavre avec une simulation de circulation sanguine. Ce modèle pourrait d'ailleurs être hébergé chez nous afin d'entraîner les chirurgiens au prélèvement d'organes. Si la démarche est soutenue par l'université, il va falloir installer l'eau chaude au CDC, car il n'y en a pas (véridique !). Nous prévoyons même de payer le robinet sur nos fonds propres pour accueillir ce système innovant, qui finalement ne verra jamais le jour… à Paris-Descartes.

*

C'était vraiment mal parti.

Toutes les réformes du CDC, les mirages de réorganisation, les projets de restructuration ayant parsemé la vie de Descartes ont échoué par défaut de motivation, mais aussi par manque d'investissement des anatomistes. Personne n'a fait d'efforts pour quémander des crédits et sauver la recherche détruite par la politique budgétaire du CDC. Soumis, résignés, désabusés, les anatomistes et leurs travaux meurent comme les escargots, debout, les pieds dans le beurre et l'ail. Je le comprends, faire du centre une structure pédagogique comme certains l'envisagent, c'est revenir avant 2004, ce serait à la fois cohérent et contraire aux activités que l'université entreprend depuis si longtemps. Conséquence : rien ne peut fonctionner.

En juin 2017, Jean-Marc Chevallier et moi nous rendons, en costume, à une réunion qui se déroule dans la salle à manger de Marat, au siège de la présidence de l'université, à Odéon. Frédéric Dardel, Gérard Friedlander, Antoine Tesnière, et d'autres sont présents. Objectif : nous expliquer le guichet unique que j'ai rebaptisé « inique ». Dans ma sacoche, plusieurs exemplaires de notre contre-projet, celui qui suggère de transformer le CDC en école d'anatomie et de chirurgie. Dans un cas, il s'agit d'un département de simulation recevant les demandes des organismes venant disséquer, dans l'autre (le nôtre), d'un système permettant à ces demandes d'être directement adressées au CDC. Autrement dit, le premier fait de la pédagogie *via* des jeux de rôles et des simulations sur mannequins, le second propose des corps pour enseigner la chirurgie grâce à la dissection.

Nous nous asseyons, dos à la fenêtre. Il fait une chaleur de bête. Je dégouline, mais n'enlève pas ma cravate, le moment est pour moi trop solennel. Nos interlocuteurs, eux, sont en polo. Je sais bien que c'est la fin, que nous allons devoir plier. Mais nous ne le ferons pas sans combattre, sans montrer qu'un CDC n'est pas une animalerie, mais un lieu d'enseignement, de recherche, sur des donneurs humains.

« Mais vous allez le lâcher, votre centre, les anatomistes ! » s'enflamme soudain le doyen Gérard Friedlander, agacé (c'est peu dire) par mes réticences. Au sujet de notre plan, notre ultime espoir pour ne pas tout perdre, du bout des lèvres, il a ces mots : « Bon, ben on va lire... », ce qui, je le sens, signifie qu'ils n'en feront rien. Leur décision est prise, leur verdict, acté, nous devons nous effacer, disparaître.

Quand j'ai accepté le job, en mars 2014, ma mission comportait deux aspects : la réfection des locaux et la réorganisation des relations entre les différentes structures du cinquième étage. C'était même écrit en toutes lettres sur le document. Or, en ce jour de juin à la chaleur étouffante, je comprends que ce second point est de loin le plus important, car il intègre l'éradication de l'anatomie en tant que discipline, en tant qu'intervenant pédagogique. Mais je n'accepte pas d'exclure ceux qui ont inventé l'apprentissage de la chirurgie sur cadavres, d'ostraciser ces « anatomistes » qui ne se rebellent jamais, continuent à enseigner, mènent leurs recherches dans des conditions déplorables.

Au sortir du rendez-vous, mon premier mouvement est de poser une démission immédiate. Je rédige une lettre dont je discute les termes avec certains membres du comité d'éthique comme Nicolas Baverez, Brigitte Mauroy et Xavier de Bonnaventure. Tous vent debout, comprenant ma colère et entendant mes arguments, mais estimant qu'on peut encore sauver l'anatomie, et que, du combat pour le CDC, nous sommes passés à celui pour la survivance d'une discipline importante. Je remballe mon courrier d'adieux.

*

Cet été-là se prépare le guichet unique. Divers épisodes montrent l'incapacité des structures à travailler de concert. Prenant le taureau par les cornes, le patron d'Ilumens me téléphone pour demander ce que je veux. Des tractations s'engagent, avec en filigrane ce *leitmotiv* : « Couche-toi à l'université, on te soutiendra à l'hôpital. » Je freine des quatre fers, on ne m'achète pas. Je propose une codirection des activités pédagogiques cadavériques, elle ne passe pas.

Tout le monde connaît mon ambition de prendre la tête du service de chirurgie digestive de Georges-Pompidou, puisque c'est pour cela que j'ai rejoint cet hôpital au lieu de m'installer, en libéral, à La Rochelle en 2012, et qu'en attendant, on m'a donné la codirection de l'ambulatoire. Il me faudra des appuis pour atteindre cet objectif qui est, alors, loin d'être acquis. M'opposer au doyen et au responsable pédagogique de l'université ne relève donc clairement pas de la bonne idée. Mais je résiste. Mon sommeil, moins.

Les jours suivants, je dors effectivement très mal. Me soumettre, c'est renier ce que je suis, un enseignant qui fait depuis 1998 de la formation sur cadavres. C'est donc rompre ma fidélité à ma discipline. Je ne souhaite en rien conserver mon pouvoir au CDC, mais la place des dissections anatomiques dans un univers acceptable. Je devrais me « soumettre » en échange d'un meilleur avenir à l'hôpital ? Quelle honte. Comment pourrais-je me regarder dans une glace ?

La lutte quasi politique qui s'est engagée me paraît d'autant plus obscène, hors sol, querelle de disciplines au nom d'*ego*, de lauriers et de postes, que rien n'est entrepris pour corriger les dysfonctionnements connus de tous ! Rien n'est fait pour qu'il n'y ait plus de dépouilles pourries entassées dans les frigos, pour la décence. Aucun de ces petits messieurs ne mesure ni même n'évoque le scandale que constitue le fait de laisser perdurer la situation du CDC en dépit des alertes répétées.

J'en suis là de mes colères, de ma rage, de mon effarement aussi, quand arrive la première demande de mise à disposition de corps pour le guichet unique. Il s'agit d'un cours de chirurgie viscérale et digestive, organisé par une grande marque de matériel cœlioscopique et médicale, la société japonaise Olympus.

Le responsable de la formation est Brice Gayet (le père de Julie), un professeur de chirurgie reconnu, et l'un des rares à être aussi ancien professeur d'anatomie. Opérateur exceptionnel comme il en existe peu dans une génération, il connaît la valeur et l'intérêt de la chirurgie sur cadavres frais pour l'avoir développée, avec son ami Guy Vallancien, au sein de l'École européenne de chirurgie.

Les cours en question sont menés dans le cadre de l'EEC mais, depuis sa faillite, je souhaite que la demande passe par le CDC. Je n'ai, en effet, jamais eu accès au programme de l'école, celle-ci ayant été autonome d'un point de vue éthique et scientifique.

Les négociations avec Olympus et les formateurs commencent. La question du paiement des intervenants est rapidement évoquée, on nous demande notamment qu'en plus des honoraires versés par le laboratoire, cette activité soit considérée comme complémentaire de la fonction de PU-PH. Cela nous ne savons pas faire au CDC. Finalement, la requête est adressée à Ilumens, autrement dit le guichet unique voulu par le président Dardel.

Pour moi, la coupe est pleine. Par ailleurs, je note qu'avec ce système nouveau, un chirurgien digestif ne parvient pas à me joindre pour organiser une formation sur la chirurgie colorectale, qui est pourtant au cœur de mon métier. Je refuse donc cette mise à disposition qui court-circuite, à mes yeux, le CDC.

Mais, en haut lieu, la décision est validée. Frédéric Dardel me donne même l'ordre direct, par mail, en octobre 2017, d'accéder à la demande émanant du guichet unique qu'il a mis en place. Je lui réponds en démissionnant. Se démettre plutôt que se soumettre. Qui plus est à un réseau politique et philosophique dont je ne maîtrise ni les codes, ni les objectifs. L'organisation des relations entre les différentes structures pédagogiques l'emporte sur la réfection des frigos. Alors que rien n'est prévu pour la reconstruction du centre (le vote des travaux ne signifie rien, comme l'avenir le montrera), on nous impose – et à moi aussi –, d'autorité, une formation ! Impossible.

Je le comprends, c'est désormais fini pour moi et pour l'anatomie, qui a cessé d'exister et de participer à la pédagogie sur cadavres. Il faut partir pour ne pas accepter ni cautionner le système qui se met en place. Bien que je sois chirurgien et anatomiste, on a choisi de faire passer les demandes de dissection par une structure de simulation que dirigent des praticiens sans aucune expérience de la chirurgie et de la pédagogie sur cadavres, en l'occurrence, des anesthésistes. Or, c'est précisément pour éviter ces oukases irrationnels et non ancrés sur l'expertise que j'avais proposé une codirection de la structure, dernière tentative avant la rupture. Suggestion écartée. Tant pis. Pour eux ? Pour moi ? J'envoie ma lettre de démission. Elle prend effet le dimanche 22 octobre à minuit ; je ne veux surtout pas être responsable de la formation devant se tenir le lendemain.

Les principaux membres du comité d'éthique me suivent, collectivement. En démissionnant, je passe pour un ingrat aux yeux de ceux qui croient que le vote des crédits signifie une réfection imminente, mais j'ai compris que le CDC ne sera jamais rénové, que le temple de l'anatomie est voué à la fermeture. Je m'en ouvre aux préparateurs lors de mon pot de départ.

Quand, en septembre 2018, un médecin légiste, le Pr Ludes, prend ma succession, comme prévu Descartes se transforme en centre de mise à disposition de corps sans préparation, sans que personne ne mesure l'intérêt si particulier et si noble de la dissection. Finalement, l'article de *L'Express* permet de faire fermer ce qui était devenu un non-sens à bien des égards, d'en finir avec une situation dont l'université ne savait comment se dépatouiller.

*

Je pars sans trop de bruit, espérant pouvoir au moins poursuivre ma carrière hospitalière. Début 2019, je deviens chef de la chirurgie digestive à Pompidou.

Le 3 décembre 2019, lors d'une réunion à Descartes, le doyen Friedlander explique que l'article d'Anne Jouan a « paralysé l'université », et dit que j'en suis à l'origine, ce qui est inexact. À ses yeux, la prise de photographies était une faute, celui qui avait posé le diagnostic devenait responsable de la maladie.

En février 2020, à Pompidou, après un simulacre d'appel d'offres, un samedi matin, on m'impose un nouveau chef de service, proche d'Emmanuel Macron. Je refuse. Il me faut, en pleine épidémie de Covid, chercher l'endroit où je vais atterrir, tant rester m'est devenu impossible. Friedlander, depuis peu « conseiller stratégique santé », haut poste dans le board médical de l'Hôpital américain, me propose alors de rejoindre cet établissement, d'y devenir chef de service tout en gardant mon statut de professeur à Paris-Descartes. Est-ce une compensation pour ce que je viens de subir à Pompidou ? Sans calendrier précis, ce montage quelque peu rococo m'obligerait à rester au sein de l'université avec un contrat de salarié à temps plein dans un endroit où les médecins sont tous libéraux, payés à l'acte, à des tarifs bien plus élevés. Ubuesque. Je décline.

En août 2020, après avoir bien réfléchi, malgré mon attachement au service public je choisis la liberté au sein d'une clinique privée du XVIe arrondissement parisien. Comme je ne suis plus PU-PH, mon titre de professeur n'est plus qu'un simple nom d'usage. Je me demande parfois ce qu'il me serait arrivé si, en avril 2017, j'avais accepté de rejoindre le camp des « vainqueurs » avec l'équipe d'Emmanuel Macron.

13

Dominique Hordé
La descente aux enfers

Dès mon arrivée au CDC, l'écriture me sauve et je comprends que pour tenir face à l'horreur, il me faut écrire. Les mails que j'envoie sont autant de bouées permettant de tenir la tête hors de la tempête, et des bouteilles à la mer. Des courriels où chaque avancée est mise en lumière, avec enthousiasme, comme une victoire, pour inviter à ne pas désespérer, contrepoids de la face noire du quotidien aux Saints-Pères, entre espoir et lassitude. Si je ne me bats pas pour ces morts, qui le fera à ma place ? Richard Douard porte le combat politique, à moi de m'efforcer, au quotidien, de transposer celui-ci sur le terrain et de faire fonctionner au mieux ce centre.

*

L'année 2016 ne se résume pas à une série de pannes d'ascenseur et des moteurs de la chambre froide, même si, bien sûr, c'est une préoccupation constante, puisque matin et soir il faut contrôler la température des frigos, et, dès qu'elle monte, prévenir la nouvelle société de maintenance pour vérifier qu'il n'y a pas une fuite de gaz. Souvent, nous devons même arrêter l'un des deux moteurs pour dégeler le système de refroidissement qui s'essouffle, pris dans la glace. En fait, pour tout, c'est un combat permanent à mener.

Chaque matin, j'arrive tôt, avant que les cours ne commencent, pour faire le tour des espaces de conservation et de dissection, anticiper les éventuels problèmes de la journée. À certains moments, le centre est une véritable ruche, vibrante et vivante. Sa vocation est de former des étudiants et des professionnels de santé. Au cinquième étage, dans le pavillon Poirier, une centaine de jeunes découvriront chaque partie du corps, pendant trois semaines ; une quarantaine de chirurgiens-dentistes s'affaireront, eux, dans le pavillon Farabeuf[1], autour de têtes ; dans le pavillon Nicolas, une dizaine de chirurgiens urologues se prépareront à l'ablation d'une prostate à l'aide de robots. Au sixième, les trois salles (plus petites) seront elles aussi occupées. Les cadavres et tout le matériel ainsi que les blouses, gants, masques et surchaussures ont été mis en place avant le début des cours, à côté

1. Ce pavillon de dissection porte le nom d'un illustre anatomiste français du XIXe siècle à qui l'on doit l'introduction de l'hygiène dans l'enseignement médical et l'écarteur qui porte son nom et qui sert à écarter les berges d'une incision.

des tables de dissection en graphite noir, d'origine, soudées au sol. La journée va vraiment commencer.

Parfois, au fil de celle-ci, des médecins passent me demander s'il est possible de faire une visite. Je me souviens de l'un d'eux, âgé d'environ soixante-dix ans, surpris de constater que rien n'avait changé depuis ses études. Ce respect de l'histoire a un côté rassurant, mais aussi effrayant : une partie du centre s'est pétrifiée dans un monde extérieur qui, lui, a évolué.

Avec le recul, je me rends compte qu'entre Descartes et moi, tout a mal commencé. Approchant les 60 ans quand j'y entre, j'ai encore foi en l'humain, en sa capacité à construire plutôt qu'à détruire. Ayant travaillé dans des environnements très différents, je me suis à chaque fois adaptée. J'espère donc toujours que le dialogue et les explications s'appuyant sur des actes concrets permettront d'avancer avec une équipe et non contre elle. Dès mars 2016, je lance les réunions sur les travaux à venir, programmées avant mon arrivée. C'est un exercice périlleux dans la mesure où ni le cabinet d'études, ni la direction du patrimoine, ni moi, ni personne n'avons d'expérience en ce domaine. J'invite les préparateurs à réfléchir sur les espaces indispensables dans les futurs locaux. Je leur demande de décrire et de formaliser toutes les tâches pour visualiser les besoins. Or – je le comprends aujourd'hui – tous les freins que je constaterai par la suite apparaissent et sont exprimés dès ces premiers échanges. Face à moi se tiennent en effet des gens persuadés qu'ils ne seront pas écoutés parce que les promesses du passé n'ont jamais été tenues. Quant aux enseignants devant qui j'évoque les futurs travaux, c'est de la défiance qu'ils me renvoient : à leurs yeux, il s'agit d'une nouvelle bosse du serpent de mer. L'un de nos prestataires me raconte d'ailleurs que depuis quasiment vingt-cinq ans, on lui demande régulièrement des devis de rénovation, qui n'ont jamais de suite ! Les préparateurs, eux, sont réticents. Ils sont aussi convaincus qu'on veut leur imposer le modèle de Lille (70 corps par an, uniquement congelés ou embaumés) sans prendre en compte les spécificités du lieu (620 sujets frais, sans compter les embaumés). Ils me parlent de leurs difficultés à se projeter et à envisager le changement. Les moyens réduits sont contraignants, mais ont laissé une grande place à une forme de liberté. En outre, ils s'inquiètent de nos exigences sur le plan de l'hygiène et de la sécurité : de nouvelles contraintes, dans ces locaux vétustes, ce contexte d'abandon et d'annonces non concrétisées, ils n'en veulent pas.

De mon côté, les différentes pannes m'ont fait prendre la mesure des conditions exécrables dans lesquelles ils travaillent, de ce qu'on ose leur faire endurer. Comment supporter ce quotidien sans être détruit ? Tout est à revoir. Mais si j'ai une réelle empathie pour le personnel du CDC, cela n'excuse en rien les comportements dévastateurs de certains, l'obstruction à tout changement, la violence verbale.

Il me faut avancer. Alors je reprends les consignes en matière de risques pour le personnel et les comptes rendus du CHSCT, notamment le dernier, de 2014, qui égrainent dans de longues listes tout ce qui, aux Saints-Pères, n'est pas légal. Je découvre que peu de choses peuvent être simplement modifiées, même si des améliorations sont possibles en attendant les futurs gros travaux. Je constate aussi que les devis annoncés comme étant « en cours » n'ont en réalité débouché sur aucune modification concrète ou simplement n'ont pas été réalisés. Alors, je m'attelle aux améliorations de manière systématique.

Je vis ce travail comme un combat. L'enseignement de l'anatomie m'apparaît en danger. Richard Douard et moi sommes convaincus de l'impérieuse nécessité de sauver le CDC pour pouvoir mieux soigner les vivants. En attendant la réfection promise, le *statu quo* n'est donc pas possible. Quant à son état, vraiment repoussant, il finit par devenir le prétexte pour affirmer que les formations sur cadavres n'ont plus lieu d'être ! Le mot « éthique », que j'ai si souvent prononcé, n'a aucune résonance chez mes interlocuteurs.

Je m'investis pour installer de nouveaux outils, pour concrétiser ou mettre en œuvre des partenariats susceptibles de changer notre image : j'en suis persuadée, l'anatomie et la dissection n'appartiennent en rien au passé. Dès juin 2016, Richard me met en contact avec le commercial pour l'Europe du fabricant des robots Da Vinci. Après des mois de négociations – y compris auprès de sa direction américaine et des services juridiques de l'université –, nous parvenons à rédiger une convention équilibrée pour les deux parties, qui stipule que Paris-Descartes peut organiser ses propres formations avec ces machines, réel atout. Cela me permet de suggérer la création d'un pôle robotique et des thématiques de recherche en anatomie, à la suite d'échanges avec des chirurgiens. Jusqu'ici, Da Vinci était le plus gros client de l'École européenne de chirurgie. En dix ans, sous la direction de Guy Vallancien, le centre a signé de nombreux contrats avec des industriels, dont cette société, opérant une confusion entre CDC et l'EEC, si bien que l'université a fini par se convaincre que seule une structure privée apporterait un service à la hauteur de ses attentes. Nous, nous pensions l'inverse. Et l'avenir le démontrera : le centre peut parfaitement gérer de telles formations de chirurgiens arrivant de toute l'Europe.

Toujours en 2016, Richard Douard revient, enthousiaste, d'une visite au laboratoire d'anatomie de la faculté de médecine de Poitiers. En septembre 2016, nous ratifions donc un partenariat nous permettant d'entrer dans le réseau Simlife, qui promulgue une procédure et un appareil mis au point par Cyril Brèque, maître de conférences en biomécanique, permettant la revascularisation et la ventilation des défunts. Cette avancée scientifique majeure nous rend possible la formation au prélèvement d'organes sur des morts. Mais pour espérer faire fonctionner la machine et organiser des formations, nous avons besoin d'un robinet d'eau chaude dans un pavillon de dissection – car nous n'avons que l'eau froide. Or, il a été plus facile de signer le partenariat lui-même que d'obtenir l'intervention de plombiers !

Plus tard, en 2018, nous travaillons avec le Samu d'Île-de-France, qui préfère recourir à des cadavres plutôt qu'à des mannequins pour appliquer une nouvelle approche permettant de prendre en charge des patients traumatisés graves, en particulier en cas d'attentats.

Malgré sa grande vétusté et ses nombreuses défaillances, le centre des Saints-Pères reste donc un espace d'innovation qui suit de près l'évolution de la modernisation des techniques chirurgicales et des dispositifs médicaux, notamment les prothèses auditives.

*

L'année 2016 se termine mal, notamment avec des grosses pannes, dont celle des moteurs de la chambre froide. Depuis mon arrivée, c'est la deuxième d'importance – parmi les six que j'ai gérées en un an –, qui a généré une hausse des températures entraînant l'accélération de la décomposition de corps, dont au moins un quart n'a pas pu être mis à disposition des étudiants et médecins, et a dû partir directement au Père-Lachaise. Quant aux monte-charges, leurs dysfonctionnements demeurent une source permanente de stress et de désorganisation pour l'équipe. Comment être serein alors que, dans les futurs travaux, l'espace de conservation est prévu au sous-sol ?

Un coin de ciel bleu sur ce fond nuageux : nous recevons un legs de 33 260 euros. Une aubaine. J'en profite pour demander que les canalisations qui passent par le CDC soient nettoyées et débouchées – ce qui, je crois, n'a jamais été entrepris –, car il devient si périlleux de laver les sols qu'il y a quelques années, lors d'une réunion de chercheurs au quatrième étage, soit sous nos locaux, une fuite d'eau provenant de notre espace de conservation et contenant des fluides humains aurait inondé la table, provoquant un scandale dont toute l'université parle encore ! Dire que ce legs imprévu a été nécessaire pour nous permettre de résoudre un tel problème !

Au moins, les différentes actions et commandes engagées en 2016 et programmées pour 2017, ainsi que l'annonce de travaux faite par Frédéric Dardel, exposés dans le plan de retour à la conformité à la suite de la visite ministérielle, semblent avoir convaincu de la volonté de l'université de respecter ses obligations légales et éloignent le spectre de la fermeture du CDC. Cela me rassure, alors que les équipes continuent à se montrer très sceptiques.

Le départ attendu de l'École européenne de chirurgie doit nous ouvrir l'accès à ses locaux et démontrer la capacité du CDC à se rénover. D'autant que ces espaces sont prestigieux : outre le pavillon Nicolas et des bureaux, ils comprennent au sixième étage, un amphithéâtre pour les cours théoriques, une grande salle donnant sur la plus belle terrasse des Saints-Pères servant pour l'accueil et le déjeuner, une cuisine et un vestiaire. Mais pour l'École européenne de chirurgie, il n'est pas question d'un simple déménagement. Car son départ s'accompagne, en février 2017, d'un dépôt de bilan, auquel se greffent des menaces de Guy Vallancien de poursuivre l'université pour détournement de clientèle si nous récupérons ses anciens clients. Cette situation complique nos négociations avec Da Vinci. Quand l'EEC finit par quitter les lieux, la direction nous demande de ne pas les utiliser tant que l'inventaire des mobiliers et matériels qu'elle a laissés n'a pas été dressé. Il nous faut donc patienter plusieurs semaines avant de récupérer le pavillon Nicolas, dans lequel se trouve la salle des robots, seul petit espace susceptible d'être équipé de climatiseurs – nécessité préalable pour signer la convention avec Da Vinci, les machines supportant mal les excès de chaleur !

Mais comme rien n'est simple à l'université, le reste des locaux de l'EEC est désormais occupé par Ilumens, qui les a obtenus pour faire face à son développement. Or, privés de ces emplacements, nous ne pouvons poursuivre notre collaboration avec Da Vinci car nous n'avons aucun autre endroit où recevoir les anciens clients de l'École européenne de chirurgie ou accueillir leurs formations théoriques. Il faut l'énergie de Richard, le soutien d'Anne-Valérie Cornillet – nouvelle administratrice – et mes négociations pour obtenir un partage équitable. Pour finir, un consensus autorise la signature de la majorité des nouvelles conventions.

Mais l'affaire de l'École européenne de chirurgie ne s'arrête pas là. En mai 2017, malgré une ardoise de 125 113,10 euros (dont 86 756 euros pour le CDC) contractée par l'école auprès de l'université, une mise aux enchères parfaitement légale est organisée par le liquidateur pour vendre le matériel resté aux Saints-Pères. L'université à laquelle l'école doit de l'argent débourse alors 6 520,80 euros, répartis entre le CUSP (1 681,68 euros pour le mobilier de jardin, un bac à fleurs et un très grand parasol destiné à la terrasse), Ilumens (3 203,20 euros) et le CDC (1 635,92 euros). Cette petite somme nous permet d'acquérir deux tables d'opération, un lave-vaisselle, une machine à aspiration, des étagères, des armoires en métal et cinq lots de matériel chirurgical dont nous ne connaissons pas le détail. Avant la vente, on me demande si je dispose bien du budget pour participer à ces enchères...

Malheureusement, pendant ce temps-là, plus nous avançons – à petits pas –, plus les relations avec les préparateurs se dégradent. Non parce que les avancées ne sont pas assez rapides, mais au contraire parce qu'ils refusent net tous ces changements. La confirmation des travaux, la commande de plusieurs congélateurs, les chantiers de la traçabilité des pièces et du nettoyage des frigos aux embaumés moisis finissent par bloquer toute communication et la violence verbale devient une arme qui me déstabilise.

En janvier 2017, je dis à l'équipe qu'au « final, [elle préfère] laisser pourrir des corps plutôt que d'avancer ». Contrairement aux définitions de poste et à la hiérarchie, les préparateurs, et plus particulièrement leur chef, estiment qu'eux seuls décident de ce qu'ils font. Chacune de mes demandes se voit désormais systématiquement combattue. Je n'ai pas à me mêler de ce qui se passe dans leur « royaume ». À les en croire, les embaumés peuvent encore être mis à disposition. Les photos que je prends montrent pourtant des corps quasiment momifiés, la peau noircie, desséchée, collée sur les os, des ongles de plusieurs centimètres, des dépouilles dans un état inimaginable, imprésentables, depuis très longtemps. Mais Kévin assure en avoir besoin pour les cours des prochains mois. Même réaction au sujet des pièces anatomiques entassées n'importe comment dans la chambre froide, dans des conditions défiant l'entendement.

Or nous sommes dorénavant en mesure d'anticiper les besoins sur plusieurs mois, donc l'argument ne tient pas. Quant à la nécessité d'établir la traçabilité et l'accessibilité de toutes ces pièces anatomiques pour assurer la sécurité, la santé de l'équipe, répondre à nos obligations légales et respecter l'éthique, Kévin s'y oppose aussi, arguant que c'est chose impossible en raison du nombre de dépouilles entrant et sortant chaque semaine. C'est encore faux, car il n'y a pas plus de mises à disposition de pièces anatomiques que de corps. Pourquoi ne serait-ce pas faisable ? Je commence à avoir des soupçons sur ses réticences quand j'entends parler des trafics de ces mêmes pièces anatomiques que perpétrait autrefois, selon la rumeur, Momo. La pratique perdurerait-elle ? Serait-ce l'explication de ce refus catégorique de voir les autres toucher aux têtes, et de certaines venues en solitaire le samedi ? À l'époque, je ne dispose que de faisceaux d'indices et ne peux rien prouver.

Dans son opposition, Kévin se révèle jusqu'au-boutiste. Il refuse que le dossier, pourtant constitué par ses soins et qu'il a remis en mains propres aux ressources humaines pour obtenir une promotion interne, soit soutenu par l'administratrice du site des Saints-Pères, Anne-Valérie Cornillet. Il ne veut pas non plus entendre parler du concours pouvant lui permettre d'être promu en catégorie B : « Que l'on demande dans mon dos des lettres de satisfaction en ma faveur auprès d'intervenants qui ne se cachent pas pour me dire : “J'ai fait quelque chose pour toi...” : depuis six ans j'estime que ma place, je l'ai gagnée tout seul, donc je ne vais pas laisser quelqu'un (même si cela part, peut-être d'un bon sentiment) anéantir cela pour me faire asservir ensuite », écrit-il dans un mail. Pourtant, depuis des mois, il ressent sa stagnation en catégorie C comme une injustice et une non-reconnaissance de son travail, alors qu'il gère une équipe majoritairement composée de personnel de catégorie B. J'écris à Richard : « Chez les préparateurs, l'ambiance se détériore de jour en jour, Kévin faisant tout pour faire le vide autour de lui, et dégoûter les deux jeunes préparateurs qui ne savent plus quoi faire. Ils n'ont aucune possibilité de continuer à évoluer sur le plan technique, car Kévin fait obstacle à toute progression ou prise d'initiatives pour être le seul interlocuteur. »

Les éclats de colère ne se limitent pas à Kévin. Les cris de Jeannette dans les couloirs résonnent encore à mes oreilles. Moi-même, je vais mal. Je dois m'arrêter, trop de violence, trop d'incompréhensions. En mars 2017, j'adresse un mail au directeur général des services, à Richard, aux ressources humaines et au médecin du travail : « J'ai un engagement vis-à-vis des personnes qui donnent leur corps à la science. Il m'est insupportable de voir ce qu'on leur fait subir, de voir ces corps pourrir après des pannes, faute de congélateurs ou, tout simplement, parce que des préparateurs ne les respectent pas. Ce devoir moral me conduit à tout faire pour sortir le CDC de sa situation. Ce n'est pas seulement une question de vétusté, mais une question d'état d'esprit autour du CDC. Comprendre aussi pourquoi on est arrivés là. » Je poursuis : « Je précise aussi que mettre des mots sur ma terreur, sur ce que je vis et sur ce qui se passe n'est pas facile. Il serait plus simple que je ne dise rien. »

Peu à peu, je m'enfonce. En mai, j'écris à Richard : « Gérer une telle situation est extrêmement lourd moralement pour moi au quotidien et j'ai besoin de votre aide. Je ne peux pas faire abstraction qu'une partie de ma tâche consiste à gérer ce charnier. »

*

Chez les préparateurs, l'irrationnel domine chaque jour un peu plus. Certaines contestations me laissent sans voix. L'un d'eux me reproche par exemple d'avoir affiché son nom de famille sur la liste des personnes habilitées à entrer dans les espaces de conservation. Il ne m'a pas « autorisée » [*sic*] à l'utiliser, j'aurais dû lui en faire la demande, estime-t-il. Même grief concernant les envois de mails à l'équipe : je n'ai pas à mettre son patronyme, son prénom suffit. Par prudence, je consulte les services juridiques sur cette question surréaliste.

La vie au CDC devient de plus en plus déstabilisante. Je ne lâche pourtant rien. Les corps embaumés putréfiés partent finalement à la crémation. Le 9 juin, après un énième bras de fer, la chambre froide de 9 m² est enfin nettoyée et les centaines de pièces anatomiques entassées les unes sur les autres depuis des années partent aussi au crématorium. J'en fais part à Richard, qui n'a pas un mot positif sur ce qui a été accompli et que je considère, moi, comme une avancée importante ayant en outre nécessité une énergie folle.

Il vient de sortir, effondré, d'une réunion avec Frédéric Dardel portant sur l'avenir du CDC et de l'anatomie. Quelques jours plus tard, il me confie : « L'absence claire du soutien de l'université à mes projets au CDC me bloque. Je suis convaincu qu'il faut écarter Kévin, trouver un chef d'équipe... Comment réunir l'équipe pour lui dire que je n'ai aucune lisibilité sur les travaux et que, au mieux, ils se feront sans que je sois réellement consulté ? Ma situation est assez peu tenable. »

De plus, nous n'avons plus aucune nouvelle des travaux et tout le monde s'inquiète de l'avenir. D'autant que les bruits sur une éventuelle fermeture courent de plus en plus.

En me rendant le matin au CDC, je sais pertinemment que tout peut arriver. Fuites à répétition du tuyau diffusant de l'air comprimé indispensable pour les cours sur robot. Mise à disposition de têtes trop abîmées sur lesquelles un enseignant refuse de travailler. Chirurgiens russes mangeant et buvant dans une salle de dissection devant des cadavres, ou vomissant dans les toilettes communes à un laboratoire de recherche en biologie. Sang répandu dans le couloir desservant bureaux et espace de dissection à la suite du transfert d'un corps par un préparateur qui ne veut pas nettoyer parce que, pour lui, c'est au personnel du ménage de le faire. Nouveau congélateur dont j'apprends qu'il est en panne depuis trois jours. Industriel suisse voulant réserver 30 bras de donneurs de moins de 70 ans, à qui j'explique que les bras n'ont pas d'âge. Face à certaines demandes, nous éprouvons l'impression de travailler chez Picard ou La Redoute.

Et puis, il y a le 26 juin 2017. Ce jour-là, nous attendons les plombiers de l'université pour installer deux climatiseurs afin de tenter de refroidir le couloir menant aux chambres froides. Or à mon arrivée, à 8 heures, une demi-tête en état de décomposition, est posée à l'entrée de l'espace de conservation. Il est impossible d'ouvrir les fenêtres pour aérer : je ne veux pas que des mouches entrent et pondent sur les corps. Je la couvre comme je peux afin d'en atténuer l'odeur prégnante. Je découvre aussi que rien n'a été rangé ni nettoyé dans le couloir. Je sais qu'un seul des employés du CDC est venu travailler le samedi alors je l'interpelle. Lui me parle d'un simple oubli. Certes, ses fonctions comprennent la découpe des crânes en deux parties, mais l'idée qu'il puisse en avoir oublié une par terre n'est guère crédible. Toujours est-il que je ressens ce « présent » comme une menace : « Voilà ce qui peut t'arriver si tu continues à vouloir changer les choses. Ici, c'est chez nous. »

Malgré l'accumulation d'actes entravant le bon fonctionnement du centre, aucun avertissement ne sera prononcé.

En juillet, retournement de situation. Nous apprenons que le centre ne va finalement pas fermer ; et qu'il est très probable que les travaux soient financés après la visite du conseil régional et du rectorat. Cette nouvelle nous apporte une bouffée d'espoir alors que je sens le moral de Richard de plus en plus bas. Isolé, il ne croit plus en l'avenir du CDC et perd même confiance en moi. Seul Antoine Tesnière, qui ouvre des perspectives de collaboration et de futures formations en anatomie – c'est du moins ce que je crois à l'époque – me rassure.

En septembre, ma peur toujours présente, je mets entre parenthèses le chantier de traçabilité des pièces anatomiques pour éviter d'affronter les préparateurs sur un sujet qu'ils rejettent. Je m'attelle à la construction d'un site Internet (mis en ligne début 2018) avec le service communication afin de mieux informer les futurs donneurs et les familles sur ce que signifie offrir son corps à la science. Tous les documents sont téléchargeables, plusieurs pages sont consacrées aux questions les plus fréquemment posées. Je me focalise aussi sur de nouveaux partenariats et l'étude concernant les travaux qui va être présentée au conseil d'administration, au rectorat, au conseil général puis, après accord, à la préfecture.

Le plan de retour à la conformité avait prévu, en plus des formations, un espace de parole et un suivi psychologique pour l'équipe. Fin mars 2017, nous apprenons qu'une psychologue va intervenir. Peu à peu, certains membres de l'équipe acceptent d'aller la voir. Le 10 juillet, je prends rendez-vous moi aussi. À l'issue de nos entretiens, elle m'explique que je vis un choc traumatique. Je m'en ouvre à la directrice des ressources humaines : « C'est une lourde charge de remettre de l'humain et de l'ordre dans ce chaos. Mettre des mots sur cette horreur s'avère indispensable. » Mais, en l'absence d'un interlocuteur de l'université prévu dans la convention de cette psychologue, il n'y a aucune réponse de ma hiérarchie. Par ailleurs, il n'y a eu aucun échange en amont avec le CDC et la médecine de prévention (inexistante entre août 2017 et avril 2018) sur les modalités de ses interventions initialement inadaptées par rapport au contexte du CDC. Vous avez voulu une psychologue, vous l'avez eue...

Le départ de Richard Douard me laisse seule aux commandes du CDC, mais sans aucun pouvoir, sinon celui de continuer à m'investir sur tous les aspects concrets, organisationnels et stratégiques. Je me heurte au silence des anatomistes qui ne profitent pas de cette opportunité pour dénoncer la situation de leur discipline et l'enjeu de cette démission.

Je comprends son départ, même si, de mon côté, je garde encore l'espoir que des travaux vont pouvoir être réalisés. Et ne suis-je pas là aussi pour continuer à améliorer les conditions de conservation, mission certes terre à terre, mais qui fait partie de mon quotidien ?

*

Fin 2017, les travaux sont enfin votés ! Une femme ayant fait don de son corps aux Saints-Pères a également généreusement légué 462 602,28 euros au CDC. Ses banques me contactent et insistent : cette somme doit être allouée à notre centre uniquement. Le précédent gros legs – 200 000 euros –, reçu en 2014, n'avait pas servi à améliorer la situation du centre mais bénéficié à l'université elle-même. Je dois donc me démener pour que cette importante somme soit entièrement dédiée au financement de projets déjà de recherche en anatomie, dans la logique de ce que j'avais proposé à Richard Douard d'un pourcentage de notre résultat affecté à ces projets. En attendant, comme il ne reste plus de budget pour le matériel, cette manne providentielle permet au moins de remplacer la scie des têtes tombée en panne. Coût ? 9 289 euros.

J'apprends en revanche qu'aucune aide supplémentaire ne sera finalement accordée pour des réfections d'urgence, alors même que le rapport présentant les futurs travaux décrivait clairement la situation alarmante du CDC. De plus, nous n'avons plus de directeur et l'université hésite sur le mode de gouvernance à adopter.

À mon retour de vacances, le 3 janvier 2018, le calme semble retrouvé dans le service mais quelques jours plus tard, le chef d'équipe rentre de congé très énervé et déverse sa colère à l'aveugle. Il démarre au quart de tour contre l'équipe qui n'aurait pas suivi ses instructions durant son absence. Mais quand elle prend des initiatives, cela ne lui convient pas non plus !

La guerre est bientôt déclarée entre Kévin et Gérard, le second ayant gagné en assurance en l'absence du premier, même s'il est évident qu'il continue à souffrir physiquement et moralement, lui qui vient de subir une opération. Le 23 janvier, il entre dans mon bureau en panique. Kévin aurait menacé de l'égorger, le même Kévin qui l'a déjà plaqué contre un mur et, de ses mains, lui a serré le cou, comme l'avait rapporté Daniel Espérandieu à Richard deux ans auparavant. C'est inadmissible. Mais je suis tiraillée entre la crainte d'un éventuel retour de bâton pour Gérard et moi si je tiens informée la direction de l'université de ce nouveau coup d'éclat, et la nécessité de ne rien laisser passer. Comme il n'est plus possible pour l'équipe de continuer à supporter un tel climat, je dois surmonter ma peur. Il me faut plusieurs mails pour raconter ce qu'il s'est passé au directeur général des services et aux ressources humaines. Je conclus : « C'est un chemin très compliqué pour moi d'affronter ces agressions dans un environnement où les préparateurs utilisent des couteaux, où les corps sont découpés et où l'éthique n'est pas toujours respectée, et pas seulement par les préparateurs [...]. Il faut tenir avant les travaux. Je gère un centre très vétuste, non sécurisé, avec toutes les complications humaines et techniques dont j'ai la charge, le non-respect de l'éthique et tous les incidents qui peuvent arriver. Je suis partout à la fois, pour veiller que tout se passe bien, limiter les dégâts[1]. »

L'alerte déclenche une enquête administrative, dont ni l'objet ni les conclusions ne seront, au bout du compte, communiqués à l'équipe et à moi-même, ce qui, concrètement,

1. 24 janvier 2018.

accentuera les difficultés. Le 4 février, je dépose au commissariat une main courante relatant les événements. Le 12, je sollicite une protection fonctionnelle auprès de Frédéric Dardel. Mais personne ne me répond ni ne fait allusion à la requête. Un arrêté d'interdiction de pénétrer dans les locaux est signifié à Kévin, mais ne m'apporte aucun apaisement car je crains qu'il continue à fréquenter la rue des Saints-Pères.

Dans les espaces de conservation, la situation se détériore encore. Si la température de la chambre froide est enfin stable, elle continue de se dégrader à cause d'une forte humidité accélérant la décomposition des corps. Je cherche des interlocuteurs pour nous aider à régler le problème, l'absence de Kévin et Gérard – l'un mis à pied, l'autre en vacances – n'arrangeant rien. Conséquence : les morts s'accumulent et les moisissures se multiplient. Je n'obtiens des ressources humaines ni l'intervention de la nouvelle médecin de prévention – qui assume seule la charge de l'ensemble des salariés de l'université, avec un CDC n'étant pas considéré comme prioritaire –, ni l'accord pour embaucher un préparateur en contrat à durée déterminée. Le directeur général des services m'autorise enfin, après mon insistance, à recruter, à défaut, des intérimaires.

Complètement à bout, le 20 février 2018, je lui demande à quitter le CDC : « Il m'est impossible physiquement et moralement de continuer à travailler dans les conditions actuelles. Il faut venir voir ce qui se passe au sein des chambres froides, l'horreur est devenue banale, acceptable. Les obstructions et les entraves à l'éthique semblent normales depuis des années. Il apparaît aussi banal de menacer d'égorger quelqu'un quand on coupe des têtes [...]. J'exprime ma volonté de quitter le CDC et d'être remplacée parce que je ne suis plus en mesure d'assumer correctement mes fonctions dans le respect des corps et des humains, ce qui prévaut sur tout le reste. Je ne peux plus être la gestionnaire de cette horreur, dont j'espérais que nous pourrions sortir. Les 600 corps qui arrivent au CDC ne méritent pas ce qui se passe au CDC [...]. La promesse des travaux n'est pas ce qui va me permettre de tenir encore physiquement et moralement. »

Lorsque nous nous voyons, lui-même me parle de sa fatigue et de ses mauvaises nuits. Quelques jours plus tard, la nouvelle DRH, en copie de ces échanges, me croise et me fait remarquer que je n'ai pas l'air d'aller si mal. Ma réponse fuse : « Je suis capable de tenir très longtemps, mais la chute risque d'être brutale. »

La direction ne me donne pas son accord pour un changement de poste. Je persiste alors à m'investir et à négocier d'autres partenariats, en particulier avec le centre du Fer à Moulin qui envisage des collaborations avec le CDC, grâce aux robots Da Vinci. Je rencontre aussi le directeur d'un des plus grands hôpitaux chinois, très enthousiaste à l'idée que ses chirurgiens viennent se former aux Saints-Pères. Le CDC bénéficie toujours de son aura internationale.

Le projet du pôle santé n'avance pas. Si Antoine Tesnière[1] m'a convaincue sur de nombreux points, je m'inquiète de nos modalités de fonctionnement et j'interviens sèchement auprès d'Ilumens :

« Valérie, Antoine,

Nous n'avons aucun élément précis sur le contenu de la formation du 23 février ou sur le protocole de recherche. Nous ne faisons généralement pas de mises à disposition dans ces conditions, car il nous appartient de valider sur le plan éthique et scientifique l'opportunité de ces mises à disposition. De votre côté, vous ne semblez pas avoir tous les éléments, ce qui, éthiquement, pose problème, car qui a vérifié le contenu de cette formation/recherche ? Par ailleurs, le manque d'informations a une implication sur les sujets que nous allons mettre à votre disposition [...]. Cet exemple démontre aussi la nécessité de plus de communication et de rigueur dans les procédures. [...] Et je précise qu'éthiquement et scientifiquement, ce mode de fonctionnement ne peut pas continuer entre nos deux structures. En attendant que vous maîtrisiez parfaitement notre activité, vous devriez vous reposer sur nos compétences[2]. »

1. Interrogé par l'auteure, Antoine Tesnière a répondu : « Une instruction judiciaire est toujours en cours, je ne souhaite pas m'exprimer. Je n'ai jamais eu aucune responsabilité, ni dans les décisions, ni dans les opérations, ou le fonctionnement du CDC de l'université Paris-Descartes. »

2. Mail du 21 février 2018.

Même si le désordre perdure dans la chambre froide, sur le plan administratif et scientifique, tout est contrôlé deux fois plutôt qu'une et l'amateurisme de certaines demandes me fait bondir, y compris de la part d'Ancre, qui parfois accepte des projets de recherche ne tenant pas la route. Une requête rejetée par le CDC m'a particulièrement marquée : une étude approximative, sans référence savante, sur 100 mains, rédigée par une chercheuse... qui n'avait jamais disséqué. Les restes de crédibilité du CDC reposent aussi sur cette rigueur.

*

Je ne sais plus quoi faire pour lutter contre la détérioration des corps et être entendue. Le 28 février, je prends de nouvelles photos et les envoie notamment à l'ingénieur de prévention comme à Anne-Valérie Cornillet, avec ces quelques lignes : « Mon état de détresse ne me permet plus de trouver les mots pour expliquer la situation d'horreur actuelle du CDC qui s'est fortement dégradée ces derniers mois. »

De son côté, l'administratrice rédige un rapport contenant 69 clichés de l'intérieur des chambres froides, qu'elle adresse au DGS le 2 mars, préconisant la fermeture du centre. La veille, j'ai été interrogée par la DRH et la directrice juridique dans le cadre de l'enquête administrative. Toutes deux refusent de regarder les photos que j'ai apportées. Cet échange représente la pire humiliation de ma vie professionnelle. Ce déni de réalité m'abat. Je m'effondre. Je suis en arrêt maladie dès le lendemain.

Durant mon absence, je prends rendez-vous avec un psychiatre de l'AP-HP, spécialiste de la prise en charge d'événements traumatiques. Nos deux entretiens se passent mal : il me paraît plus préoccupé par ses problèmes d'informatique ou par les nombreux appels téléphoniques qu'il reçoit que par mon récit. Pire, il ne comprend pas pourquoi je suis perturbée par ce que je vois aux Saints-Pères.

Je rencontre aussi, par l'intermédiaire du commissariat où je me suis rendue pour la main courante relative aux excès de violences d'un préparateur et où je parle d'« un charnier présent dans une chambre froide », une association de protection des femmes subissant de la violence. Elle me met en contact avec une première avocate, laquelle m'oriente vers un autre cabinet, qui lui-même m'en conseille un troisième. À chaque fois, mon histoire sidère les interlocuteurs. À la sortie d'un de ces rendez-vous, je décide de proposer un plan d'urgence à la direction de l'université.

À mon retour, la situation au sein des chambres froides s'est encore dégradée. Je rencontre le 10 avril les principales directions et préconise l'achat de matériel et des travaux, des mesures pour accompagner les équipes et la constitution d'une cellule de crise collégiale. Les deux dernières propositions ne sont pas retenues. Faute de budget, ce programme sera financé par le gros legs reçu, même si on me demande, à chaque devis proposé, si le CDC dispose de fonds.

L'université ne paraît pas mesurer la gravité de la situation. Le lendemain de cette réunion, alors que je suis sous l'eau, une longue liste d'actions m'est commandée ainsi que deux études sur les avantages et inconvénients d'un éventuel arrêt des mises à disposition de pièces (réglementation, besoins pédagogiques, conséquences de l'activité sur les préparateurs, recettes perçues, etc.) et sur l'impact d'une éventuelle fermeture du CDC. On me demande ces études avant les vacances d'été.

Aidée d'Anne-Valérie Cornillet, l'administratrice des Saints-Pères, je me mobilise pour ce plan d'urgence. Je propose le nettoyage complet et la décontamination de la chambre froide. C'est à moi qu'il revient de désigner les sujets et pièces anatomiques ainsi que le matériel devant quitter les lieux. L'équipe, elle, craint des représailles de Kévin à son retour au CDC, si elle ose faire preuve d'initiatives. Mais comment effectuer une décontamination digne de ce nom alors que nous continuons à recevoir des corps ? Toutes les solutions sont envisagées, y compris l'installation d'une chambre ou d'un camion frigorifique à l'extérieur, autrement dit dans la cour des Saints-Pères. Finalement, nous retenons une option permettant de garder les donneurs dans la chambre froide en cloisonnant celle-ci et en déplaçant les corps d'un espace à l'autre. Un de nos prestataires nous propose par ailleurs un équipement capable de réduire l'humidité. Comme il a besoin de connaître le taux idéal préconisé pour l'installer, j'interroge à ce sujet le Pr Ludes[1], directeur de l'Institut médico-légal de Paris – qui prendra les rênes du CDC en septembre 2018. Mais, dans l'impossibilité de me fournir des éléments, il ne m'oriente vers personne d'autre.

Je réponds par ailleurs à une enquête de l'Inspection générale de l'administration et de l'enseignement supérieur, saisie par le défenseur des droits à la suite de courriers de donneurs étonnés de devoir payer pour léguer leur corps à la science. Ce n'est plus le cas depuis 2008 à Paris-Descartes, mais la pratique perdurait dans certains centres du pays, essentiellement pour financer le coût de traitement des défunts, dont le cercueil et la crémation. L'enquête – 53 questions – porte sur l'organisation des CDC, à l'exception des aspects techniques et de l'état des locaux (gouvernance, évolution et promesses de dons, budgets et tarifs des dernières années, nombre, typologie, contenu des conventions, évolution et répartition des mises à disposition, ensemble des procédures et outils de communication avec les familles...). Je fais de nombreuses suggestions et présente ma vision de l'organisation future des centres dans une partie d'expression libre. Le résultat de l'étude de 2018 demeurera confidentiel jusqu'au 2 août 2021, date à laquelle il sera publié sur le site du ministère.

1. Contacté par l'auteure, le Pr Bertrand Ludes n'a pas répondu à nos sollicitations.

*

Ma santé ne s'améliore pas. Alors quand, enfin, je peux rencontrer la médecine du travail, le Dr Isabelle Roque préconise que je quitte mon poste de secrétaire générale. J'attends plusieurs jours pour donner mon accord. Le 7 juin 2018, j'adresse un point à Frédéric Dardel, à Nicolas Jeanjean, aux professeurs Gérard Friedlander et Antoine Tesnière :

« La barbarie n'est pas loin. Sans doute parce qu'on travaille avec des “cadavres”, on a laissé pourrir la situation. À tous les niveaux, rien n'est rationnel : c'est un immense désordre qui nécessite une remise à plat totale pour retrouver un fonctionnement un peu plus normal avant les travaux [...]. Les organismes avec qui nous travaillons ou qui veulent travailler avec nous veulent vraiment que nous existions, ne veulent surtout pas se priver de ce que nous proposons, au point, pour certains, d'accepter de travailler dans des conditions justement inacceptables. »

Malgré tout, j'y crois toujours. Malgré l'horreur vue et vécue, les espoirs déçus, je veux démontrer encore et encore qu'un CDC réinventé, moderne, est possible et, surtout, utile.

Je quitte le centre le 15 juin 2018. La DRH me demande de poser mes vacances, mais je ne pense qu'au CDC, à son avenir, j'imagine mon futur au service du pôle santé qui va dépendre de la faculté de médecine, apportant ainsi mon expérience. Mais différents échanges et un rendez-vous avec le Pr Friedlander me font comprendre qu'il ne tient pas spécialement à me revoir. Certes, j'ai lancé des changements, mais il est clair que, aux yeux de beaucoup, je passe pour « une emmerdeuse » qui ne rentre pas dans le moule. Je saisis aussi qu'il n'y aura pas de passage de témoin avec les nouveaux acteurs du CDC et que, pour obtenir un nouveau poste, mieux vaudrait que je ne parle plus de tout cela, et passe à autre chose. C'est un crève-cœur, un renoncement insupportable. On me dit que j'ai fait ce qu'il fallait, que les améliorations sont visibles, que les travaux vont se faire, que le personnel a changé. Je reste attachée au respect du souvenir de tous ceux qui ont donné leurs corps au centre comme à leurs familles, au besoin de bien traiter les défunts généreux pour faire avancer la science.

En octobre 2018, Anne-Valérie Cornillet me propose de devenir son adjointe et je retrouve donc un poste à l'université. Nous avons travaillé ensemble sur le CDC, nous nous apprécions, je vais m'occuper avec elle de la gestion des bâtiments des Saints-Pères, qui concerne, entre autres, le budget, la maintenance technique et les futurs travaux, la sécurité, la logistique, l'équipement audiovisuel et l'événementiel, ces trois derniers points relevant plus particulièrement de ma responsabilité. Une autre vie commence pour moi, mais le CDC me laisse un sentiment d'inachevé, une culpabilité dont je n'arrive pas à me défaire. Et le silence qui m'est imposé, ou que je m'impose, est lourd à porter.

Fin novembre 2019, l'article de *L'Express* me replonge de plain-pied dans ce que j'ai vécu. Cette véritable déflagration entraîne la fermeture immédiate du centre. Dans l'enquête de l'Igas et de l'Enseignement supérieur dont la synthèse est publiée en juin 2020, on peut notamment lire :

« Au final, les alertes ont été parfois entendues, mais jamais à la hauteur de ce qu'elles portaient. Personne n'a vraiment su écouter, au moins jusqu'en 2018 ; les responsables au sein du CDC ou de l'université n'ont pas agi parce qu'ils n'ont pas mesuré la gravité des faits, ont porté leur attention sur d'autres sujets, ou parce qu'ils ont estimé que c'était à d'autres d'agir. Il y a eu aussi une incompréhension générale de la nature des problèmes ; au-delà de la vétusté des locaux, c'étaient bien des problèmes organisationnels et de pratiques qui étaient d'abord à traiter. Résultat de cette "atonie" générale, de graves manquements éthiques ont perduré pendant plusieurs années dans une de nos plus prestigieuses facultés. Sur le plan collectif, la responsabilité de l'université est établie pour la mission, car ces faits graves ont bien eu lieu, les alertes ont été adressées aux différentes autorités de l'université et il ne leur a pas été durablement apporté de correction avant 2018. L'établissement n'a pas traité le problème dans sa globalité et à la hauteur de la gravité des faits avant 2018. »

La descente aux enfers

En janvier 2020, tout ce que j'avais gardé sous silence est apparu au grand jour et je n'ai plus la capacité de travailler. Me retirant du monde pour essayer de me soigner et de panser les plaies ouvertes par ce que j'ai vu, entendu, géré, enduré, je m'écroule.

14

Richard Douard
La secte des anatomistes

Les congrès de chirurgie ressemblent souvent à *Very Bad Trip*, ce film dans lequel une bande de copains part à Las Vegas enterrer – et arroser – la vie de garçon de l'un d'entre eux. Au réveil, pas très frais et amnésiques, ils découvrent un tigre dans la salle de bains et un bébé dans un placard. Les congrès d'anatomistes, eux, relèvent plus de la réunion de famille nombreuse dans une maison bourgeoise en province, avec assiettes de porcelaine anglaise pour la soupe. Deux ambiances.

Je n'ai jamais goûté ces rassemblements. Ni ceux de chirurgie, véritable nid de vipères occupées à propager les ragots hospitaliers, ni ceux d'anatomie où l'on vient se faire accepter comme un bon chasseur, un jour d'ouverture, ou plutôt en tant que futur gendre d'un mariage arrangé, réunions où l'on raffole de vieilleries, squelettes et matériels pédagogiques appartenant au passé. Les premiers sont organisés à la porte Maillot ou chez Mickey, les seconds, dans de prestigieux lieux de culture.

Me revient en mémoire un dîner de gala de février 2007, organisé par le collège des professeurs d'anatomie au sein du musée de l'hôpital Saint-Louis à Paris. Et de la soirée qui commence par une improbable conférence sur les origines de l'ostéopathie ! J'ai 37 ans, je suis venu accompagné de mon épouse, de loin la plus jeune de l'assistance, moi en costume cravate, elle en robe de cocktail. L'ouverture de cet événement mondain à l'aide d'un topo sur le pasteur américain inventeur de ce bazar ésotérique aux bases scientifiques inexistantes m'agace franchement, d'autant que le prêcheur méthodiste Andrew Taylor Still, créateur de cette discipline, psalmodiait : « Comme un rayon de soleil, je dressais l'étendard de l'ostéopathie, en proclamant : Dieu est Dieu et la mécanique qu'il a mise dans l'homme est parfaite. » Passons, les anatomistes se cultivent, quitte à écouter des balivernes plus fondées sur la religion que sur la connaissance.

Après cet interlude baroque, l'assistance s'extasie sur la collection de curiosités qui nous entoure. Elle compte 5 000 moulages de parties du corps atteintes de lésions dermatologiques, faits en cire. On y voit un chancre syphilitique, une gangrène, de l'herpès, des yeux fermés, couverts d'éruptions cutanées... Certains sont peints et colorés. On s'y croirait presque. Les pathologies sont historiques (beaucoup n'existent plus, ou du moins pas à ce stade), autant que les supports qui les présentent. Cela peut paraître étrange dans le contexte d'un gala, mais personne n'est surpris. Tout est parfait pour les anatomistes : des objets anciens, touchant à la médecine et au passé. Le pied. Le tout dans des vitrines sur deux niveaux. Il y a aussi des moulages de parties génitales, de langues, des corps entiers d'enfants.

Le dîner se tient au milieu de ces horreurs. Pour tous, cela semble parfaitement normal. Un moment d'exception dans un lieu insolite. Une sorte de retour dans le temps à la lumière tamisée et aux bougies. La famille Addams reçoit.

*

Dans chaque ville où se tient un congrès, un détour par le laboratoire d'anatomie est un passage obligé. Quand la sauterie est prévue à Bruxelles, on visite le musée Folon. Toujours cette nécessité d'une minute culturelle et historique. Tout cela est très intéressant, mais aux antipodes de la mission du chirurgien, à savoir soigner des malades, apprendre un métier complexe, développer une patientèle, écrire des articles de recherche à fort impact.

En France, les anatomistes sont des hospitalo-universitaires, ils ont donc à la fois une casquette hospitalière et universitaire. Comme il n'existe pas de spécialité correspondante, chacun d'entre eux a une orientation. La demande d'un poste part de l'hôpital, même si c'est l'université qui l'accorde. Un service ne réclame un poste d'anatomie que quand il compte déjà beaucoup de médecins dans la spécialité clinique. Dans mon cas, mon patron des débuts me l'a expliqué, il ne pouvait nommer plus de spécialistes et le poste qu'il me proposait était la seule option. J'ai ainsi misé sur cette matière. Pour autant, je refusais d'être considéré comme un chirurgien de seconde zone sur le plan académique, aussi, j'ai mené toutes les carrières de front en travaillant tel un forcené : thèse de biologie moléculaire sur le cancer colorectal d'un côté, et publications sur la vascularisation hépatique de l'autre, en réalisant des expériences au laboratoire de bio, tout en apprenant à dessiner des os pendant que les tubes chauffaient. Le tableau était planté pour de nombreux psychodrames.

Pour faire partie de la « secte », il faut, bien sûr, assimiler la matière, *via* des diplômes universitaires, aller aux colloques, écrire des articles, dispenser des cours, des tas et des tas de cours. Tout cela en plus de son cursus, cela va de soi. C'est le problème de la triple mission liée à notre statut : enseignement, recherche, clinique. Et, ne pouvant être partout à la fois, un anatomiste s'exclut facilement de la communauté des cliniciens. Je me souviens avoir quitté le service de chirurgie digestive de Pompidou un lendemain de garde pour rejoindre à Amiens un congrès d'anatomie ; j'ai alors reçu l'appel d'un collègue chirurgien m'expliquant qu'un de mes malades devait être réopéré, mais je n'étais pas là. Cette fois, comme bien d'autres, j'ai détesté les contraintes que la diversité – obligée – des activités et fonctions impose. Et je n'ai pas supporté de ne pas pouvoir suivre mon patient.

Pourquoi raconter et décrire ce système qui paraîtra ésotérique et irrationnel au plus grand nombre ? Pour montrer que l'anatomiste s'exclut facilement du milieu de la clinique, surtout en chirurgie, puisque, dans cette spécialité, la présence est très importante : on passe sa vie à l'hôpital. Or le cumul exige un sacré don d'ubiquité et une organisation sans faille, obligeant aussi beaucoup de médecins à accepter le système sans rechigner ni faire de vague.

Avoir les codes de l'anatomie, c'est en effet, d'abord, apprendre à la fermer, respecter l'ordre, écouter religieusement ses maîtres et les maîtres de ses maîtres. Les dîners de congrès – on l'a vu – sont très formels, les plans de table, rarement mixtes entre les différents niveaux hiérarchiques universitaires, entre jeunes et vieux. Dans ce monde de gens bien élevés, sans gauloiserie, il faut se tenir. Quant aux épreuves des différents examens, elles se préparent pendant les « planches », sortes de réunions entre patrons et candidats où ces derniers présentent des leçons pédagogiques à la craie, « planches » qui ont remplacé les tours de France où l'on allait rencontrer chacun des membres du jury pour écouter la parole des maîtres de chaque ville. J'ai moi-même découvert Limoges en train au départ de Paris, expérience unique vu l'état des voies ferrées de l'époque, et suis allé à Marseille, Nantes, Bordeaux, Nancy et Lille pour ce faire.

Mais, nous l'avons vu, ce monde est, depuis des années, bousculé, contesté, remis en cause dans son essence même. À Paris, la discipline est sur la défensive. Ses pontes et membres vivent, tel le village d'Astérix, entourés de camps retranchés romains. Le créateur du CDC, André Delmas, avait pourtant laissé un empire aux Saints-Pères, dont le CDC constituait le noyau. Pas moins de quatre étages au départ, qui ont progressivement été rognés. Et puis le temps a fait son œuvre, l'adversité, les reniements aussi. Les pavillons n'ont pas été restaurés. Ilumens, l'École européenne de chirurgie, les mathématiques ont grignoté peu à peu des mètres carrés, s'étendant local après local. La réfection s'est résumée à un projet, un fantasme : garder le patrimoine en l'état, à tout prix, mais ne surtout pas s'adapter. Immobilisme et aveuglement.

*

Rue des Saints-Pères, jusqu'au bout, rien ne fonctionne normalement. Tout est même délirant.

À près de 90 ans, le Pr Gillot dissèque des fins de série, comme disait Momo, même des positifs au VIH. Personne ne se voit l'empêcher de travailler sur les veines, sa véritable passion. Ni l'équipe des préparateurs – qui auraient continué à le fournir en cadavres, tant ils respectaient ses études, sa gentillesse, ses connaissances –, ni Dominique Hordé, ni moi-même.

Alors nous avons créé une exception, ses activités ont été tracées et non facturées. Et quand il a fallu expliquer aux services de l'université (qui ne savaient strictement rien de ce qui se passait au CDC avant mon arrivée) qu'un vieux monsieur opérait des morts, on lui a attribué un statut de chercheur. À la sortie de l'article de *L'Express*, fin 2019, la communauté anatomique a déclaré que Claude Gillot avait donné son corps au CDC, preuve absolue, selon eux, que tout y fonctionnait normalement, sans rappeler un seul instant l'état particulièrement putride de ses sujets d'étude.

Quand il décède en mai 2018, à 91 ans, j'ai déjà quitté mes fonctions, mais pas encore la dissection. Je l'apprends, une cérémonie a lieu en sa mémoire dans les locaux qu'il affectionnait tant. Ses collègues et sa famille se réunissent autour de sa dépouille, installée sur une table, pour lui dire au revoir avant qu'il soit mis à disposition du centre. J'aimais beaucoup Claude Gillot, mais l'idée de cette réunion funèbre dans ce lieu même me gêne. Je n'y suis pas allé, à la différence de mes maîtres.

D'autres incongruités ?

Au cinquième étage, le photographe du laboratoire d'anatomie a son bureau en plein milieu du CDC. Oui, un photographe à temps plein est installé dans un couloir, en face d'une salle de cours, et à 5 mètres des frigos ! Il filme des dissections, en projette pour les étudiants, fait même une partie du travail de secrétariat. Il gère par ailleurs la trésorerie de la société anatomique de Paris, stocke les matériels chirurgicaux glanés dans les hôpitaux. Homme à tout faire, sympathique, il se tient là, au milieu de ce centre ouvert à tous, voit les enseignants, les chercheurs, les cadavres. Rien n'est étranger à cet observateur, il a assisté à la lente déliquescence des lieux. Parti à la retraite peu après la fermeture, il a connu les trente dernières années de décadence du CDC.

Il n'est pas le seul locataire étonnant des Saints-Pères. Ainsi, un organisme de formation en chirurgie dentaire occupe, depuis de nombreuses années, un local au fond d'un pavillon de dissection sur un simple accord oral, en remerciement d'une réfection effectuée. Sous le prétexte d'avoir repeint des murs et planté trois clous il y a fort longtemps, la société a le droit d'entreposer son matériel gratuitement au sein même de l'université. Et puis un jour, conscient du côté limite de l'arrangement, le DGS, en accord avec les services juridiques, finit par lui faire signer un bail pour un loyer dérisoire de 500 euros hors taxe par mois ! Est-elle la seule ? Non, bien sûr. D'autres sociétés arguent des enseignants chargés de cours à Paris-Descartes pour justifier une occupation des sols, à l'œil. Vraiment, rien ne va.

Dominique Hordé a raconté tous les problèmes liés au monte-charge. Il n'est pas le seul à poser souci. Au fond de l'entrée de la faculté située en haut de la rue des Saints-Pères, juste à côté de l'église ukrainienne, se trouve un ascenseur permettant d'accéder directement aux zones de conservation. Le code pour l'actionner est connu de tous. Il permet aux pompes funèbres de déposer les corps le week-end. Un jour, on retrouvera peut-être dans nos frigos le corps d'un gars tué par balle et déposé par ses meurtriers, trop heureux de le faire disparaître en le planquant là.

*

En 2015, personne n'avait compris les enjeux de l'interruption des dissections pour les étudiants en début de cursus de médecine à Paris-Descartes, sur instruction du doyen Friedlander, plus occupé par l'image médiatique de la faculté à travers des pince-fesses avec Karl Lagerfeld ou Chanel que par la sauvegarde de ce savoir jugé poussiéreux. À cette date, je reviens à Paris-Descartes et me plie au verdict rendu par celui qui accepte mon retour de l'université Paris-XIII. La dissection devient optionnelle, sonnant le glas de la discipline. Moi, je crée un module placé sous la tutelle d'une brillante élève anatomiste, chirurgien vasculaire, le Pr Salma El Batti. Quatre ans plus tôt, le contenu du musée des Saints-Pères, Orfila, installé au septième étage, est mis en caisse. Une partie de la collection est donnée à Montpellier, comme on se débarrasse d'encombrants.

Or le niveau en anatomie des futurs médecins et chirurgiens, beaucoup l'admettent, est navrant. Il s'est effondré depuis la suppression de la matière au concours de l'internat en 1984, et seules quelques questions sont posées dans l'examen national classant, qui le remplace. Les connaissances à acquérir pour devenir chirurgien ne sont pas codifiées, à la différence de celles permettant l'accès à l'internat. Les DU[1] ouverts pour corriger ces lacunes ont disparu, car on estime impossible d'obliger des internes à payer un enseignement supplémentaire pour compléter leur formation. Les anatomistes n'y sont en rien associés, aucun programme d'apprentissage sur cadavres n'est organisé. La dissection se voit donc réduite en premier cycle, avec une diminution du nombre de facultés dans lesquelles elle est proposée. Quant au peu d'apprentissage qui a été réintroduit, il ne masque pas la réalité : l'anatomie a presque disparu. Peut-on bien soigner sans connaître sur le bout des doigts, et par l'expérience du réel et non du virtuel, le corps humain ? J'en doute très fortement.

Pour Descartes, d'autres options auraient été possibles. On aurait pu transférer le CDC ailleurs, par exemple. J'ai ainsi suggéré de délocaliser le laboratoire, avec une statue et une plaque pour expliquer que depuis Rouvière et André Delmas, l'anatomie continue... Mais il n'en a rien été. Faute d'avoir gardé le symbole qu'était le CDC, il ne reste plus grand-chose de cette science. Une place dans l'enseignement, réduite à peau de chagrin ; plus de CDC dans la plus grande ville de France, plus d'espace pour la mère des disciplines médicales... un enterrement, même pas de première classe.

1. Un DU implique de la formation continue payante alors que la formation des internes est quasiment gratuite. Il n'est donc pas possible d'obliger les étudiants à payer une formation obligatoire en anatomie pour devenir chirurgiens.

Janvier 2023. J'appelle un de mes maîtres en anatomie, Vincent Delmas, pour lui présenter mes vœux. Né en 1946, fils du fondateur du CDC, il connaît toute l'histoire des lieux. Son père avait un appartement de fonction aux Saints-Pères, ce centre est donc la maison de son enfance, en quelque sorte. Il m'annonce que son bureau et les restes de la bibliothèque du CDC viennent d'être repris par l'université. La discipline n'a donc plus de locaux à Descartes, soixante-dix ans après l'inauguration de cet empire qui comptait quatre étages à sa création. Les livres en double vont être envoyés au pilon, sauf un Vésale du XVIe siècle. L'exemplaire des Saints-Pères rejoindra la Bibliothèque générale. Sa valeur étant inestimable, je ne comprends pas que ce type d'ouvrage soit rangé ailleurs que dans un endroit dédié. Alors, je dis à Delmas en plaisantant à moitié : « Mais enfin, il fallait le voler, lui trouver un abri, c'est un symbole ! » Beaucoup d'autres reliques plus courantes vont, elles, être détruites. Je le ressens comme un autodafé, une punition publique pour cette discipline que l'on veut déchoir de son titre de science. Trop choquante, trop moche, trop sale. Trop dérangeante, finalement.

Ainsi, la vieille société anatomique de Paris, née le 12 frimaire an XII (le 4 décembre 1803), dont le siège était à Paris-Descartes, se retrouve en état de mort cérébrale. Dans son enceinte, Broca a présenté les résultats de ses études sur le cerveau, qui ont donné naissance à la dénomination des aphasies, ce trouble grave de l'élocution dont souffrent aujourd'hui l'acteur Bruce Willis et nombre de malades. Quant à la chaire Unesco d'anatomie numérique dirigée par Vincent Delmas, qui se trouvait aux Saints-Pères, elle n'a pas été reconduite. Rien ne subsiste donc de l'anatomie parisienne, qui est symboliquement morte. Son passé a été effacé, son présent, ridiculisé, son avenir, exécuté.

*

L'attitude de la collégiale des anatomistes vis-à-vis des familles plaignantes dans l'affaire du charnier est, au final, du même ordre. Un professeur de Tours a été choisi pour rédiger le projet de loi sur le don des corps du 27 avril 2022. Le texte leur a été présenté pour correction alors que les décisions avaient déjà été prises. Est-ce pour leur faire croire qu'elles avaient participé ? Reste que, après ce que beaucoup ont vécu comme un simulacre de concertation avec des proches de donneurs instrumentalisés, le texte a accouché d'une souris.

Pourquoi ? Parce qu'on y réaffirme des règles qui existaient déjà (comités éthiques, scientifiques...), mais dont l'application a failli. S'il y a des avancées du côté du dialogue avec les futurs donneurs et/ou leurs proches, ce texte, complexe, apparaît en fait comme une usine à gaz, bien difficile à mettre en pratique. La question du mode de financement des CDC n'a pas été réglée alors que le transport est désormais à la charge de ces centres, qui doivent trouver de nouvelles ressources.

Quand on songe que certains, avant la loi, refusaient des dons faute de place, on devine qu'ils pourront maintenant les rejeter par manque de moyens. L'impossibilité de s'offrir de nouveaux équipements et d'assurer la rénovation des locaux est-elle le destin de tous les centres de France ? Alors que la paralysie et la décadence constatées à Paris-Descartes devraient être un repoussoir et un vecteur de changement, ce CDC, abandonné des décennies durant aux pires travers, aura-t-il le plus ahurissant héritage qui soit ? Celui de devenir un contre-modèle généralisé ? Je n'ose, ni ne peux, y croire.

15

Anne Jouan

« Vous n'êtes que le fils »

Ainsi parlait le flamboyant José Artur, créateur de l'émission *Le Pop Club*, au micro de Daniel Mermet, en 1992, sur France Inter :

« Pendant des années, j'ai rêvé que je suivais mon enterrement et que je passais de gens en gens en leur disant que je ne les trouvais pas assez tristes. Je me regrettais plus que les gens ne me regrettaient. Alors que je crois que c'est toujours le contraire, dans les rêves tout du moins, pour moi. J'ai d'abord rêvé de suivre mon enterrement, mais c'est pas possible. Il y a deux choses qui sont absolument impossibles pour moi maintenant : c'est de mourir jeune d'une part, et de suivre mon enterrement d'autre part.

Alors, pour mon enterrement, il y a deux solutions. Ou c'est celui de Winston Churchill avec toutes les caméras du globe, ordonnées avec un protocole, toutes les têtes couronnées, les élus, les académiciens, les Nobel qui suivent en pleurant avec des calèches dorées. Ou c'est plutôt le corps à la science. Mort à 19 h 30, à 20 heures sur la table de dissection et puis on m'enlève le foie, le cerveau, ce qu'ils veulent, à 10 heures du soir on me brûle et ça y est, c'est fini. On ne donne même pas les cendres et on disparaît comme on est arrivé, c'est-à-dire un grain de sable – sans vouloir philosopher à 3,50 francs –, un grain de sable du Sahara qui est parti et qui retourne au Sahara. Voilà. »

*

Donner sa dépouille à la science, il en a fait le choix à ses 80 ans. Il a signé les papiers pour Descartes, en même temps que sa fille Sophie, et sa carte portait le numéro 955/09. Il refusait d'être enterré, de finir dans une boîte. À ses proches – ses enfants et sa nouvelle compagne –, il avouait souhaiter être « tripoté », une dernière fois.

José Artur avait foi dans le progrès et la recherche. Donner son corps permettait à des étudiants en médecine de se faire la main pour, un jour, soigner des malades et sauver une vie, estimait-il. Régulièrement, il appelait son fils David pour partager avec lui sa lecture des pages scientifiques d'un magazine. Ironie de l'histoire, il aimait à découper celles de *L'Express*.

« Mon père est né en 1927 mais c'est un enfant des années 1980. Il a été cocu avec Mitterrand, il faisait partie de ceux qui avaient mené le combat contre la France rigoriste. Il avait fait ses émissions sur les barricades de 1968 pour donner la parole aux mômes », raconte David[1].

Il se souvient de ce matin, au début des années 1980, où un colis déposé devant l'appartement de ses parents explose, attentat revendiqué par un mouvement d'extrême droite dans une lettre adressée à France Inter. La porte du domicile familial est soufflée. Suzanne, la belle-mère de José Artur, la grand-mère maternelle de David, qui vient d'équeuter des haricots verts et les a mis à tremper dans de l'eau avec du vinaigre pour faire fuir les aoûtats, a pris le contenu du fait-tout pour essayer d'éteindre l'incendie. À cette heure, comme José Artur avait fini de travailler tard dans la nuit, il dormait. Par chance, personne n'a été blessé mais l'animateur a été marqué par l'attaque.

Une autre fois, alors qu'il enregistrait *Le Pop Club* dans un restaurant, sur l'esplanade de Beaubourg à Paris, un homme s'est précipité pour lui donner des coups de matraque au visage. L'agresseur a été poursuivi par la femme de José qui lui a planté ses ongles dans les yeux. Il s'agissait d'un paramilitaire d'extrême droite. Salement amoché, José Artur a dû manger à l'aide d'une paille pendant deux mois.

Sur France Inter, il a reçu, à plusieurs reprises, des cercueils miniatures ou des balles glissées dans des enveloppes.

Artur a toujours été proche de *Charlie Hebdo*. Il était ami avec Cavanna, Cabu et Wolinski. Il conservait jalousement

1. Entretiens avec l'auteure des 7 février 2020, 6 juin 2023 et 16 juillet 2023.

une sublime planche du père du Grand Duduche, représentant Maurice Chevalier sur un trône et tous les chanteurs français venant lui cirer les pompes. En bas du dessin, cette inscription : « Refusé par *Hara Kiri* et accepté par José Artur. » Wolinski, lui, a croqué le fou de radio avec son chien, Fouillis, un scottish-terrier noir.

Fin décembre 2014, José Artur fait un check-up complet, il est en parfaite santé pour ses 88 ans. Puis surgissent le tsunami du 7 janvier 2015 et l'attentat islamiste contre *Charlie Hebdo*. Ses amis, ses potes, sa famille de cœur.

Ce funeste mercredi, en début d'après-midi, David Artur l'appelle : « Papa, il y a eu une tuerie à *Charlie* pendant la conférence de rédaction. Cabu est mort. Wolinski est mort. Bernard Maris est mort. Et Charb, je ne sais pas. »

Entre le fils et son père, d'habitude si bavards, s'ensuit le plus long silence de leur vie. Blanc. Le trou. Et, tout d'un coup, en plus du chagrin et de la colère, tout remonte. L'explosion de la porte de l'appartement. Le bidasse exalté de Beaubourg.

José Artur lâche : « Ce n'est pas possible. On ne peut pas en être là. Ils ne peuvent pas avoir fait ça. Ils ne peuvent pas gagner. »

Pour lui, ce meurtre contre la liberté replonge la France dans des années noires. Le père et le fils évoquent l'attentat de la rue Copernic, en octobre 1980. L'assassinat de ses copains le laisse dans un état de sidération inouï. Il s'en ouvre à David, l'appelle plusieurs fois par jour pour lui en parler. Il ne dort plus. Anéanti.

Le dimanche 11 janvier, dans la marche républicaine parisienne où se pressent près de 2 millions de personnes, le téléphone portable de David vibre.

José Artur vient d'être admis à l'hôpital Bichat à la suite d'un accident vasculaire cérébral. Pendant quelque temps, ils réussissent à communiquer tous les deux, s'écrivent sur des bouts de papier. Puis, vers le 19 janvier, José plonge.

Le 24 janvier, nouvel appel de Bichat, cette fois pour l'annonce du décès. David va dire au revoir à son père à la morgue et tout s'arrête là, le souhait paternel de donner son corps ayant été respecté par tous ses proches.

*

Quatre mois plus tard, fin mai, David reçoit un coup de téléphone du centre de la rue des Saints-Pères. Il se souvient de chaque mot :

« Bonjour, monsieur Artur ? Je vous contacte pour la restitution du corps de votre père. Tout est prêt. L'écharpe blanche a bien été mise.

– Pardon ! Quelle restitution ? Qui l'a demandée ?

– Une personne est venue déposer l'écharpe et elle a bien été mise autour du cou.

– Qui est venu ? Seuls ma sœur et moi avons un droit de regard sur sa fin de vie, selon les dernières volontés écrites de mon père.

– Écoutez, je n'en sais rien. Ce n'est pas dans mes compétences. Je suis juste un exécutant. Le départ pour le crématorium est prévu demain, à 8 h 30.

– Vous ne pouvez pas le bloquer, le temps de comprendre ce qui se passe et qui ne respecte pas ses dernières volontés ?

– Ce n'est pas moi qui décide. Ça vient de plus haut. »

Incompréhension. Rendre un corps contre le choix du donneur ? Contrairement aux règles mêmes du CDC ? Pourquoi ne pas vérifier les dires de son fils ?

David Artur demande alors si la dépouille de son père est complète, si elle a servi ; on lui signifie que l'on n'a pas à lui dire ce genre de chose.

La vérité, c'est qu'au CDC, les « people » n'étaient pas démembrés, mais essentiellement utilisés pour des entraînements sur robots – ce fut le cas de José Artur –, avant de partir à la crémation.

Interloqué et choqué, David contacte le doyen de la faculté de médecine de Descartes, le Pr Gérard Friedlander[1]. Le fils de l'animateur raconte :

« Qui a réclamé la restitution du corps de mon père ?

– Sa femme.

1. Contacté par l'auteure, le Pr. Gérard Friedland n'a pas répondu à nos sollicitations.

— Il n'était pas marié mais pacsé, et il nous a remis à ma sœur et moi une lettre dans laquelle il stipule que nous sommes les seules personnes à pouvoir prendre les décisions concernant sa fin de vie. Avez-vous demandé à cette personne un acte de mariage ? »

Pas de réponse. David Artur continue :

— « Pouvez-vous bloquer le départ du corps de mon père, le temps que je vous envoie par mail une copie de la lettre et que, de votre côté, vous demandiez un acte de mariage ? »

Long silence, puis :

— « De toute façon, vous n'avez aucun droit, vous n'êtes que le fils. Vous ne pouvez pas vous opposer à cette restitution.

— Il a une fille, un fils et il n'était pas marié mais pacsé avec sa dernière compagne[1]. Donc je ne vois pas comment ma sœur et moi n'aurions aucun droit en ce qui concerne la dépouille de notre père.

— Écoutez, Monsieur c'est comme ça, le corps part demain matin et vous n'y pouvez rien !

— Je vous le redis, demandez un acte de mariage. Par ailleurs, que va devenir son corps, sachant que mon père ne voulait absolument pas finir enfermé dans une boîte, sous terre ou dans un columbarium. En bon agnostique, il avait une sainte horreur de l'idée de l'enterrement et de tout ce qui l'accompagne.

1. Contactée par l'auteure, la compagne de José Artur n'a pas répondu à nos sollicitations.

– Écoutez Monsieur, j'ai eu une demande, c'est comme ça et je vous le redis : vous n'avez aucun droit, vous n'êtes que le fils ! »

Fin de la conversation avec le Pr Gérard Friedlander. Nouvelle tentative, cette fois avec le président de l'université, Frédéric Dardel[1]. Nouvel échec. On explique à David Artur que s'il n'est pas content, il n'a qu'à saisir la justice. « Si le doyen Friedlander vous a dit que vous n'avez aucun droit car vous n'êtes que le fils, c'est que c'est vrai », ajoute même Dardel. Où part la dépouille et que va-t-elle devenir ? Là encore, on refuse de lui répondre.

Après l'arrivée du corps de José Artur aux Saints-Pères, une requête de crémation individuelle a été transmise au directeur, Richard Douard, qui l'a acceptée, sans être averti du caractère conflictuel de la succession en raison de différends entre les héritiers. On lui a également demandé si la célèbre écharpe blanche pouvait être placée dans le cercueil avant le départ pour la crémation, ce qu'il a aussi accepté ; à aucun moment il n'a été fait mention d'une restitution de la dépouille. De qui émane donc l'instruction passant outre les dernières volontés de José Artur ? Comment peut-elle avoir été organisée alors que la procédure n'existait pas ? Comment la demande de sa compagne a-t-elle été instruite ?

1. Contacté par l'auteure, Frédéric Dardel n'a pas répondu à nos sollicitations.

« Vous n'êtes que le fils »

Les appels de David Artur au président de l'université et au doyen n'ont pas été relayés auprès du directeur du centre.

Le fils n'a jamais été informé de la tenue de l'enterrement de son père.

José Artur ne voulait pas finir dans une boîte. Grain de sable du Sahara.

Épilogue

Dominique Hordé

Les secrets assassins

Le centre du don des corps a été une épreuve traumatisante. Je pénétrais régulièrement dans la chambre froide et l'image des camps de concentration et de tous les charniers des guerres est imprimée dans mon esprit et ma chair à jamais. Après mon départ, j'ai vécu le stress post-traumatique qui a suivi comme une petite mort. Parfois, je me demande même si, un jour, je redeviendrai complètement vivante. Je ne dis pas « comme avant », mais juste pour me retrouver, un peu, sans toutes mes peurs.

La femme courageuse que j'étais n'existe plus. Je ne supporte plus le bruit, les cris, les colères, au point que l'affrontement et les conflits peuvent entraîner chez moi des crises d'angoisse. J'ai perdu la créativité qui faisait jusqu'alors partie de mon essence, n'ai pas récupéré toutes mes capacités intellectuelles et mes neurones sont encore anesthésiés. J'aurais aimé trouver tous les mots justes pour raconter cette histoire ; je l'ai fait avec ce qu'il reste de moi. Pour le moment, je suis au bord d'un chemin, un peu perdue, et me raccroche à mes repères, à des plaisirs simples mais essentiels.

Quel rapport entre mon état actuel et le CDC, sa fermeture et la chute de l'anatomie ?

Comme d'autres, je suis un dommage collatéral du centre du don des corps de Paris-Descartes, et aussi un acteur de ce qui lui est arrivé. Jamais je ne me suis habituée à ce que je voyais, jamais ce que je constatais n'est devenu banal et acceptable à mes yeux – encore moins maintenant. Au CDC, chaque jour était un combat, chaque jour, je ne pensais qu'à une chose : améliorer la situation des morts comme des vivants. Aujourd'hui je sais mieux ce que j'ai combattu. L'affaire du charnier n'est donc pas, ne peut donc pas être derrière moi, même si des personnes bienveillantes me conseillent de « tourner la page ». Le sera-t-elle jamais ? Et puis, tourner *quelle* page ?

Témoin important dans le cadre de la procédure pénale déclenchée à la suite des dizaines de plaintes de familles de donneurs, j'ai été la première entendue par le juge d'instruction, audition durant laquelle je lui ai remis des centaines de mails ainsi que quatre jeux de photos réalisés entre 2016 et 2018. La procédure étant en cours au moment où s'achève l'écriture de ce livre, j'appréhende le procès où je croiserai certains individus dont j'ai encore peur, cette peur que je n'arrive pas à combattre.

Le CDC a été une extraordinaire aventure professionnelle et humaine, une aventure improbable tout comme il était improbable qu'un tel poste me soit proposé et que je l'accepte. Au-delà de la découverte de l'anatomie, il y a eu la rencontre avec Richard Douard. Nos échanges étaient toujours riches, passionnés, et nous nous retrouvions dans le besoin d'actions concrètes, la volonté de changer le cours de l'histoire. Notre complicité a été, j'en suis convaincue, un moteur réciproque. J'ai dénoncé ce qui se passait au point, parfois, de l'énerver (comme il a pu l'écrire), mais il n'était pas dupe : lui savait, moi je ne savais pas. Il a su se libérer peu à peu de l'omerta, celle-là même qui a permis un tel scandale. Nos combats, communs ou individuels, ne prenaient pas toujours la même forme parce que nos histoires personnelles ne se ressemblaient en rien. J'ai vécu – et je vis encore – ce que je découvrais, et que j'ai continué à découvrir après mon départ, comme une ignominie et parfois même une trahison. Pourquoi ne m'avait-on rien dit, pour quelles raisons m'a-t-on laissée seule à lutter contre des fantômes ?

J'ai agi en respectant mes valeurs et j'ai dû faire de grands écarts en gérant l'ingérable. J'ai des exigences : comprendre et ne jamais laisser le silence envahir la vie au risque de l'enfermer dans des secrets assassins.

Aux Saints-Pères, j'ai fait face à la solitude. En dehors, aussi. Secrétaire générale d'un centre du don des corps, cela ne fait pas rêver et peut même répugner. En fait, c'est de moi dont j'avais honte, moi qui n'étais plus capable d'assumer des relations sociales. Ce que je vivais était trop lourd à partager, je ne pouvais le faire qu'avec de rares personnes et cela me renvoyait à l'horreur de mon quotidien. Mais si, à l'époque, je supportais difficilement cette solitude, maintenant elle me protège. Certes, parfois, j'ai encore l'impression de me terrer, comme une louve solitaire poursuivie par une meute de chiens qui vont la déchiqueter sans qu'elle puisse se défendre, impuissante... De la même façon que j'ai pu me sentir impuissante à protéger les morts.

*

En dehors de mes alertes, j'ai cherché, pas toujours avec succès, à faire bouger la lourde machine qu'est l'université. Sur toutes sortes de sujets.

Pour lui faire comprendre ce qu'est la dissection, j'ai ainsi interrogé, fin 2016 et début 2017, les enseignants afin de connaître leur vision d'un futur centre et l'apport de la dissection comme du CDC. Une vingtaine, soit un tiers, m'ont apporté des témoignages très enrichissants. À ma connaissance, l'étude qui a suivi n'a pas été utilisée par la direction générale.

Pour lancer une réflexion sur la décadence du CDC, en 2017, j'ai contacté une anthropologue de l'université qui a obtenu de son côté des financements, *via* la fondation des services funéraires de la Ville de Paris, afin d'entamer une étude sur le même sujet. C'était en 2019, le travail a été interrompu en 2020 sur sa thématique initiale et sans grand soutien de l'université.

Pour obtenir la reconnaissance officielle de ce que j'ai vécu et vu, j'ai engagé, en 2020, une action contre l'université devant le tribunal administratif, avec l'espoir que cette dernière prendrait enfin conscience de ce qu'il s'était passé. En condamnant Paris-Descartes le 2 novembre 2022 « pour faute de nature à engager sa responsabilité », les juges ont confirmé, dans un jugement de dix pages, la pertinence de l'ensemble de mes alertes décrivant l'état de fonctionnement du centre et la maltraitance inadmissible des corps, indiquant que j'étais « soucieuse de l'éthique de la conservation des corps et du respect dû aux familles de donateurs ». Contre toute attente au regard de ses propres conclusions écrites, l'avocat de l'université a lui-même admis, le jour de l'audience publique, cette notion de faute. Il n'a d'ailleurs, ensuite, pas fait appel du jugement.

*

Avec le recul, je pense que l'obtention du financement des travaux en 2017 n'a pas été pour tous, au sein de l'université, une bonne nouvelle. Quant à l'article de *L'Express*, il a été prétexte à la fermeture définitive des Saints-Pères, puisque n'a même pas été envisagée la construction d'un autre centre en dehors de Paris, ce qui a entraîné de lourdes conséquences pour l'avenir de la dissection et de l'anatomie dans notre pays.

D'aucuns diront peut-être que je me suis agitée pour rien ou pas grand-chose. Mais c'était à mes yeux un devoir de me battre sur le terrain, notamment pour la survie de l'anatomie, qui ne pouvait être réduite à ce « charnier », terme que j'ai utilisé dès 2016. Dénoncer l'horreur n'est jamais vain. L'ensemble de mes actions, et les travaux d'urgence qui ont été programmés et lancés en 2018 ont permis de diminuer la maltraitance des vivants comme des morts. Certes, ce n'était pas suffisant, mais chaque pas peut en entraîner d'autres.

Je persiste aussi à croire qu'il faut aller jusqu'au bout de ses convictions, comme l'a fait de son côté Richard Douard.

*

Plus personne n'ose me demander si, en entrant au CDC, j'ai pris une carte de donneur. Eh bien non, je ne l'ai pas fait. Et maintenant, quelle serait ma décision ?

Sur le principe, j'ai acquis la conviction de l'importance de donner son corps à la science. Le jour où je pourrai, après avoir pris une carte – il va me falloir attendre d'être plus apaisée –, mes proches, s'ils le souhaitent, se recueilleront dans un jardin des souvenirs ou un lieu que j'apprécie particulièrement. Un lieu où, comme moi, ils porteront leur deuil d'abord au fond du cœur.

Mais si je ne meurs pas dans les prochains mois, je n'ai aucune certitude qu'il y ait toujours des centres du don des corps en France, ou de la place pour m'accueillir.

Il me restera le don d'organes. La loi est claire, toute personne décédée est susceptible de se voir prélever pour une greffe à un malade, à moins d'avoir, de son vivant, expressément demandé à ne pas figurer sur le registre des donneurs. Cela serait donc possible. Reste qu'après un certain âge, peu d'organes sont en suffisamment bon état, surtout pour être prélevés. Il faudrait, pour que ce don soit possible, que mon cœur batte encore et que mes poumons soient ventilés par respirateur artificiel. Une telle mort n'est pas donnée à tout le monde !

*

Aujourd'hui, ce qui me préoccupe surtout, c'est de savoir comment la dissection peut survivre. Qui s'intéresse vraiment à elle et à l'anatomie ? Quels sachants auront le courage de prendre la parole publiquement pour plaider sa cause et faire le *mea culpa* du passé quand on songe au nombre de ceux qui se sont tus ? Combien d'entre eux ont la volonté de mener une réflexion de fond sur ce qui a conduit à un tel scandale et l'avenir de l'enseignement de la dissection ?

Peut-être nos deux témoignages permettront-ils un vrai débat et la projection de cette discipline majeure vers un autre futur, plus éthique. Je l'espère. Mais je crains d'être trop optimiste.

Épilogue

Richard Douard

Le vulvophone et la trahison des élites

Nos activités à l'internat n'étaient peut-être pas du meilleur goût, mais qu'est-ce que nous avons pu rire ce semestre !

Hiver 1995, j'ai 25 ans et je suis interne (après la sixième année, donc déjà médecin) à Villeneuve-Saint-Georges, en banlieue, au sud-est de Paris. Avec Malic, un Franco-Marocain, et André, un Franco-Syrien, deux amis en chirurgie devenus, par la suite, des praticiens respectés dans leur spécialité, j'anime la salle de garde. En compagnie de deux collègues féminines gynécologues que nous apprécions beaucoup, nous créons un « vulvophone » pour habiller le fixe des lieux. Les sexes masculins, d'un ou deux mètres de haut, c'est plutôt pour orner les carrefours dans la rue notamment près de Bichat.

À l'aide de bandes plâtrées, cet hiver-là, nous emballons un carton, de la taille d'une caisse de vin, et moulons une vulve. Les détails sont réalisés avec soin, le tout est peint en rose, l'appareil est fixé dessus. C'est d'un « chic » redoutable et d'un mauvais goût parfait.

À chaque coup de fil, et ils sont nombreux, on envoie un étudiant en médecine décrocher – un interne ne se levant jamais de table avant le café – le vulvophone pour répondre, avec le plus grand sérieux, aux différents services désireux de nous voir rejoindre leurs locaux, que ce soit pour corriger une prescription, faire sortir un patient, venir voir une urgence. L'esprit carabin règne dans cet établissement de la périphérie et nos blagues douteuses font rire toutes ces petites mains sans lesquelles l'hôpital ne peut tourner. Nous travaillons dur pour apprendre à soigner, nous nous retrouvons le soir pour festoyer, repeindre les murs ou inaugurer un nouveau de nos délires.

Dans les étages vivent des médecins étrangers, d'Afrique du Nord pour la plupart. Ils font fonction d'internes mais, à 40 ans, sont souvent moins payés, faute de diplôme reconnu en France... Alors ils s'accommodent, à temps plein, des chambres, les mêmes que celles des internes de 25 ans qui, eux, n'y viennent que pendant leurs gardes. Le bâtiment est réservé à ces derniers, on s'y parle, on échange. Les étudiants – donc pas encore internes – sont surnommés les « fœtus », et les chefs de clinique, les « fossiles ».

Nos libations ne sont pas du goût de tous, et notre vulvophone, comme d'autres de nos idées saugrenues, est attaqué par les médecins des étages, fort choqués dans leur foi par nos atteintes aux bonnes mœurs. Quand nous chantons des chansons paillardes, certains jettent des assiettes dans l'escalier pour marquer leur mécontentement. L'antagonisme est brutal, la liberté s'oppose à la religion. Il est vrai que nous dépassons souvent les limites, qu'il n'est pas rare de voir la salle se transformer en piscine grâce à la lance à incendie détournée de son usage premier, ou en atelier de moulage. Nous cuisinons les bips de garde, dans une poêle, en les flambant au whisky. Ensuite, ils fonctionnent beaucoup moins bien mais, au moins, ils arrêtent de sonner pour un oui ou pour un non car l'interne, contractuel faisant des périodes de six mois, est aux ordres de tous les titulaires de la fonction publique, infirmières comme médecins. Nous menaçons aussi de plonger le bâtiment dans une fête de fin de semestre, appelée « Tonus » et dont le thème serait « Barbare ». En l'apprenant, la direction, effrayée, débarque en catastrophe pour faire des photos avant le carnage, comme une sorte d'état des lieux, de crainte d'un passage à l'acte. Bien évidemment, d'exactions, il n'y aura point, et nous dédierons cette soirée à l'un des grands chefs de service qui prendra sa retraite après de nombreuses années de bons et loyaux services.

Depuis des siècles, les salles de garde sont le refuge des médecins. Le tutoiement y est obligatoire, y compris pour un professeur appelé « monsieur » avant de passer la porte ; le temps du déjeuner, c'est « tu », puis réapparaît une stricte déférence lorsque nous sommes de retour dans le service.

Les autres soignants et les administratifs ne sont, en revanche, pas admis. Tout y est possible, c'est un espace de liberté.

*

Pourquoi évoquer cet univers de grandes gueules où la tradition côtoie l'anarchie ? Parce que, haut lieu de liberté et de subversion, ces salles de garde servent d'exutoire aux internes qui travaillent douze heures par jour, avec une ou deux gardes par semaine, pour bien peu d'argent par mois. Parce que chacun de nous, nos aînés compris, a vécu le rythme infernal et inhumain de périodes de travail surchargées, sans pour autant se plaindre, car se plaindre serait déshonorant. Alors, pour tenir, nous faisons les pitres et à l'époque, l'internat de chirurgie, c'est comme dans la Légion, « entraînement dur, guerre facile ». Parce que les excès des salles de garde sont le revers d'un apprentissage dans la douleur d'une certaine génération. Ces éruptions festives servent à supporter une vie quotidienne où la tradition est pesante, où l'on doit se plier, sans broncher, aux règles tacites des aînés, encore plus en anatomie qu'ailleurs – cette médecine très formalisée et un peu formolée.

L'état du centre du don des corps de Paris-Descartes s'inscrivait dans cette tradition. Sa saleté ancienne était parfaitement connue puisqu'au tournant du siècle, tous les internes de chirurgie y passaient pour apprendre l'anatomie. Le monde médical parisien savait, mais rien ne changeait depuis des années, tous se taisaient, les plus jeunes se trouvaient confrontés aux mêmes difficultés que leurs aînés. Et personne ne s'en plaignait ouvertement, car ils étaient trop heureux de vivre la même chose que les anciens. Dans une spirale de modèle maltraitant expliquant, chez beaucoup, le silence et l'acceptation, tout un chacun pensait qu'il valait mieux ne pas moufter. Au CDC comme à l'hôpital, les conditions étaient difficiles, l'administration, peu coopérante, il n'y avait pas d'argent pour les réfections et on apprenait, depuis toujours, à la dure. Alors, à quoi bon changer ?

*

À l'échelon des élites universitaires, c'était différent. Elles ne voulaient pas sauver ce centre, juste se débarrasser de l'anatomie. Pour elles, la dissection est sale, par nature. Et puisqu'elles n'ont connu que son état de décrépitude, comment auraient-elles pu imaginer que l'on puisse faire autrement, à savoir travailler sur des cadavres bien conservés, avec de vrais instruments, non rouillés, dans un lieu respectueux de tous ?

Ces pratiques étant à leurs yeux dépassées, 2015 a marqué la fin des dissections pour l'ensemble des étudiants à Paris-Descartes. L'état de conservation indigne des défunts et les conditions de travail au centre de la rue des Saints-Pères l'imposaient sans doute, mais ce ne fut pas la raison invoquée. Les préjugés moyenâgeux sont à mon sens réapparus, sans que des motifs religieux soient pour autant mentionnés : la discipline agresse certains dans leurs convictions.

Pour toutes ces raisons, la réfection complète du plus grand centre d'anatomie d'Europe ne pouvait avoir lieu, et le combat était perdu d'avance. Il a fallu quarante ans pour éradiquer la discipline des Saints-Pères.

Or, découper des morts, représenter le corps humain par le dessin à la craie, critiquer les dogmes établis constituent des fondements aussi indispensables aux études médicales qu'à la société dans son ensemble. La chirurgie, l'anatomie, la médecine en général comportent une part de subversion qu'il faut d'autant mieux préserver qu'elle est en danger. Aujourd'hui, le médecin est devenu un serviteur docile de la société, dont il doit respecter les tabous et les blocages. On veut des officiers de santé, présents pour exécuter, et plus des médecins, formés à l'université, dans la liberté et l'ouverture.

Dans mes cours autrefois, je martelais l'importance de toutes les émancipations acquises contre l'ordre établi et les religions, j'évoquais l'incompatibilité de la médecine avec l'obscurantisme. J'ajoutais qu'un médecin n'avait ni sexe, ni religion, ni race, ni tabou. Une bonne sœur peut être enceinte et un musulman, alcoolique, tout comme un praticien ne choisit pas ses malades, même quand il opère en urgence une personne qui lui répugne ; il soigne chacun comme tous les autres. Un jour, je me suis retrouvé au bloc devant un terroriste, après un attentat à Paris. Autour de moi, certains voulaient lui nuire, ne pas lui apporter les meilleurs soins, lui faire payer ce qu'il était, ce qu'il avait fait. Moi, je l'ai traité comme un autre, l'ai opéré du mieux que je pouvais, juste parce qu'il s'agit de mon métier et parce que, surtout, il ne devait pas échapper à sa sentence.

Avec le centre du don des corps de Paris-Descartes, les élites universitaires ont finalement eu la même attitude qu'avec les caricatures de *Charlie Hebdo* que d'aucuns soutiennent qu'il n'aurait pas fallu publier. Ces dessins ne gênaient pas seulement les islamistes, elles étaient un caillou dans la chaussure d'une grande partie de la société, que dérange le simple fait de choquer. Se voiler la face, en somme. L'anatomie produit le même effet sur beaucoup. Ne pas vouloir voir.

J'exagère ? Le moralisme n'irait pas jusque-là ? Récemment, l'agence régionale de santé a demandé la destruction des fresques à caractère sexuel fréquentes dans les salles de garde. Dans ces espaces de liberté, les murs sont en effet souvent peints de dessins parfois obscènes, représentant les figures de l'hôpital en train de copuler joyeusement. Est-il si urgent de s'attaquer au patrimoine des internats, au passé de ceux qui ont souffert pour apprendre ? Est-il même de bon ton – retournons le reproche – de vouloir effacer des œuvres dont certaines ont été réalisées par de grands artistes comme Cabu à Garches, quand d'autres datent d'il y a très longtemps, celle de l'hôpital Laennec ayant été peinte par Armand Dalian ? Faut-il recouvrir celle de Saint-Antoine, qui représente une carte de l'Europe occidentale avec la situation du front, permettant de la dater à l'hiver 1944 et représentant, de part et d'autre, alliés et forces de l'Axe à moitié à poil, en train de forniquer de façon grotesque, dans une caricature du drame qui se jouait à l'époque, au nom d'une prétendue bienséance ? Anatomie, dessins offensants, finalement, c'est la même chose. Cachons ce qui gêne et qui, pourtant, est essentiel.

*

Au début, je ne voulais pas contribuer à ce livre, jugeant préférable de ne rien dire, comme je le fais depuis la parution de l'article de *L'Express*. À mes yeux, il ne fallait pas affaiblir l'anatomie en parlant de ce qui s'était passé. Mais, finalement, j'ai compris que témoigner, raconter, revient à dénoncer la position des messieurs parfumés, ces universitaires liberticides par leur inaction et leurs opinions.

Le sujet du centre du don des corps de Descartes est en fait un immense millefeuille scandaleux de lâchetés et dysfonctionnements : carence d'éthique et manque de respect des donneurs, incurie chronique, impuissance administrative, volonté de détruire le patrimoine et la discipline anatomique, primauté des enjeux de pouvoir politique sur les urgences sanitaires.

Dénoncer tout cela, c'est faire l'autopsie d'un système aveugle et sourd qui maltraite les vivants, les enseignants, les étudiants, les personnels de frigo ou de bureau, tout comme les morts. La sordide histoire que nous vous avons racontée est celle d'une décadence que personne n'a jugé bon d'interrompre. Les sujets anatomiques étaient pourris, à l'image de tout le reste.

*

Et maintenant ?

Je vais passer le reste de ma vie à opérer des malades, à essayer de les aider, tout en gagnant de quoi faire vivre ma famille. Il me faudra savoir me retirer à temps, tant la chirurgie est exigeante, usante et me dire que mener un combat de trop serait une erreur. D'ici là, je trouverai bien une autre façon de défendre la liberté et la mémoire de celles et ceux qui se sont battus pour elle.

Si, après ma mort, on considère que j'ai été un bon chirurgien, alors ce sera bien. Mais, après une vie passée au service de mes patients, à essayer d'apporter ma pierre à l'enseignement, je souhaite surtout me mettre au service des vers pour retourner à la terre. Je n'ai donc aucune envie de donner mon corps à la science. Aucune volonté de priver ma famille de son deuil.

Laissez-moi pourrir tranquille.

Remerciements

Que toutes les sources qui m'ont permis de faire cette enquête soient ici remerciées. Avec une pensée toute particulière pour le professeur de médecine séfarade, « l'intello du rayon fromage », sans lequel rien n'aurait été possible.

Merci également à Sophie Charnavel, Thierry Billard, Ivanne Robineau et Caroline Babulle.

Sans oublier, bien sûr, l'inégalable Me Christophe Bigot.

Enfin, merci à Baudouin Auffret et David Artur pour leur préface, ainsi qu'à toute l'association Charnier Paris-Descartes.

Table des matières

Ce livre existe grâce au travail de toute une équipe.

Communication : Caroline Babulle, Sabrina Bendali, Inès Paulin, Adélaïde Yvert.

Coordination administrative : Martine Rivierre.

Studio : Pascaline Bressan, Barbara Cassouto-Lhenry, Joël Renaudat.

Fabrication : Muriel Le Ménez, Céline Ducournau, Bernadette Cristini, Sophia Paroussoglou, Isabelle Goulhot.

Commercial, relation libraires et marketing : Catherine Lauprêtre, Perrine Therond, Ombeline Ermeneux, Élise Iwasinta, Morgane Rissel, Arthur Rossi, Aurélie Scart.

Cessions de droits : Elisabeth Stempak, Benita Edzard, Lucile Besse, Sonia Guerreiro, Costanza Corri.

Gestion : Sophie Veisseyre, Chloé Hocquet, Isabelle Déxès, Camille Douin.

Services auteurs : Viviane Ouadenni, Jean-François Rechtman, Catherine Reimbold.

Ressources humaines : Mylène Bourreau.

Juridique : Laëtitia Doré, Anaïs Rebouh, Valérie Robe, Lucie Bergeras, Julia Crosnier.

Avec le soutien des équipes d'Interforum et d'Editis qui participent à la création, la diffusion et la distribution de ce livre.

Canoros Vehit Canentes

pcq
cmb
édition pré-presse
livres numériques

44400 Rezé

Pour plus d'information :
#lisez! engagé
www.lisez.com
Imprimé sur du papier issu de forêts gérées durablement.

Achevé d'imprimer en septembre 2023
par Normandie Roto Impression s.a.s.
61250 Lonrai (Orne)
N° d'édition : 65870/01 – N° d'impression : 2303680

Imprimé en France

Le Charnier de la République

ATTENTION, IMAGES CHOQUANTES.

En 1953 à Paris, au cœur du Quartier latin, est inauguré le centre du don des corps. Il accueille tous les généreux donateurs ayant décidé de léguer leur dépouille à l'université pour faire progresser la science. Fort de ses quatre étages et de ses milliers de mètres carrés, c'est alors un empire au sein de l'université de Paris et de l'une, sinon la plus prestigieuse, faculté de médecine française.

Sa spécificité : la dissection des cadavres frais, le plus proche modèle du vivant, pour former les étudiants, entraîner les chirurgiens et effectuer des travaux de recherche. Mais, petit à petit, les locaux vieillissent, dans un bâtiment pas vraiment adapté. Pannes régulières de réfrigérateurs et corps conservés à plus de 10°C au lieu des 4° requis. Les dépouilles s'abîment. Beaucoup partent à la crémation, sans avoir été disséquées. Certaines sont rongées par les souris.

Les photographies qui suivent sont insoutenables, mais elles sont la preuve irréfutable de l'état de délabrement des lieux.

Les plus anciennes – que nous avons trouvées – remontent à 1988, les plus récentes, à 2018. Ainsi, pendant une trentaine d'années, des centaines et des centaines de corps ont été conservés très loin de toute considération éthique. Les alertes ont pourtant été nombreuses et documentées. Elles ont même été transmises à beaucoup de responsables qui n'ont rien fait.

En 2016, le président de Paris-Descartes n'a pas pris la mesure de ces photos. D'autres n'ont pas voulu les regarder pour ne pas voir l'intérieur des chambres froides. Trop dures, trop sales. Refuser de les regarder est l'une des raisons d'une si longue omerta. C'est pourquoi il faut se pencher sur ces images historiques, tache indélébile pour l'anatomie, la médecine et l'université françaises, et accepter de les affronter.

En mémoire de tous ces donateurs bafoués et, pour que ce qui s'est passé à Descartes ne tombe jamais dans l'oubli.

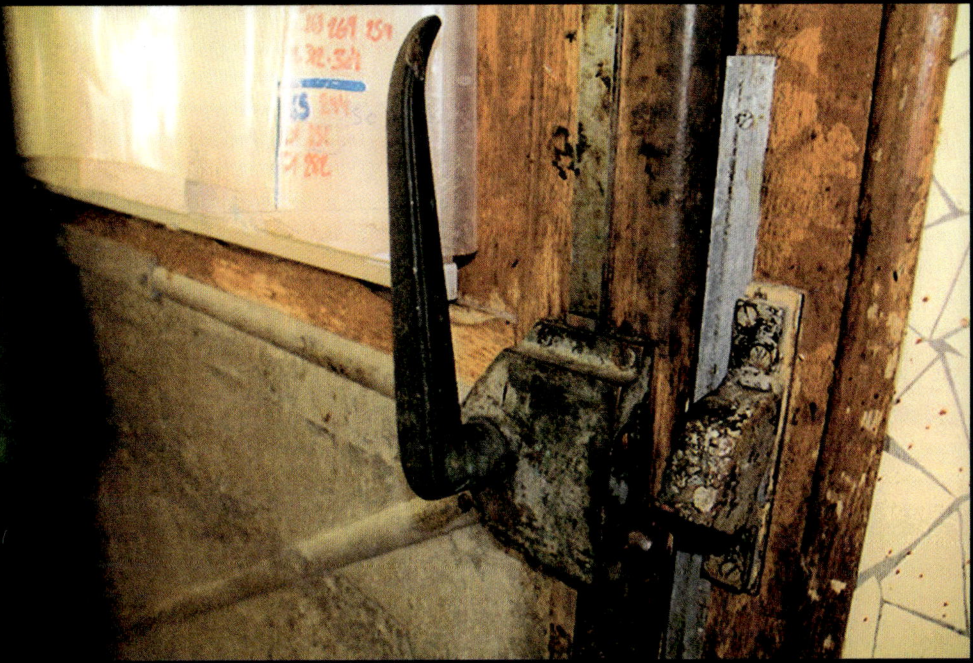

Septembre 2016

Porte de la chambre froide qui ne ferme plus depuis des années, ce qui empêche le maintien d'une température basse à l'intérieur. Cette porte finira par être réparée en 2017, une entreprise compétente ayant enfin été trouvée.
Photo prise par Dominique Hordé.

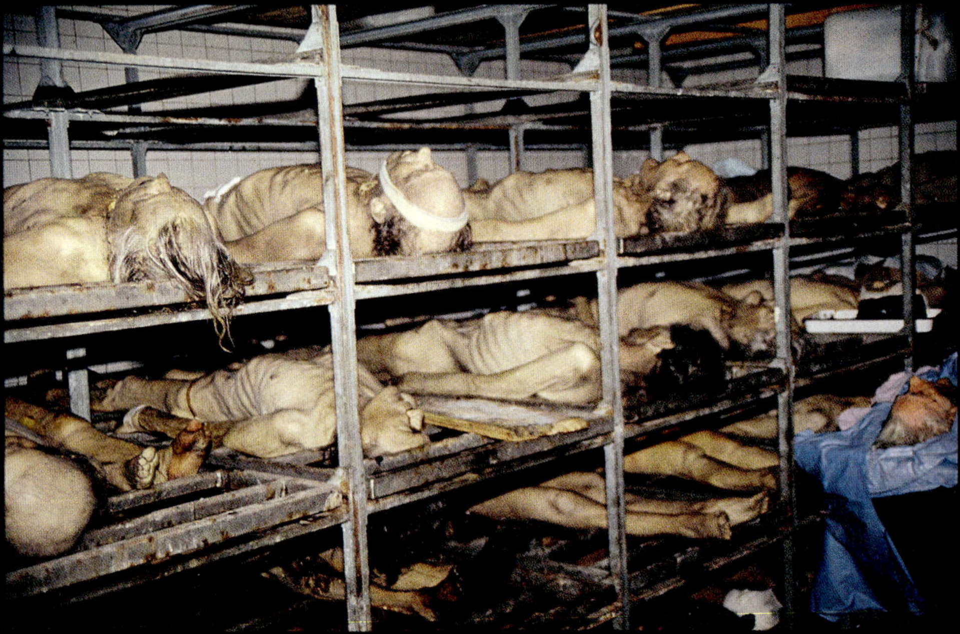

Octobre 1988

Corps embaumés entreposés sur des racks, certains d'entre eux sont desséchés. Cette photo est issue d'une série de 13 diapositives. Elles ont été prises en juin, septembre et octobre 1988 par un chirurgien qui disséquait régulièrement aux Saints-Pères. Il nous a confié ses originaux après la sortie de l'article de *L'Express* du 26 novembre 2019.

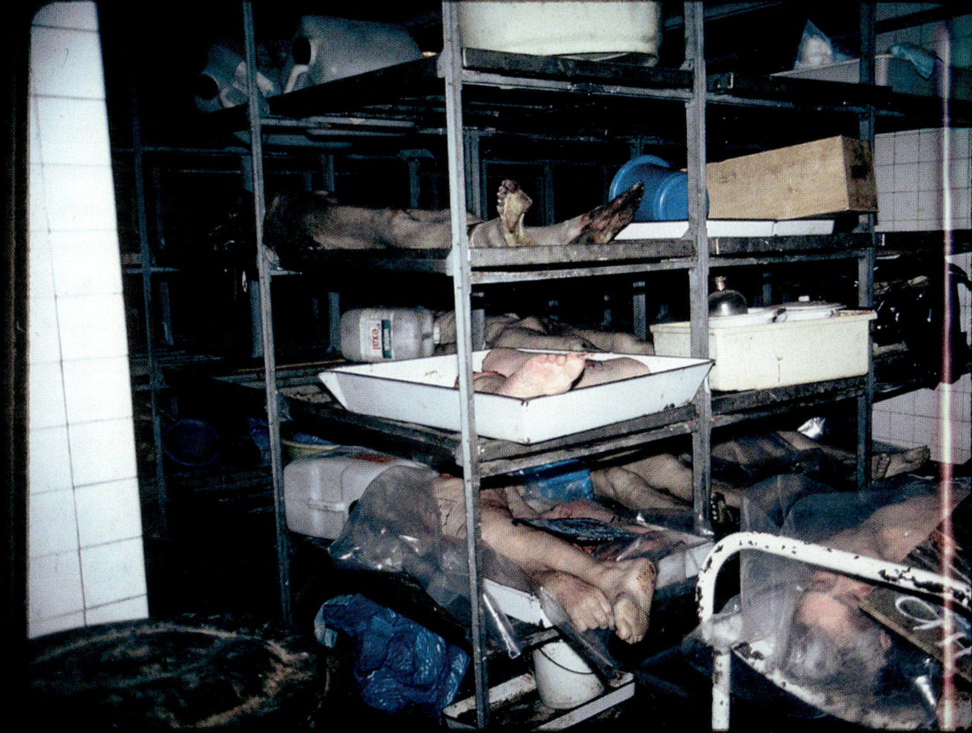

Juin 1988

Contenu d'une chambre froide, où l'on distingue des restes humains, démembrés, entreposés dans des bassines en émail, au milieu de produits de conservation et de nettoyage, mais aussi des corps particulièrement abîmés par le temps.

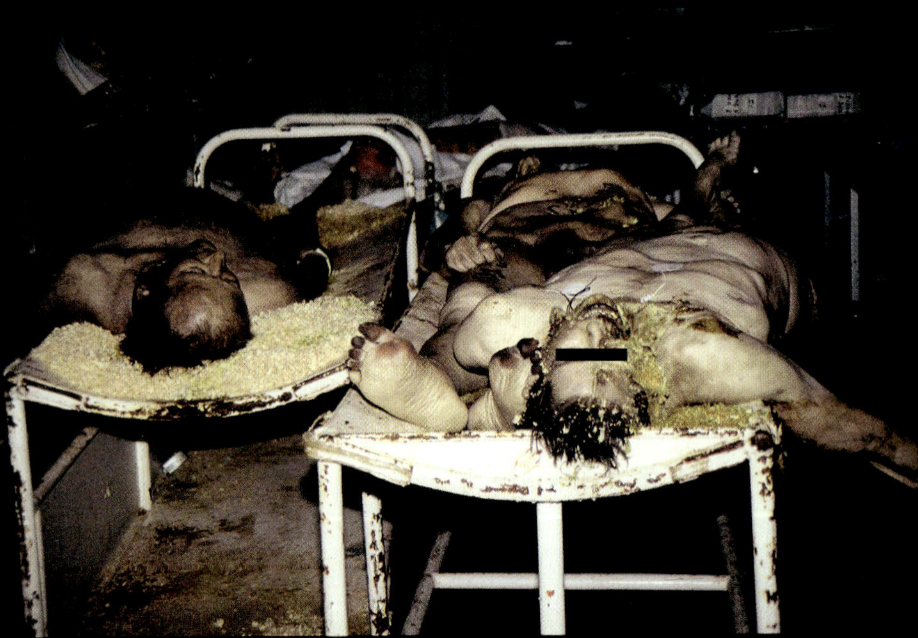

Octobre 1988

Intérieur d'une chambre froide, corps noircis par la putréfaction, tête-bêche sur un même chariot. De la sciure sert à absorber les fluides.
On note, sur la poitrine, une électrode datant des soins reçus au moment du décès.

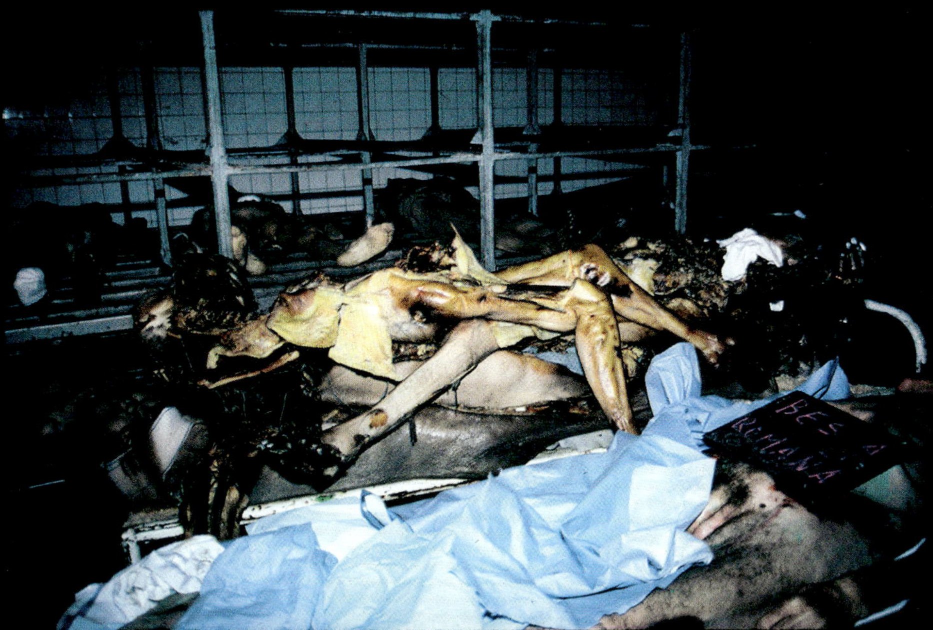

Juin 1988

Intérieur d'une chambre froide, pièces anatomiques entassées, noircies par la putréfaction et luisantes en raison de la graisse qui coule depuis les zones disséquées.

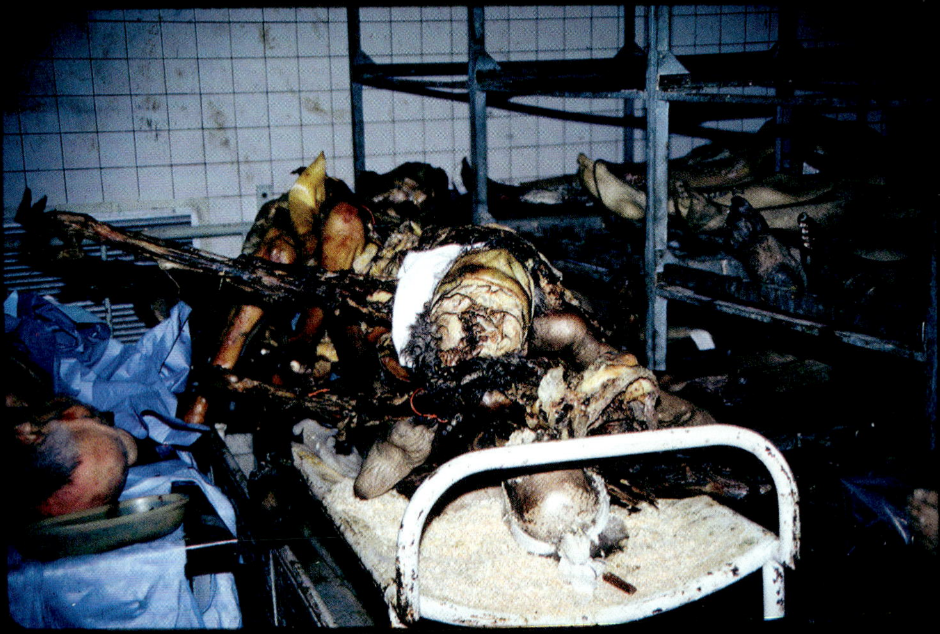

Février 1988

Corps embaumés, disposés sur des racks. On voit des marques de décomposition.

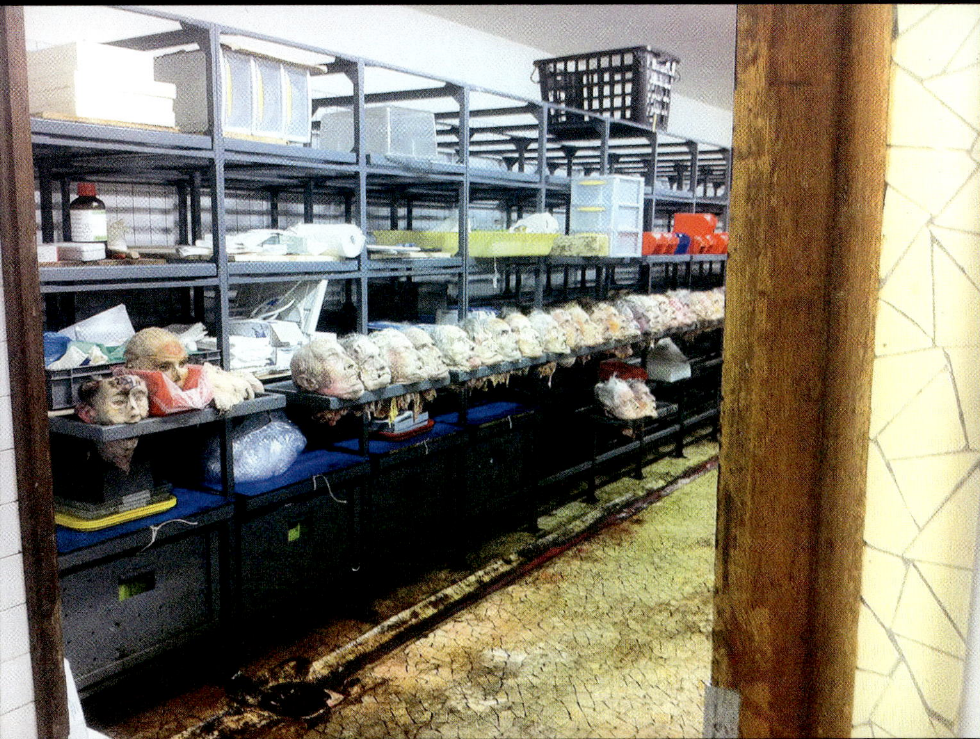

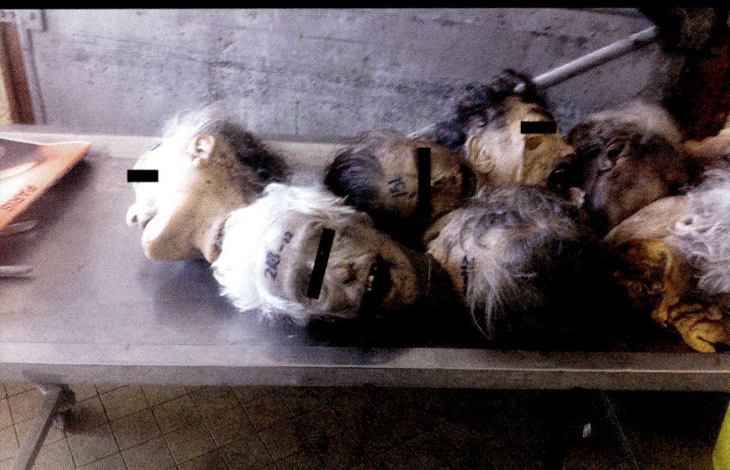

Septembre 2011

À l'intérieur de l'une des chambres froides, têtes découpées et alignées sur des casiers, pour s'égoutter.

Têtes découpées et décomposées, transportées dans les couloirs.

Photos tirées d'une série prise par un médecin fréquentant régulièrement les Saints-Pères et qui nous les a confiées.

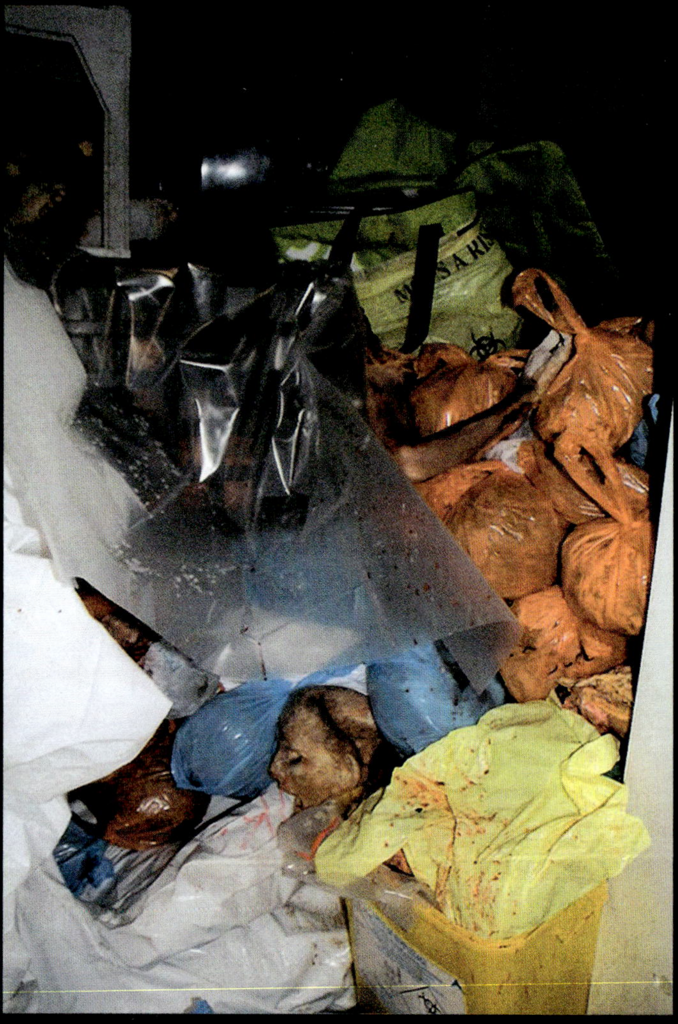

Septembre 2016

Intérieur du congélateur de 9m^2 où étaient entassés 330 têtes, 73 bras, 88 jambes, 2 corps, certaines pièces anatomiques étaient emballées dans des sacs. Au premier plan, on distingue une tête et, sur les sacs plastique orange, un bras. Le capharnaüm était tel que les préparateurs devaient les enjamber ou marcher dessus pour atteindre l'autre bout de la pièce.

En 2017, Dominique Hordé obtiendra, de haute lutte, que les préparateurs vident et nettoient ce congélateur.

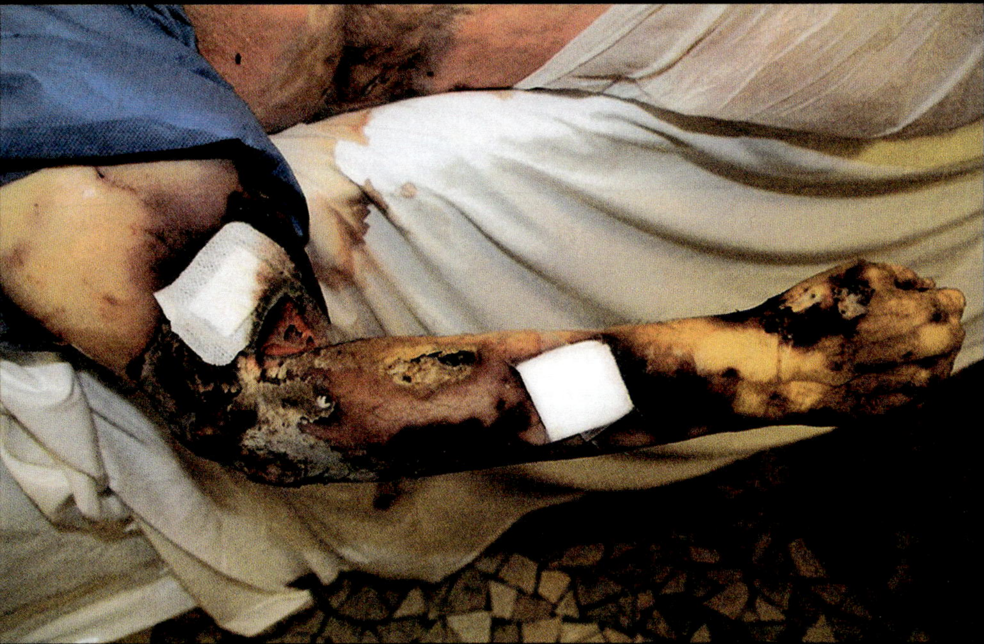

Septembre 2016

À l'intérieur d'une chambre froide, un bras est attaqué par les souris qui laissent des trous sur la peau. La couleur sombre marque la putréfaction.

Cette photo est tirée d'une série de quarante clichés pris par Dominique Hordé en septembre 2016 à la demande de Richard Douard.

Ils ont été présentés dans un rapport, avec des commentaires détaillés sur l'état des locaux et des installations. Ce document a été remis le 17 novembre 2016, en mains propres, au président de l'université, Frédéric Dardel, par Richard Douard et Brigitte Mauroy, anatomiste à Lille.

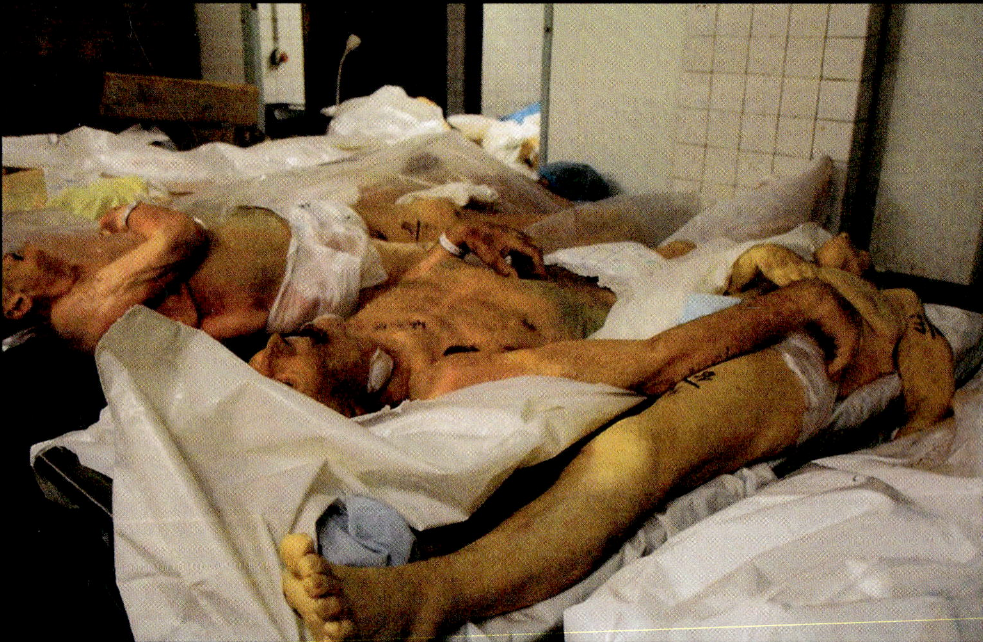

Septembre 2016

Toujours à l'intérieur d'une chambre froide, les corps enchevêtrés dans des housses en plastique sont posés à plusieurs sur un même chariot, faute de place. Les inscriptions sur la peau sont les numéros attribués aux donneurs.
Photo prise par Dominique Hordé.

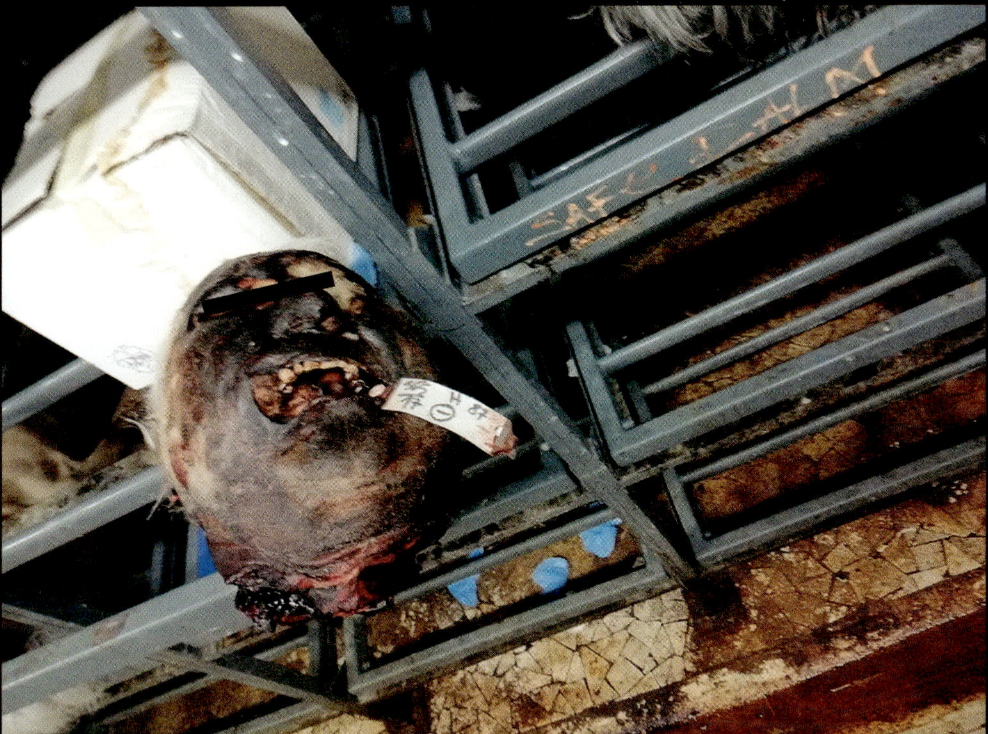

Février 2018

Tête complètement noircie en raison d'un état de décomposition très avancé.

Photos prises par Dominique Hordé et transmises le jour même, par mail, à Anne-Valérie Cornillet, administratrice du centre des Saints-Pères et Yann Coutard, ingénieur prévention. Après réception, Anne-Valérie Cornillet prendra, à son tour, 69 photos de l'intérieur des chambres froides et rédigera un document sur l'état du centre, accompagné des clichés, il sera remis au directeur général des services de l'université Paris-Descartes, Nicolas Jeanjean.

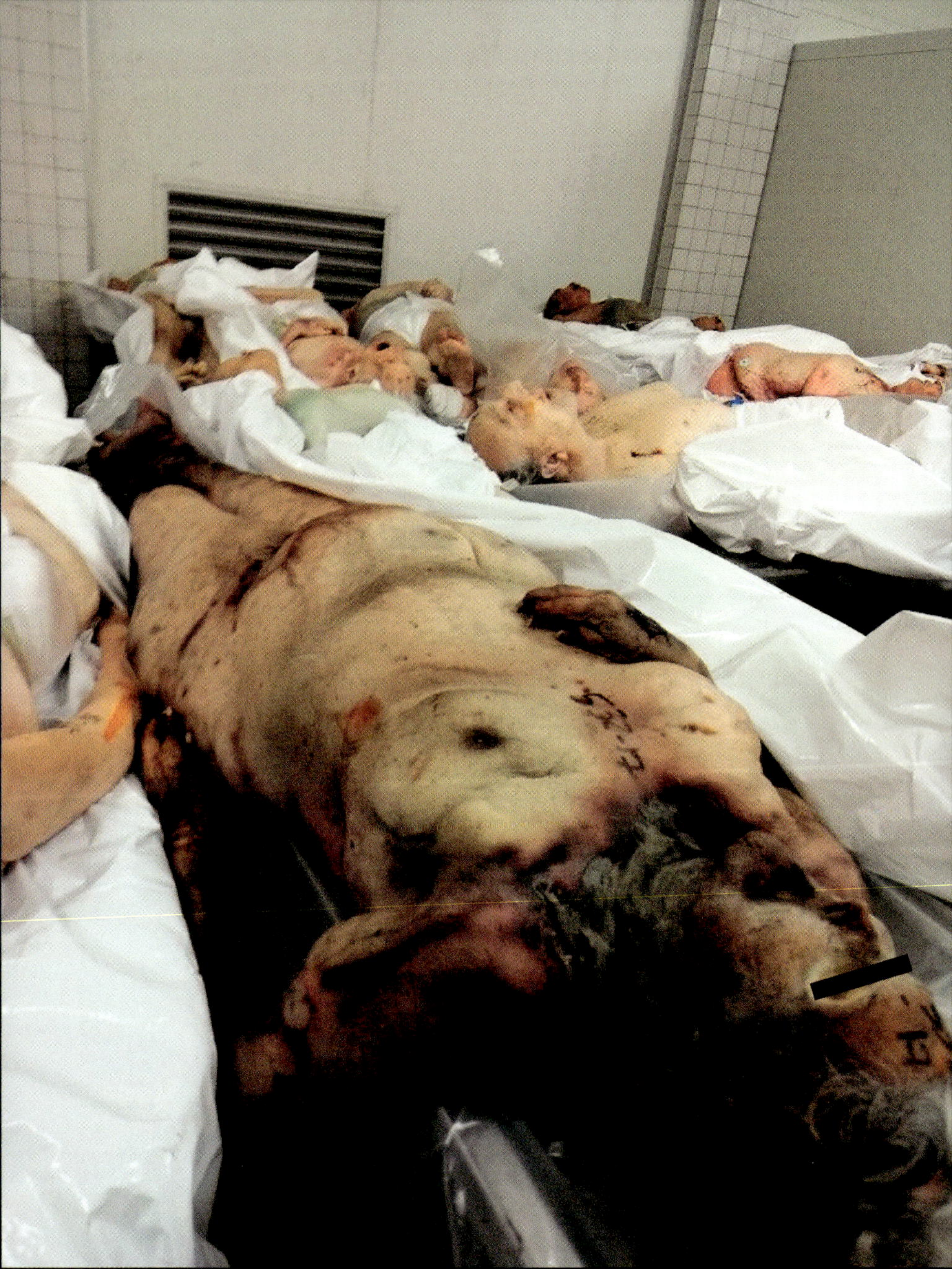

Février 2018

Corps très abîmés, décomposés. Les zones vertes sont putréfiées.
Photo prise par Dominique Hordé.

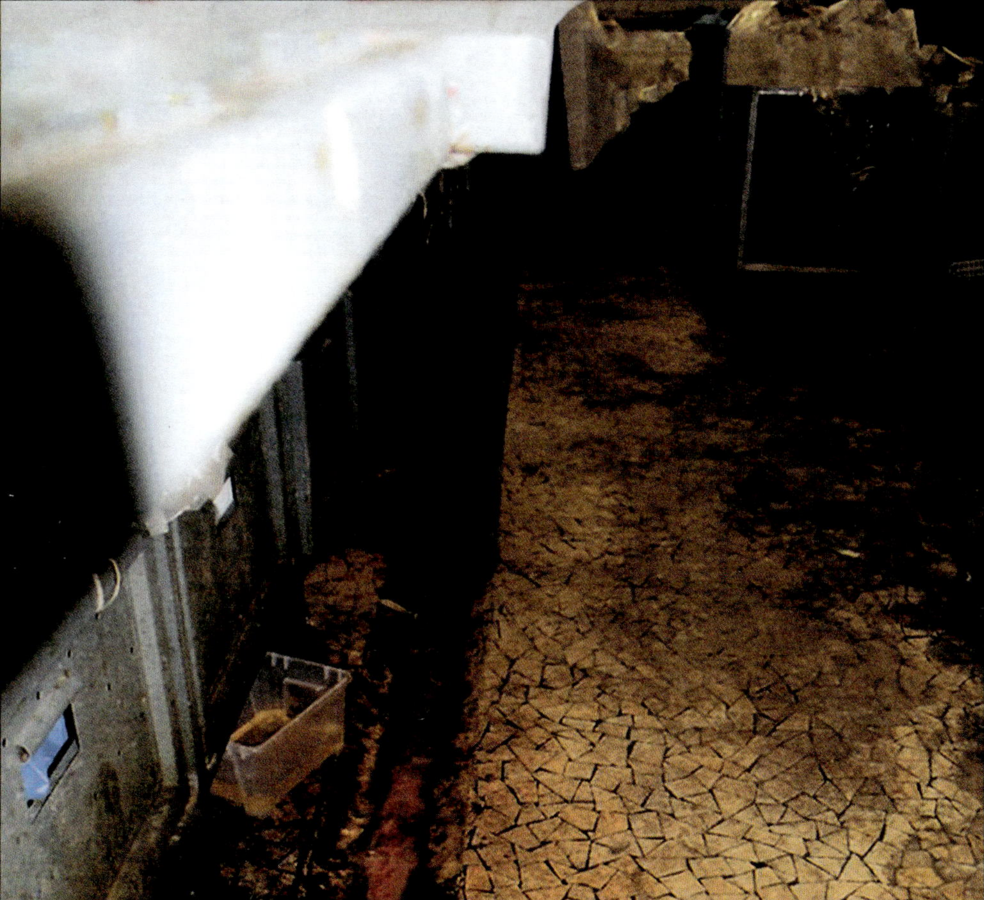

Septembre 2016

Les canalisations de la chambre froide sont bouchées, il est impossible de nettoyer le sol encrassé par les fluides humains. Elles seront traitées et débouchées fin 2016.